スーパーローテート各科研修シリーズ

消化器内科
必修マニュアル

診察・診断から治療まで，ローテート中にマスターすべき
診療の基本が確実に身につく

上野文昭／編集
大船中央病院

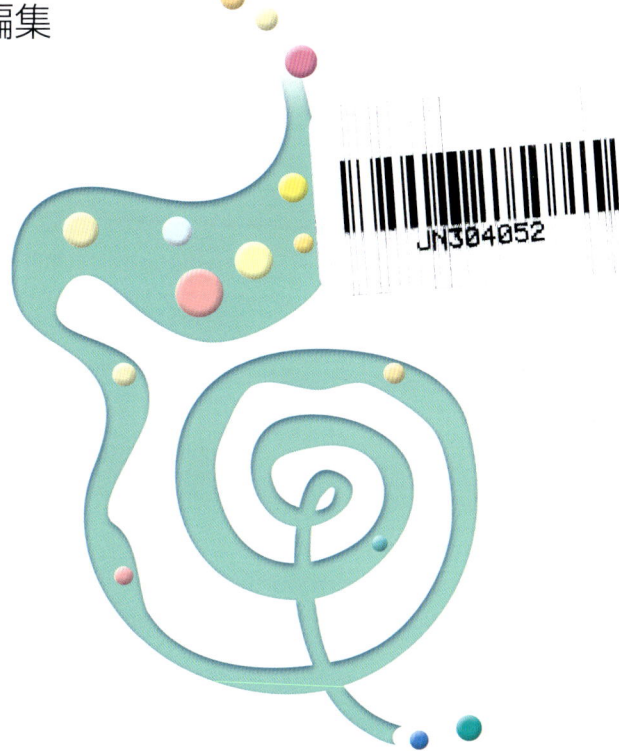

羊土社

「羊土社メディカルON-LINE」へ登録はお済みですか？

羊土社編集部ではメールマガジン「羊土社メディカルON-LINE」にて，毎月1回（15日頃），羊土社臨床系書籍の最新情報や本メールマガジンでしか読めない連載，また求人情報や学会情報など，役立つ情報をお届けしています．
登録・配信は無料です．まだ登録がお済みでない方は，今すぐレジデントノートホームページからご登録ください．

レジデントノートホームページ　http://www.yodosha.co.jp/rnote/

▼羊土社臨床系書籍の内容見本，書評など，情報が充実！　▼わかりやすい分類で，ご希望の書籍がすぐに見つかります
▼24時間いつでも，簡単にご購入できます　▼求人情報・学会情報など役立つ情報満載！　　ぜひご活用ください！！

※その他の羊土社出版物の情報は，羊土社ホームページ（http://www.yodosha.co.jp）にてご覧ください

序

　研修医の皆さん，ようこそ消化器内科へ！　医師となるまでの長い道のりを経て，希望と夢に胸を膨らませて研修を始められたことと思います．消化器内科を研修する皆さんにまず学んでいただきたいことは，臨床医誰もが必要な基本診療技術です．それは，一人の社会人として患者と接し，プロフェッショナルな医師として患者の問題解決にあたるうえで必須の技術です．最先端の知識や技術は将来専門分野に進んでからいくらでも身につけることが可能です．けれども基本的な技術や医師としての姿勢は今しか学ぶときがありません．

　米国ではこのような基本診療技術を医学生のうちに習得してから臨床研修を開始します．でも日本の医学生が劣っているわけではありません．何しろ彼らは高校を卒業してから8年もかけて，ようやく医師としての出発点に立てるのです．新しい初期研修制度が始まり，以前に比べて2年間も道草を食わなければならなくなったと落胆している人はいませんか？　米国の医学生が実習で学ぶことを，国家試験をパスしてからやらなければならないことに不合理に感じている人はいませんか？　決して充分とはいえない研修医手当で働かなければならないことに不満の人はいませんか？

　しかしそれはすべて誤解です．米国の医学生が高い授業料を払いながら学ぶことを，日本の研修医は医師としての身分を保証され，ある程度の経済的保障のうえに習得できるからです．もしかすると世界で最も恵まれた研修システムが日本にあるのかもしれません．

　そうは言っても学生と違い医師である以上，診療に対する責任ももたなければなりません．知らなければならないこと，学ばなければならないことが山ほどあります．本文中にあるように，消化器内科の疾患はきわめて多彩で，内科の枠組みを超えた研修が必要となります．時間的制約のある研修医には分厚い教科書や文献を読む暇がないでしょう．あなた方の指導医は診療・研究に日夜活躍されている先生方で，なかなか後輩を指導する暇がありません．そんなとき，ぜひ本書を活用してください．

　本書は厚生労働省の定めた臨床研修の到達目標を基盤に，消化器内科の研修で知っておきたい症候，疾患，検査，手技などを網羅しました．執筆者はいずれも実際に研修医の教育に携わり，実際にあなた方が何を知りたいか，あなた方に何を知ってほしいかを熟知している気鋭の指導医です．本書は消化器内科をローテートしているとき，毎日手にするためのマニュアルです．また消化器疾患を合併している患者は多いので，他科の研修中にもきっと役立つことが多いでしょう．

　さあ，これから消化器内科の研修を始めましょう．あなた方が患者に，そして社会に貢献できる医師に成長することが，われわれ執筆者の最大の願いなのです．なお，本書は羊土社で企画・制作を担当されている北條郁子さんの多大なご尽力で出版することができました．編集者としてこの場を借りてお礼を述べさせていただきます．

2005年10月

上野文昭

スーパーローテート各科研修シリーズ

消化器内科必修マニュアル

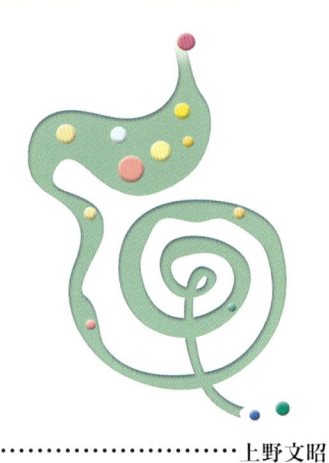

序 ……………………………………………………………………上野文昭

カラーアトラス，略語集

第1章　ようこそ消化器内科へ

1）消化器内科研修の到達目標 …………………………………………上野文昭　14
　　■ 臨床医としての第一歩　■ 消化器内科で何を見て，何を覚えるか

2）消化器内科研修の特徴 ………………………………………………上野文昭　16
　　■ 対象となる患者層　■ 疾患の多様性　■ チーム診療の必要性

3）患者とのコミュニケーションとインフォームドコンセント ………上野文昭　18
　　■ 良好な患者-医師関係の構築　■ 患者との対話の進め方　■ インフォームドコンセント

4）診療計画の立て方と進め方 …………………………………………上野文昭　22
　　■ 患者にはじまり，患者に終わる診療　■ 患者の抱える問題は何か，どうするのがよいか？　■ 問題解決の方法をどのように見つけるか？　■ その診療は適切か，患者がそれを望むか？　■ 結果として患者はよくなったか，満足したか？

5）回診・カンファレンスでのプレゼンテーション ……………………小林健二　25
　　■ プレゼンテーションの目的　■ 良いプレゼンテーションの条件　■ 実際のプレゼンテーション
　　■ まとめ

6）症例レポートのまとめ方 ……………………………………………船越信介　28
　　■ 患者データ　■ プロブレムリスト　■ 初期計画　■ 経過記録

第2章　主要症候へのアプローチ〜病態から診断まで

1）胸やけ・嚥下困難 ……………………………………………………小林健二　32
　　A）胸やけ　■ 病態　■ 診断の進め方　■ 初期治療
　　B）嚥下困難　■ 病態　■ 診断の進め方　■ 初期治療　■ 注意点

2）腹痛 ……………………………………………………………………小林健二　36
　　■ 病態　■ 診断の進め方　■ 初期治療　■ 注意点

3）嘔気・嘔吐 ……………………………………………………………小林健二　41
　　■ 病態　■ 診断の進め方　■ 初期治療　■ 注意点

4）下痢・便秘（その他の便通異常を含む）･････････････････････船越信介　**46**
　　■ 病態　■ 診断の進め方　■ 初期治療　■ 注意点

5）吐血・下血 ･･･船越信介　**51**
　　■ 病態　■ 診断の進め方　■ 初期治療　■ 注意点

6）黄疸 ･･･柴田　実　**55**
　　■ 病態　■ 診断の進め方　■ 初期治療　■ 注意点

7）腹部膨隆・腹水 ･･･柴田　実　**60**
　　A）腹部膨隆　■ 病態　■ 診断の進め方　■ 初期治療
　　B）腹水　■ 病態　■ 診断の進め方　■ 治療　■ 注意点

第3章　検査と基本手技へのアプローチ

1）消化器疾患における医療面接 ･････････････････････････････小林健二　**68**
　　■ 目的・適応・禁忌　■ 方法　■ 結果の解釈と臨床へのフィードバック

2）腹部診察 ･･･小林健二　**74**
　　■ 目的・適応・禁忌　■ 方法　■ 結果の解釈と臨床へのフィードバック

3）消化器疾患の療養指導 ･･･････････････････････････････････上野文昭　**81**
　　■ 療養指導の基本　■ 運動と安静　■ 食事　■ 嗜好品　■ 感染対策

4）消化器薬の使い方 ･･･････････････････････････････････････上野文昭　**84**
　　■ 薬物治療の基本　■ 消化器薬の選び方　■ 消化器薬の使い方

5）経鼻胃管・イレウス管挿入 ･･･････････････････････････････船越信介　**87**
　　■ 目的・適応・禁忌　■ 方法　■ 結果の解釈と臨床へのフィードバック

6）腹腔穿刺 ･･･柴田　実　**91**
　　■ 目的・適応・禁忌　■ 方法　■ 結果の解釈と臨床へのフィードバック

7）肝生検 ･･･柴田　実　**95**
　　■ 目的・適応・禁忌　■ 方法　■ 結果の解釈と臨床へのフィードバック

8）尿・便検査 ･･･小林健二　**99**
　　A）尿検査　■ 目的・適応・禁忌　■ 方法　■ 結果の解釈と臨床へのフィードバック
　　B）便検査　■ 目的・適応・禁忌　■ 方法　■ 結果の解釈と臨床へのフィードバック

9）末梢血検査・凝固機能検査 ･･･････････････････････････････柴田　実　**102**
　　■ 目的・適応・禁忌　■ 方法　■ 結果の解釈と臨床へのフィードバック

10）肝機能検査 ･･柴田　実　**105**
　　■ 目的・適応・禁忌　■ 方法　■ 結果の解釈と臨床へのフィードバック

11）肝炎ウイルス検査 ･･････････････････････････････････････柴田　実　**110**
　　■ 目的・適応・禁忌　■ 方法　■ 結果の解釈と臨床へのフィードバック

12) ①画像検査（単純写真）・・・・・・・・・・・・・・・・・・・・・・・・・・・・・那須政司, 今井 裕　**114**
　　　■ 目的・適応・禁忌　■ オーダーの前に　■ 読影のポイント

　　②画像検査（CT検査）・・・・・・・・・・・・・・・・・・・・・・・・・・・・・・・那須政司, 今井 裕　**116**
　　　■ 目的・適応・禁忌　■ 読影のポイント

　　③画像検査（ヨード造影剤）・・・・・・・・・・・・・・・・・・・・・・・・那須政司, 今井 裕　**118**
　　　■ 目的・適応・禁忌　■ 構造・代謝　■ 副作用

　　④画像検査（MRI検査）・・・・・・・・・・・・・・・・・・・・・・・・・・・・・那須政司, 今井 裕　**120**
　　　■ 目的・適応・禁忌　■ 読影に必要な基礎知識　■ MR造影剤

　　⑤画像検査（血管造影検査）・・・・・・・・・・・・・・・・・・・・・・・那須政司, 今井 裕　**122**
　　　■ 目的・適応

　　⑥画像検査（核医学検査）・・・・・・・・・・・・・・・・・・・・・・・・・・那須政司, 今井 裕　**123**
　　　■ 種類・目的・適応　■ PET検査

　　⑦画像検査（超音波検査）・・・・・・・・・・・・・・・・・・・・・・・・・・那須政司, 今井 裕　**125**
　　　■ 原理・目的・適応・禁忌　■ 臨床へのフィードバック

13) 消化管造影X線検査・・・・・・・・・・・・・・・・・・・・・・・・・・・・・・・・・・・・・・今井 裕　**126**
　　　■ 目的・適応・禁忌　■ 方法　■ 結果の解釈と臨床へのフィードバック

14) 内視鏡検査・・船越信介　**134**
　　　■ 目的・適応・禁忌　■ 方法　■ 結果の解釈と臨床へのフィードバック

第4章　疾患マネジメントの実際～診断のポイントと治療の基本

1) 消化管出血・・小林健二　**140**
　　　■ 病態　■ 診断の進め方　■ 初期治療　■ 注意点

2) 胃食道逆流性疾患（GERD）・・・・・・・・・・・・・・・・・・・・・・・・・・・・・・小林健二　**146**
　　　■ 病態　■ 診断のポイント　■ 治療　■ 注意点

3) 消化性潰瘍・・小林健二　**151**
　　　■ 病態　■ 診断のポイント　■ 治療　■ 注意点

4) 胃癌・・船越信介　**156**
　　　■ 病態　■ 診断のポイント　■ 治療　■ 注意点

5) イレウス・・船越信介　**162**
　　　■ 病態　■ 診断のポイント　■ 治療　■ 注意点

6) 炎症性腸疾患（潰瘍性大腸炎とCrohn病）・・・・・・・・・・・・・・・・船越信介　**166**
　　　■ 病態　■ 診断のポイント　■ 治療　■ 注意点

7) その他の腸の炎症性疾患（感染性腸炎, 憩室症など）・・・・・・・・・船越信介　**175**
　　　■ 病態　■ 診断のポイント　■ 治療　■ 注意点

Contents

8) 急性虫垂炎と急性腹症 ……………………………………船越信介 **180**
　　■ 病態　■ 診断のポイント　■ 急性虫垂炎　■ 治療　■ 注意点

9) 大腸癌 ……………………………………………………………船越信介 **186**
　　■ 病態　■ 診断のポイント　■ 治療　■ 注意点

10) 急性肝炎 ………………………………………………………柴田　実 **191**
　　■ 病態　■ 診断のポイント　■ 治療　■ 注意点

11) 慢性肝炎 ………………………………………………………柴田　実 **194**
　　■ 病態　■ 診断のポイント　■ 治療　■ 注意点

12) 肝硬変・肝癌 …………………………………………………柴田　実 **203**
　　A) **肝硬変**　■ 病態　■ 診断のポイント　■ 治療　■ 注意点
　　B) **肝細胞癌**　■ 病態　■ 診断のポイント　■ 分類　■ 治療　■ 治療の選択　■ 予後
　　　　■ 注意点

13) アルコール性肝障害と脂肪肝 …………………………………柴田　実 **212**
　　A) **アルコール性肝障害**　■ 病態　■ 診断のポイント　■ 治療　■ 注意点
　　B) **脂肪肝**　■ 病態　■ 診断のポイント　■ 治療　■ 注意点

14) 自己免疫性肝疾患（自己免疫性肝炎と原発性胆汁性肝硬変） …柴田　実 **218**
　　A) **自己免疫性肝炎**　■ 病態　■ 診断のポイント　■ 治療　■ 注意点
　　B) **原発性胆汁性肝硬変**　■ 病態　■ 診断のポイント　■ 治療　■ 注意点

15) 薬剤性肝障害 …………………………………………………柴田　実 **225**
　　■ 病態　■ 診断のポイント　■ 治療　■ 注意点

16) 急性膵炎 ………………………………………………………小林健二 **229**
　　■ 病因　■ 診断のポイント　■ 重症度の判定　■ 治療

17) 慢性膵炎 ………………………………………………………小林健二 **237**
　　■ 病因　■ 診断のポイント　■ 治療　■ 注意点

18) 胆石症・急性胆嚢炎・胆管炎 ………………………………小林健二 **240**
　　A) **胆石症**　■ 病因　■ 診断のポイント　■ 治療
　　B) **急性胆嚢炎**　■ 病因　■ 診断のポイント　■ 治療
　　C) **胆管炎**　■ 病因　■ 診断のポイント　■ 治療　■ 注意点

● **索引** ……………………………………………………………………………… **246**

スーパーローテート研修の目標達成に向けて

本書の各項で解説している内容で，厚生労働省によって定められた「臨床研修の到達目標」および「必修項目」に該当しているものには，各項目のタイトルの右上に印をつけました．研修の目標達成度をはかる目安としてご活用ください．

★到達目標であり，必修項目でもある場合　【必修項目】【到達目標】

★到達目標だが，必修項目ではない場合　【到達目標】

Color Atlas

第4章-4 （160ページ参照）

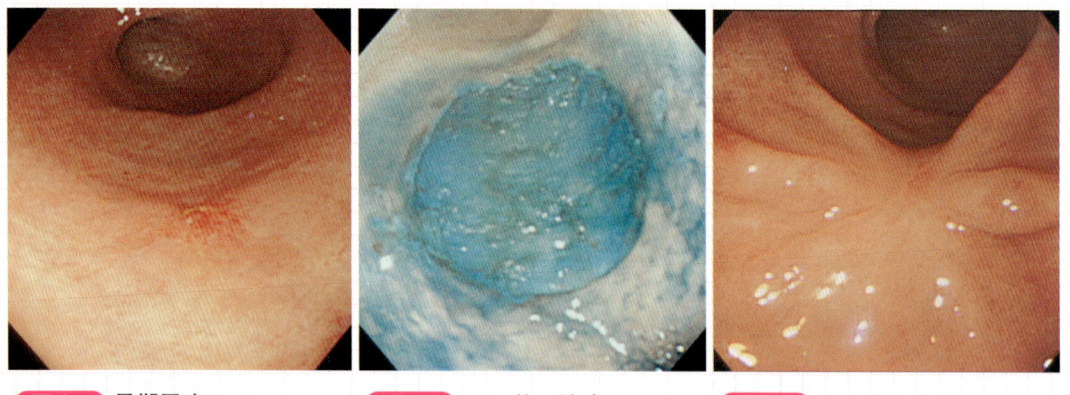

図1a 早期胃癌0-ⅡC　　**図1b** ESD後の潰瘍　　**図1c** ESD後の瘢痕

第4章-6 （168ページ参照）

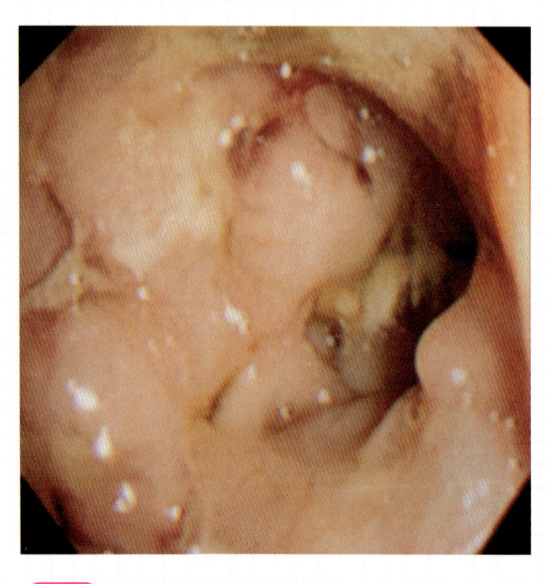

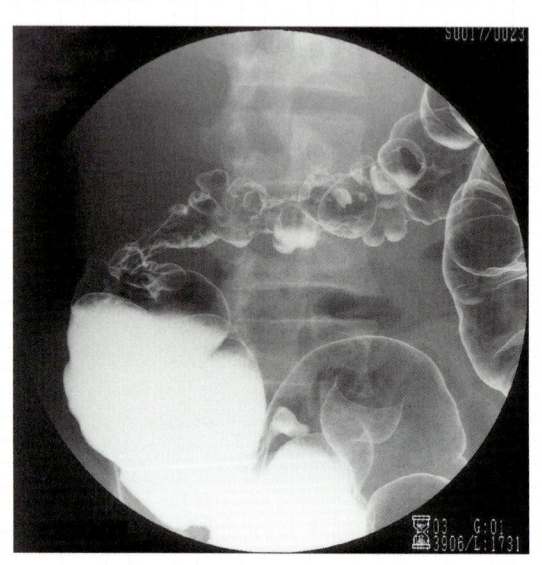

図1　大腸型Crohn病の症例
　　　　左：大腸内視鏡像　上行結腸に不整形潰瘍の多発を認めバウヒン弁は狭窄している
　　　　右：注腸　上行結腸〜横行結腸にびらん，不整形潰瘍を認め，腸管の高度な狭窄および変形を認める

第4章-7 （177ページ参照）

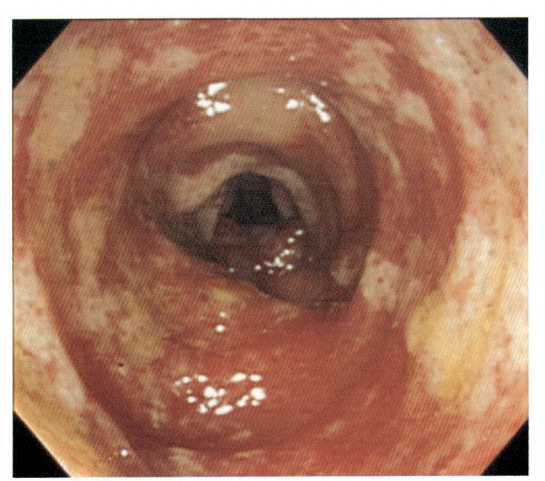

図1 虚血性腸炎
S状結腸に全周性の発赤，白苔，びらん，縦走潰瘍を認め，浮腫により軽度の狭窄を認める

第4章-7 （179ページ参照）

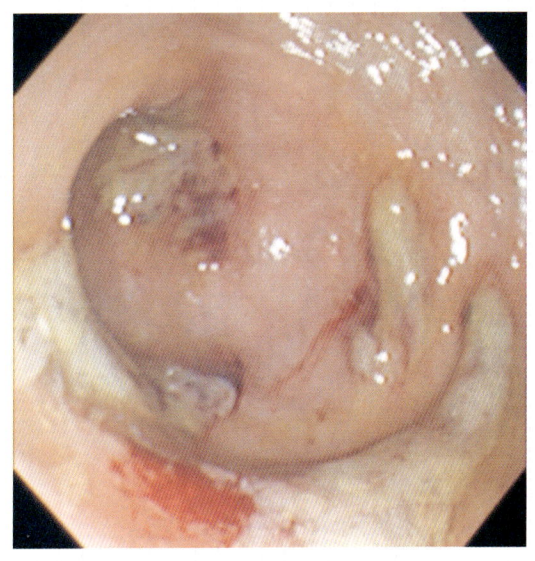

図2 アメーバ性大腸炎
回盲部に粘膜混濁，びらん，不整形潰瘍を認める

第4章-9 （187ページ参照）

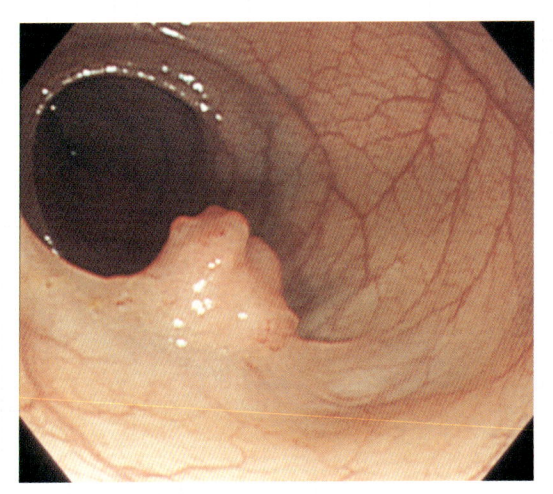

図1 大腸SM癌
S状結腸にSM癌を認めEMR施行．高分化型腺癌Sm1, ly0, V0, INFa, margin（－）．絶対分類によるsm浸潤実測値が500μmであった．本人の希望で追加手術は行わず厳重な経過観察を行っている．

第4章-9 （190ページ参照）

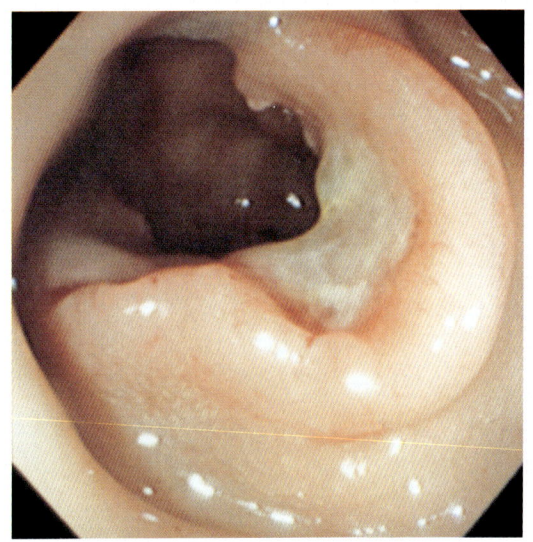

図3 大腸内視鏡検査
Type2進行直腸癌

消化器内科領域のGlossary（略語集）

医学用語には古典的な漢字が多いため難解であり，むしろ英用語をそのまま用いた方がわかりやすいこともある．そのため消化器内科の診療でも英略語が多用されているが，なかにはわが国でしか通用しないような不思議な略語もある．研修中にいきなり略語に遭遇して戸惑わないよう，世界共通の略語だけでなく，日本の消化器医が日常繁用している用語を含めて取り上げ，必要に応じ簡単な解説も付記してみた．なお検査項目の略語はきわめて多数なため，ここでは原則として省略した．（上野文昭）

AGML：（Acute Gastric Mucosal Lesion）急性胃粘膜病変．高度のびらん性胃炎の別称

AIH：（Autoimmune Hepatitis）自己免疫性肝炎

BE：（Barium Enema）注腸X線造影

CH：（Chronic Hepatitis）慢性肝炎

CAH：（Chronic Active Hepatitis）慢性活動性肝炎

CD：（Crohn's Disease）Crohn病

CF：（Colonofiberscopy）大腸内視鏡．電子スコープ全盛の現状にそぐわないが日本では繁用されている．海外ではcolonoscopyそのままを用い，略語はあまり使わない

CRC：（Colorectal Cancer）大腸直腸癌

DDW：（Digestive Disease Week）消化器病週間．米国の消化器関連学会が合同で年1回開催する最もレベルの高い学術集会．日本でも複数の学会が合同で開催するものをこう呼んだが，パテントに保護されているらしい

ED：（Elemental Diet）成分栄養（剤）

EGD：（Esophagogastroduoenoscopy）食道胃十二指腸内視鏡．上部消化管パンエンドスコピーを意味する海外の一般用語

EIS：（Endoscopic Injection Sclerotherapy）内視鏡的硬化療法

EMR：（Endoscopic Mucosal Resection）内視鏡的粘膜切除術．米国ではEMRといえばElectronic Medical Records（電子カルテ）を意味することに注意

ENBD：（Ensoscopic Nasobiliary Dranage）内視鏡的経鼻胆汁ドレナージ術

ERCP：（Endoscopic Retrograde Cholangiopancreatography）内視鏡的逆行性胆管膵管造影

ERS：（Endoscopic Retrograde Sphincterotomy）内視鏡的逆行性乳頭括約筋切開術．わが国ではESTと呼ばれることが多い

ESD：（Endoscopic Submucosal Dissection）内視鏡的粘膜下層剥離術．EMRよりも大掛かりな消化管腫瘍摘出術．わが国だけの略語

EST：（Endoscopic Sphincterotomy）内視鏡的乳頭括約筋切開術

EUS：（Endoscopic Ultrasonography）超音波内視鏡．内視鏡的超音波検査と忠実に訳したほうがその性質を表していると思う

EVL：（Endoscopic Variceal Ligation）内視鏡的静脈瘤結紮術

FD：（Functional Dyspepsia）機能性（上部）消化管障害の総称

FOBT：（Fecal Occult Blood Test）便潜血検査．大腸癌のスクリーニング法として定着

GERD：（Gastroesophageal Reflux Disorder）胃食道逆流症．かつては逆流性食道炎と称した疾患を，現在ではより病態に則してこのように呼ぶ

GF/GIF：（Gastrofiberscopy/Gastro-intestinalfiberscopy）胃内視鏡などの上部消化管内視鏡に対するわが国の略称．ファイ

バースコープを用いることが少なくなった現在，海外では死語となっている

HB/HBV：（Hepatitis B/Hepatitis B Virus）B型肝炎/B型肝炎ウイルス．HBs抗原はHBsAgだが，HBs抗体はHBsAbとせずanti-HBsと略す

HC/HCV：（Hepatitis C/Hepatitis C Virus）C型肝炎/C型肝炎ウイルス．HCV抗体はanti-HCV

HCC：（Hepatocellular Carcinoma）肝細胞癌

IBD：（Inflammatory Bowel Disease）炎症性腸疾患．潰瘍性大腸炎とクローン病の2疾患を意味する

IBS：（Irritable Bowel Syndrome）過敏性腸症候群

LES：（Lower Esophageal Sphincter）下部食道括約筋

H2RA：（Histamine-2 Receptor Antagonist）H2受容体拮抗薬

LC：（Liver Cirrhosis）肝硬変．英語圏ではあまり使わない．ドイツ語のLeber Zirrhose（LZ）あたりが語源か

NASH：（Nonalcoholic Steatohepatitis）非アルコール性脂肪肝（炎）

NAFLD：（Nonalcoholic Fatty Liver Disease）非アルコール性脂肪肝

NSAID：（Nonsteroidal Anti-inflammatory Drug）非ステロイド性抗炎症薬．日常よく用いられる消炎鎮痛解熱薬．多くの消化管障害に関与する

NPO：（Nothing Per Os）禁飲食

NUD：（Non-ulcer Dyspepsia）非潰瘍性消化不良．広義には潰瘍以外の消化器症状を呈する疾患．狭義には上部消化管運動機能障害

PBC：（Primary Biliary Cirrhosis）原発性胆汁性肝硬変症

PEI：（Percutaneous Ethanol Injection）経皮的エタノール注入術．PEITも同意語

PPI：（Proton Pump Inhibitor）プロトンポンプ阻害薬

PEG：（Percutaneous Endoscopic Gastrostomy）経皮内視鏡的胃瘻造設術．腸管洗浄液やインターフェロンに含まれるポリエチレングリコールもPegである

PSC：（Primary Sclerosing Cholangitis）原発性硬化性胆管炎

PSE：（Portal Systemic Encephalopathy）肝性脳症．わが国では部分脾塞栓術（Partial Splenic Embolization）を意味することが多い

PTC：（Percuteneous Transhepatic Cholangiograpy）経皮経肝的胆道造影．これを用いたドレナージ手技をPTCDと呼ぶ

PUD：（Peptic Ulcer Disease）消化性潰瘍．胃潰瘍と十二指腸潰瘍の総称

QOL：（Quality of Life）生活の質．患者側からみた健康感の総合的評価

SBP：（Spontaneous Bacterial Peritonitis）（特発性）細菌性腹膜炎．「Spontaneous」に対応する適切な訳語がないため，わが国でもSBPのまま用いられることが多い

SCC：（Squamous Cell Carcinoma）扁平上皮癌

SOL：（Space-occupying Lesion）占拠性病変．画像で質的診断がつかないときに取りあえずこう呼んでおく

TAE：（Transcatheter Arterial Embolization）肝動脈塞栓術

TEN：（Total Enteral Nutrition）完全経腸栄養．経腸栄養剤のみによる栄養療法を意味する

TPN：（Total Parenteral Nutrition）完全静脈栄養．IVH（Intravenous Hyperalimentation）と同意語

UC：（Ulcerative Colitis）潰瘍性大腸炎．

UGI：（Upper Gastrointestinal）上部消化管．上部消化管造影X線を意味することが多い

執筆者一覧

● 編　者 ●

上野文昭（Ueno Fumiaki）
大船中央病院

● 執筆者 ●
（執筆順）

上野文昭（Ueno Fumiaki）
大船中央病院

小林健二（Kobayashi Kenji）
東海大学医学部内科学系総合内科

船越信介（Funakoshi Shinsuke）
北里研究所病院内科

柴田　実（Shibata Minoru）
NTT東日本関東病院消化器内科

那須政司（Nasu Seiji）
東海大学医学部基盤診療学系画像診断学

今井　裕（Imai Yutaka）
東海大学医学部基盤診療学系画像診断学

第1章

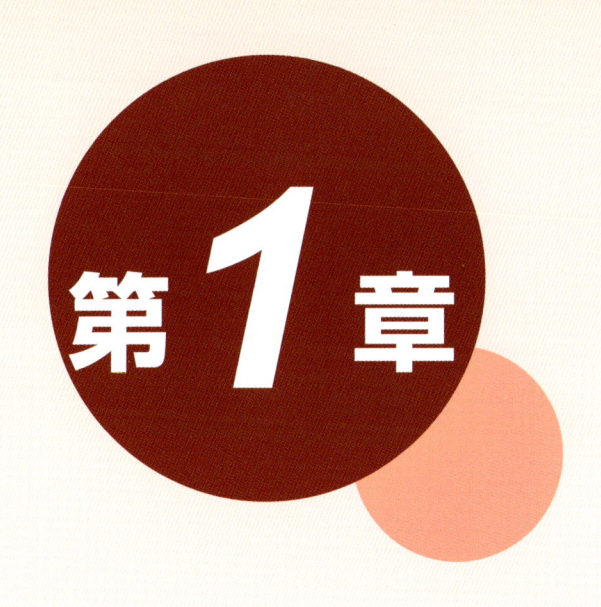

ようこそ消化器内科へ

1）消化器内科研修の到達目標　14
2）消化器内科研修の特徴　16
3）患者とのコミュニケーションとインフォームドコンセント　18
4）診療計画の立て方と進め方　22
5）回診・カンファレンスでのプレゼンテーション　25
6）症例レポートのまとめ方　28

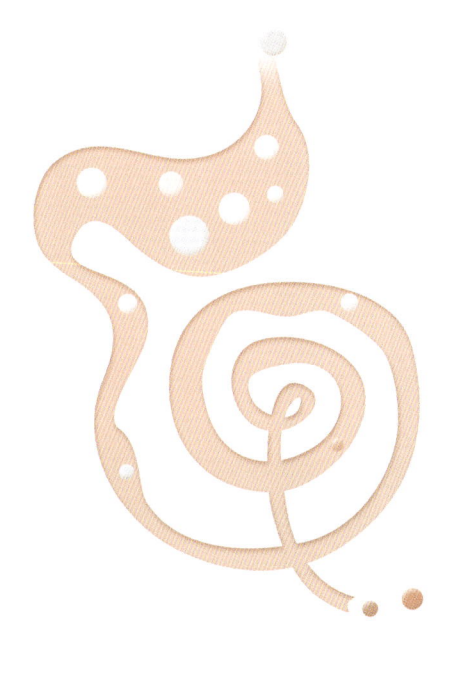

第1章 ようこそ消化器内科へ

1）消化器内科研修の到達目標

上野文昭

> **ポイント**
> - 臨床研修は，ともかく患者を診ることからはじまる
> - 医療面接や身体診察などの基本技術の習得が最も重要
> - いろいろな手技を行うことよりも，診療の中でどう活かすかを理解することが大切である

臨床医としての第一歩

"You will never learn medicine with books or without them"（George E. Burch, Jr., MD, MACP, 1910-1986）

ようやく医師としての第一歩を踏み出し，毎日の体験がすべて新鮮なはずである．卒業後の数年間はよい臨床医となるかどうか最も大切な時期であり，むしろ医学生としての6年間よりも重要であろう．研修医として必要な基本的姿勢をまず述べてみたい．

患者が最も信頼する医師はおそらく研修医ではなく指導医である．年恰好や態度からして何となくそう思われても仕方がない．しかし**最も患者に近いのは研修医**でなくてはならない．偉そうな指導医には本音を吐きづらい．細かな悩みを何でも訴えられてはじめて，研修医は患者にとって存在価値を認められたことになる．

そのためには**患者に接する機会を増やす**ことである．昨今研修医の過労が問題となりつつあるが，労働規制が制度化されれば研修医にとりはなはだ不幸なことである．臨床医にとって患者が教科書であり，患者から得られた疑問を勉強する過程を一生繰り返す必要がある．

毎朝最初に患者を診るのも，夜最後に診るのも研修医である．少なくとも消化器内科研修では，朝食前の回診は必須である．禁朝食の必要な検査のある患者がうっかり朝食を摂取してしまったなどということは，研修医として大恥であると心すべきである．

消化器内科で何を見て，何を覚えるか

臨床研修制度が制定され，到達目標の基準も示されている[1]．元々手技の多い消化器内科では目新しい検査・治療手技に興味を惹かれがちである．けれども研修医が習得しなければならないのは，決してそのような手技ではない．

初期研修医にとって最も大切なことは**患者を診る能力を習得**することである．医療面接や身体診察の技術は，正しく学べば一生の財産となる．また基本的な検査法の理解や診療技術も同様に変わることがない．将来どんな専門分野に進んでも，これらの基本技

術は有用である．しかし新しい検査法・治療法に関する知識や技術は数年もすれば役立たなくなってしまう可能性が高い．手技自体を無理して習得しようとせず，その適応と限界を把握し，総合的な診療計画の中でどのように役立てるのかを理解することが重要である．

文献・参考図書

1）「臨床研修コアスキル」（Medicina編集委員会編）メディチーナ，2003
　≫≫厚生労働省の臨床研修の到達目標を基盤に基本診療技術を網羅し解説

memo

臨床医に必要なことは医学知識と技術だけではない．最近では患者の視点で診療することが強調されているが，筆者は「思いやり」という言葉で表現したい．さらに大事なことは自分の限界を知ることである．人に頼むことは決して恥ではなく，自分の能力を超えた診療をすることは患者への「思いやり」の欠如にほかならない．

第1章　ようこそ消化器内科へ

2）消化器内科研修の特徴

上野文昭

> **ポイント**
> ▶ 消化器疾患はきわめて多彩である
> ▶ 消化器疾患の診療では多くの診療部門の協力を必要とする
> ▶ 消化器診療では研修医の担う役割も大きい

対象となる患者層

　消化器診療で遭遇する患者層は幅広い．若年者から高齢者まで，性別に関係なくすべての成人が対象となる．一般に疾患により患者の年齢層や社会階層がほぼ限定されていることが多いが，消化器内科では次に説明する疾患の多様性により，あらゆる層の患者を診る必要がある．

疾患の多様性

　ほかの内科領域では1臓器のみが対象となることがあるが，消化器では消化管，肝・胆・膵と対象臓器が多い．それぞれの臓器の働きは運動，消化・吸収，代謝から内分泌にまで及ぶ．また疾患の性質も炎症，腫瘍，運動機能障害，機械的異常と広く，その原因も先天性・後天性，細菌・ウイルス感染，免疫異常，薬剤，アルコール，血行障害などさまざまである．消化器内科を研修することにより内科全般の広い知識を習得することも可能であり，多くの時間を必要とするわけである．

　疾患の多様性のため消化器検査もきわめて多彩である．一般血液・尿・便検査，単純X線，造影X線，CT，MR，USなどの画像診断，内視鏡検査，免疫学的検査，細菌学的検査，ウイルス学的検査のすべてが必要であり，研修医にとってまたとない学習の機会が提供される．

　消化器疾患の中には稀で専門性の高いものもある．しかし多くは日常よく遭遇する疾患である．将来どの領域に進む医師であっても，よくある疾患に関しては最低限の知識を身につけておかなければならないであろう．

チーム診療の必要性

　消化器診療の特徴の1つとして，多くの専門領域の医師グループが協力し合うことにより，はじめてよい消化器診療が成り立つことがあげられる（図1）．プライマリーケアを担当する医師，消化器専門医だけでなく，診断の質を高める画像診断医，病理医，臨床病理医，治療選択のうえで必要な外科医，放射線治療医，腫瘍学専門医，IVRや内

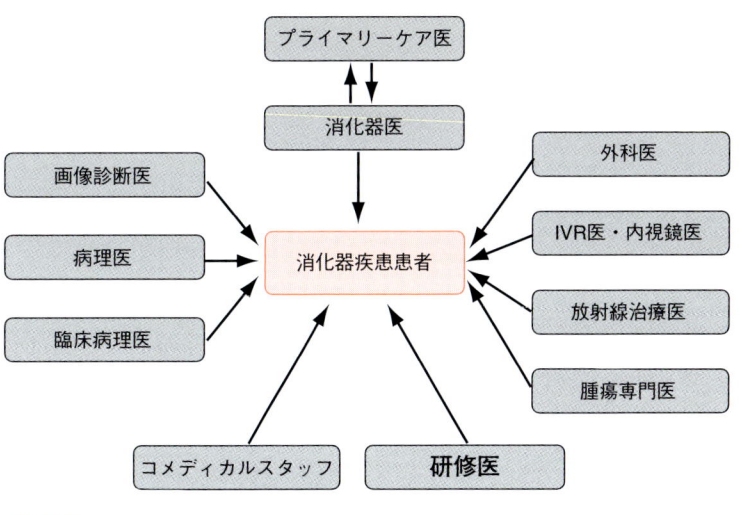

図1 消化器疾患のチーム診療

視鏡治療に長けた専門医などが知識と技術を集約することにより，質の高い診療が保証される．

さらにそれぞれの分野でよく教育されたコメディカルの協力が必要なことは言うまでもない．そして研修医の役割も大きい．救急診療はもちろんのこと日常の**消化器診療は刻々と変化するダイナミックなプロセス**である．専門医が座って指示を出していれば済むような領域のようには行かない．常に動きながら患者を診てケアをする診療チームの一員として，体力と気力に溢れる研修医がアクティブに参加できるのが消化器診療である．同じような傾向はほかの内科領域でもあるかもしれないが，消化器ほど顕著ではなかろう．

memo

第1章 ようこそ消化器内科へ

3）患者とのコミュニケーションとインフォームドコンセント

上野文昭

> **ポイント**
> ▶ 患者との信頼関係は，患者アウトカムの向上やリスクマネジメントに役立つ
> ▶ 良好な信頼関係を築くためには診察前から準備が必要である
> ▶ インフォームドコンセントとは文書に署名を得ることではない
> ▶ インフォームドコンセントのプロセスはすべての医療行為の基本である

良好な患者-医師関係の構築

　患者と医師の間のコミュニケーションの良否が実際に患者の満足度やアウトカムに影響を及ぼすことが証明されている[1]．医療訴訟は医療過誤があったかではなく，患者が不満を抱いているかによることも多い．そのためにも患者との信頼関係を構築することが重要である．

　研修医は指導医を含む上級の医師に比べ，最初からハンデを背負っていると考えたほうがよい．卒業したての若い医師に信頼を寄せる患者は少ない．しかしそのハンデを熱意と誠実さで跳ね返す努力が必要である．まず診察開始前に良好な信頼関係を築くための留意点を表1にまとめた．

患者との対話の進め方

　診療は患者の訴えからはじまる．訴えのない患者が受診するのは健診の場合だけである．患者が心に秘めている悩みを自由に話しだせる雰囲気作りが必要である．しかし忙しい研修医にとって，取り留めのない長話を聞かされるのは確かに辛い．どうしても話を遮りたくなるが，少し我慢をしてみよう．話を遮っても大して診療時間は短縮せず，患者の満足度は確実に低下する．その間ただ漫然と聞いているのではなく，患者の訴えがどのような医学的意味をもつのかを考え，診断仮説を立てるようにすればよい．

　大体患者の話が一段落したところで，今度は診断仮説を基に医師側がある程度コントロールしながら対話を進めるようにする．この際，医学的視点に重きを置きすぎて患者の立場を理解することを忘れてはならない．診断仮説に関連した質問をしながら，徐々に患者の訴えの医学的意義付けを絞り込むようにする．

　最終段階では患者の訴えを整理したうえで間違いがないかを確認してもらう．このような作業により，患者は自分の話をきちんと聞いてもらえたという満足感を得ることが

できる．さらに言い漏らしたことはないか，付け加えることがないかなどを聞くとよい．患者が隠したがる性的なことや習癖などに関する質問はこの段階まで控えておいたほうがよい．最後に医学的にどう考えるかを説明し，その情報を共有したうえで検査・治療を進めるようにする（表2）．

表1 信頼関係を築くための留意点

診療技術	・本質的に医師は中身が大事 ・日頃から知識，技術の習得に努める
身だしなみ	・患者は外見で医師を評価しがち ・清潔で好感をもたれやすい身支度を整える
環境整備	・清潔で整理整頓された診察室 ・プライバシーを守れる環境
挨拶	・自己紹介は医師の礼儀 ・円滑な診療のために社会的話題も必要
言葉遣い	・特に年配患者には正しい日本語を話す ・「タメ口」は不可！
思いやり	・患者は具合が悪いから医師を訪れる ・常に患者サイドに立った診療を

表2 患者との対話の構成

前 1/3	・患者に自由に話をさせ，なるべく遮らないようにする ・患者の訴えの医学的意義を分析し，整理する
中 1/3	・患者の訴えから仮説を立て，その裏づけを取る ・医師がコントロールしながら対話を進める ・患者の視点を忘れないようにする
後 1/3	・整理した内容を患者に伝え，確認する ・さらに付け加えることがないか聞き出す ・必要に応じ，微妙な質問を行う ・得られた情報を共有したうえで診療を進める

memo

　研修医に相応しい服装はどのようなものであろうか．筆者は好まないが，丸首の白衣は一応可であろう．普通の白衣の場合はポロシャツやスポーツシャツは×であり，男性医師は必ずネクタイを締めるべきである．

　なぜネクタイが必要でTシャツなどがいけないかなどという不毛な議論は止めにしよう．大多数の患者が望んでいることに合わせるのが教養である．女性医師の場合，スカートの丈や化粧についても患者側に立った好感度に配慮すればよい．

インフォームドコンセント

　最近では合併症の危険を伴う検査・治療手技のみに対してインフォームドコンセントが義務付けられているようである．筆者に言わせればおかしな現象である．すべての医療行為はインフォームドコンセントのうえに成り立っているからである．

　そもそもインフォームドコンセントとは同意文書に署名を得ることとの誤解が見られる．本来インフォームドコンセントの目的は医の倫理に基づき**患者の主体的な判断を保護**することである．診療内容を説明された患者が，**理解と納得**のうえで自主的な決定を下すことがその骨子である．すなわちあらゆる診療がインフォームドコンセントを基盤としているわけである．

　患者に提示する診療行為の説明がインフォームドコンセントの出発点である．診療行為自体の説明に終始せず，表3の内容を網羅することが必要である．メリットを説明するにあたり，本当に患者にとって役立つものかどうかを明確にする必要がある．曖昧なエンドポイントに騙されるのは患者だけでなく医師も同様であることに注意したい（表4）．

　説明を受けた患者はさまざまな価値観のもとに同意するかどうかの判断を下す．医療側は説明に対する患者の理解を再確認しなくてはならない．意味もわからないまま同意したり，誤解がもとで拒否したりすることも少なくないからである．充分な理解のうえで患者が自主決定したのならば，判断を共有しながら診療行為を進めることができる（図1）．

表3　インフォームドコンセントの構成内容

- 診療行為の概要
- 診療全体の中での有益性
  → 患者アウトカム改善に対する貢献
  　エンドポイントに注意
- 診療行為がもたらすかもしれない有害性
  → 考えられる副作用，合併症
  　拘束時間，費用などを含めた社会的損失
- ほかの選択肢
  → 何もしないことも選択肢の1つ

表4　真のエンドポイントと代用エンドポイント

真のエンドポイント （患者にとって意味がある）	代用エンドポイント （患者にとり意味がない可能性あり）
・疾患の治癒 ・症状の軽減 ・早期社会復帰 ・QOLの向上	・診断の確定 ・検査データの改善 ・画像所見の改善

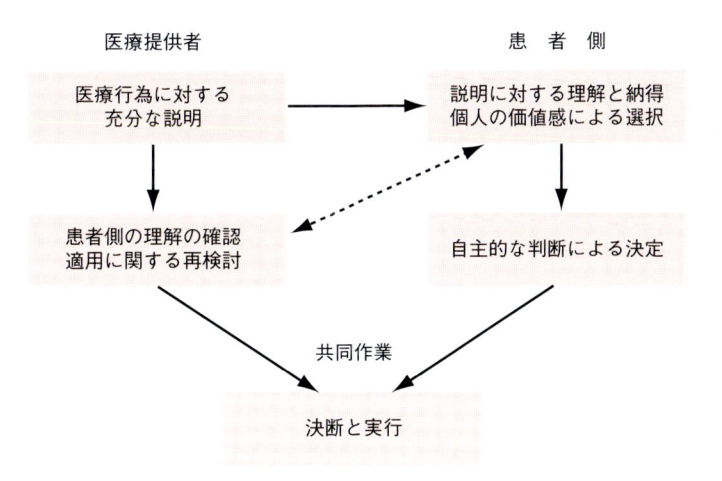

```
医療提供者                    患者 側

[医療行為に対する      →    [説明に対する理解と納得
 充分な説明]               個人の価値感による選択]
    ↓                           ↓
[患者側の理解の確認    ←--    [自主的な判断による決定]
 適用に関する再検討]
         ↘     共同作業    ↙
              [決断と実行]
```

図1 適切なインフォームドコンセントの過程

　インフォームドコンセントではこのようなプロセスが重要であり，文書に署名を得ることはその作業の記録に過ぎないことを理解したい．

文献・参考図書

1）Stewart M, Rotor D (ed). Communicating with medical patients. Sage Publications, London, 1989
　　≫≫患者とのコミュニケーション技術の解説

◇　American Society for Gastrointestinal Endoscopy：Informed consent for gastrointestinal endoscopy. Gastrointest Endosc 34（supple）：26S-27S, 1988.
　　≫≫米国内視鏡学会によるインフォームドコンセントに関する概説

memo

　インフォームドコンセントの過程で，わが国では「先生にお任せします」，と答えられることが少なくない．そのような場合でも，「ではこちらで決めさせていただきます」ではインフォームドコンセントにならない．「私がもしあなただったらこういたしますがいかがでしょう？」とあくまでも患者の自主決定を促すように務めたい．

第1章　ようこそ消化器内科へ

4）診療計画の立て方と進め方

上野文昭

> **ポイント**
> ▶ 診療の出発点は患者の抱える問題である
> ▶ 診療のプロセスを組み立てるうえでEBM手法が役に立つ
> ▶ EBMとはエビデンスに固執することではなく，患者に最良の診療を論理的に提供する手段である
> ▶ 患者をフォローし自分の診療を省みることも忘れてはならない

患者にはじまり，患者に終わる診療

　臨床は患者にはじまり，患者に終わる．悩みを抱えた患者が受診し，診療行為の結果，最終的にどうなるかがすべてである．その中間のアプローチはさまざまであり，優れた臨床医の診療プロセスは何となく理解できても説明しにくい．これを明快にしたのがEBM（Evidence Based Medicine：根拠に基づく医療）である．

　EBMは医学論文を重視した特殊で難解な医療と捉えられているふしがあるが，とんでもない誤解である．EBMの本質は患者によい医療を提供することであり，そのプロセスはすべての診療に利用できる（表1）．忙しい研修医でも理解でき，行うことのできる「**お手軽EBM**」に沿って診療計画を立ててみよう．

患者の抱える問題は何か，どうするのがよいか？

　まず診療を行ううえで患者の問題点を抽出する必要がある．その情報は患者からしか得ることができない．医療面接と身体診察の技術はこの段階で活かされる．患者から抽出した問題をどう解決するかをPICO（Patient, Intervention, Comparison, Outcome）の順に整理するのが最初のステップである（表2）．

問題解決の方法をどのように見つけるか？

　上記のように設定した診療上の疑問を解決するために，本格的なEBMでは役立ちそうな情報を系統的に収集し（Step 2），その情報の信憑性を臨床疫学の知識をもとに吟味する（Step 3）．しかし研修医にそのような時間的余裕などない．

　ではどうすればよいのだろうか．解決策はこのプロセスを誰か他人にやってもらうことである．いちいち原著論文を探さなくたってよい情報はそこら中にある．普段からよい先輩を知り，よい教科書を参照する習慣を身に付けていれば困ることはない．すぐに簡単にアクセスできることはよい情報の条件である．しっかり学習して自分で覚えてい

表1 EBM実践のプロセス

Step 1	臨床上の問題の設定 →患者は何に悩み，何を望んでいるか？
Step 2	情報の収集 →その問題を解決する方法はあるか？
Step 3	情報の吟味 →その情報は果たして本当か？
Step 4	患者への適用 →その診療を目の前の患者に適用できるか？
Step 5	行った診療行為の評価 →患者はよくなったか，満足したか？

表2 診療上の問題の設定

Patient ある患者に，	・なるべく具体的に 　例）生来健康な急性下痢症の24歳男性に，
Intervention ある診療を介入すると，	・とりあえず最適と思われる介入を設定 　例）抗菌薬を投与すると，
Comparison ほかの場合と比べて，	・何か別の医療行為を想定 　例）何もしない場合と比べて，
Outcome どうなるか？	・患者にとって意味のある転帰を 　例）病悩期間が短縮するか？

ることがあればそれを用いれば済むし，わからなければ指導医に尋ね，よい教科書を参照することで充分である．興味があり時間の余裕があれば電子情報などで調べるようにすればよい（表3）．

その診療は適切か，患者がそれを望むか？

　得られた情報から最適と思われる診療であっても，それをすぐに患者に強要してはいけない．一般的に正しいことでも目の前の患者には不適切ということはいくらでもある．また個々の患者の価値観はそれぞれ異なる．EBMではこのプロセスを重視し，決して医学研究から得られたエビデンスのみに固執するわけではない．患者の価値観を汲んだ判断のために医師の経験と臨床能力が要求される（図1）．

　ここでも適切なインフォームドコンセントのプロセスが役に立つ．患者と情報を共有しながら，最も適切と考えられる診療行為に対し，患者が納得し自主決定することが望ましい．

表3 問題解決のための情報源の種類と特性

	アクセスし易さ	信頼性
自分の知識	◎	×〜○
周囲の意見（指導医・専門医）	○	×〜◎
よい教科書マニュアル	△〜○	○〜◎
2次情報ソースガイドライン	×〜○	◎
医学論文	××	×〜◎

★情報の有用性＝（関連性×信頼性）÷労力

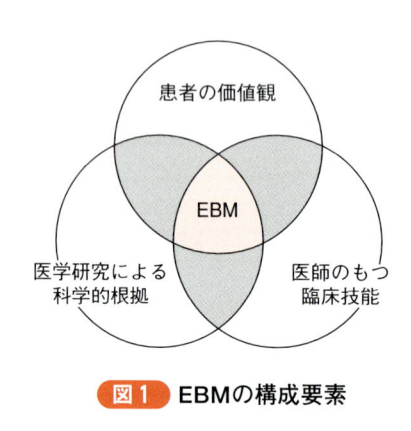

図1 EBMの構成要素

結果として患者はよくなったか，満足したか？

　診療行為を決定し実行して終わりではない．正しいと思って行ったことでもよい結果が得られるとは限らない．世の中努力と結果が一致しないことも多い．患者をフォローアップする中で，果たして予測したように患者が改善したかを評価しなければならない．そして何よりも患者がその結果に満足しているかを知らなければならない．最終的に自分の行った診療行為が正しかったかを省みて，明日の診療に役立てる姿勢をもちたい．

第1章 ようこそ消化器内科へ

5）回診・カンファレンスでのプレゼンテーション

小林健二

ポイント

- ▶ プレゼンテーションでは，聞き手に必要かつ充分な情報を伝えることが重要である．その際に，重要な陽性所見はもちろん，重要な陰性所見についても述べる
- ▶ プレゼンテーションを行う医師が何を考えながら医療面接，診察，検査を行ったかがよく伝わるように話す内容を工夫することが大切である

プレゼンテーションの目的

　プレゼンテーションは，実際に患者を診ていない他の医療従事者に対して患者に関する情報を呈示することであり，その情報に基づいて，診断，治療などについて議論する．プレゼンテーションは情報提供の機会であると同時に，臨床問題に対する自分自身の考え方を披露する場でもある．一朝一夕に身につくものではなく，実践で身につけなくてはならないが，研修医の皆さんにはぜひチャレンジ精神で臨んで欲しい．

良いプレゼンテーションの条件

　プレゼンテーションに要求されるものは，必要かつ充分な情報を聞き手に提供することである．聞き手は限られた時間で知らない患者を把握しなければならず，頭の中で処理できる情報も必然的に限られる．聞き手はプレゼンテーションで述べられた情報から仮説を作り，その1つ1つをrule inあるいはrule outしながら話を聞くのである．したがって，呈示する情報には重要な陽性所見はもちろん，**重要な陰性所見**（pertinent negative）についても述べられなければならない．そのためには，プレゼンテーションを行う前に，自分自身の頭の中で鑑別診断が形成されていることが大前提となる．

　良いプレゼンテーションの条件として，以下があげられる．

> ①主訴および受診に至るまでの経過が整理されている．
> ②聞き手が1回聞いて患者を把握することができる．
> ③プレゼンテーションをする者が，何を考えながら医療面接，診察，検査を行ったかがよくわかる．
> ④重要な陽性および陰性事項がもれなく述べられており，聞き手が診断仮説の検証を行える．

実際のプレゼンテーション

1 患者の年齢や性別，場合によって職業・人種，主訴

受診のきっかけとなった**最も重要と思われる**症状とその**持続期間**を述べる．健診で異常が指摘されて受診した場合などで，無症状の場合はその旨を述べる．

まず，これらの情報を1センテンスで伝えるわけであるが，ここで現病歴に関係する既往歴について簡単に触れるか触れないかで，聞き手が考える疾患が大きく変わってくる．以下に例をあげる．

> 例1：「患者は35歳男性で，主訴は下痢です」
> 例2：「35歳男性で，3年前にHIV感染症と診断されている患者が，今回3週間前から続く下痢を主訴に来院しました」
> 例3：「35歳男性で特に既往歴のない患者が，2日前からの下痢を主訴に来院しました」

例1はごくありふれたプレゼンテーションのはじまりであろう．しかし，これだけでは下痢は急性なのか慢性なのか，患者が免疫不全状態なのか，そうでないのかなどが不明である．例2と例3では，この1センテンスを聞いただけでも考える疾患が大きく違うことがわかるであろう．プレゼンテーション全体では，同じ情報を提供するにしても，プレゼンテーションのはじまりでこれらの情報があるのとないのとでは，聞き手の聞きやすさは大きく変わってくる．また，主訴となる症状の期間に必ず言及するようにする．

2 現病歴

実際にどのような症状がいつごろ発現したのかを述べるが，時系列に沿ってわかりやすく話す．病歴聴取の際には話が前後することもよくあるが，プレゼンテーションの際にはあらかじめ整理しておき，順序立てて述べるようにする．また，診断仮説を検証する際に必要な陽性所見と陰性所見に言及する．そのためには，あらかじめ自分の頭の中で鑑別診断があげられており，最終的に何を（あるいは何と何を）疑うのかということが，その理由とともに整理されていなければならない．そのほかに必要な情報としては，治療を受けた場合はその効果，経過に関連する薬剤などが含まれる．

3 既往歴，社会歴，家族歴

上記で触れなかった項目について言及するが，場合によっては省略あるいは非常に簡単に述べるだけでよいこともある．必要であれば，ここでシステムレビューにも言及する．

4 身体所見

聞き手が患者の重篤度を推測できるように**バイタルサイン**や診察時の**患者の状態**をまず述べる（例：患者は腹痛のためベッドの上でうずくまりじっとしていた → 腹膜炎の可能性）．その後，**頭頸部**から**胸部**，**腹部**，**四肢**の順で所見を述べる．身体所見に関しても，すべてを述べようとするのではなく，鑑別診断にあがる疾患に関して重要と思われる事項を重点的に述べる．

5 検査データ・画像所見

　まず受診時の基本的なデータ（血算，生化学，必要に応じて凝固検査）について述べるが，すべてを読み上げる必要はない．異常値および診断仮説の検証に必要なデータを抽出して話す．また，選別した項目の時系列を示すときには，データの推移をあらかじめ表などで用意しておくと，聞き手もフォローしやすい．心電図，X線検査などについても言及する必要があれば重要な所見について述べる．

6 サマリー

　病歴および検査所見を述べたあと，数センテンスでプレゼンテーションの内容を要約する．ここでは，今まで行ったプレゼンテーションのエッセンスを伝え，聞き手がもう一度プレゼンテーションの内容を整理する機会を設ける．

　その後，必要であれば，入院後の経過についても述べる．カンファレンスの内容により，その後の進行は変わってくる．

❗まとめ

　プレゼンテーションでは，自分が収集した情報（病歴，身体所見・検査所見）とその解釈を，聞き手が理解できる範囲の情報量に取捨選択し，しかもプレゼンテーションする側の思考過程がよくわかるように伝えなければならない．したがって，優れた臨床能力は良いプレゼンテーションのための必要条件であるが十分条件ではない．同僚への引継ぎ，回診時，カンファレンスなど，プレゼンテーションをする機会ごとに，どのように情報を伝えるかを意識して繰り返すことにより，プレゼンテーション能力は養われていく．うまくプレゼンテーションできなかったときには，どこを改善すればよくなるか考え，次のプレゼンテーションに備えて欲しい．

memo

第1章 ようこそ消化器内科へ

6）症例レポートのまとめ方

船越信介

> **ポイント**
>
> 症例レポートをまとめる準備として日頃から問題志向型診療録 Problem-Oriented Medical Record（POMR）を実践することが大切である．すなわち下記の要綱を的確に抽出する
>
> ▶ 症例の問題点を可能な限り，明瞭かつ簡潔に伝えるためにまず必要なデータを引き出す
> ▶ プロブレムリストごとに簡潔に記載することが大切である．
> ▶ 初期計画をたてる
> ▶ 経過記録を記載する
> ▶ 症例の臨床経過の要約は各病院で定めた書式に従い記載する．臨床指導医の指導のもと症例についてまとめる．日本内科学会ホームページに病歴要約作成の手引きが載っているので参照のこと（http://www.naika.or.jp/）

患者データ

症例の問題点を可能な限り，明瞭かつ簡潔に伝えるためにまず必要十分なデータを書くことが大切である．これらのデータの抽出は臨床医にとってきわめて重要であり，上級医の適切な指導が不可欠である．

- 【症例】：年齢，性別，未婚・既婚，職業，出身地，学歴，習慣などを記載．
- 【主訴】，【既往歴】，【家族歴】，【生活歴】（喫煙歴，飲酒歴），【入院までの現病歴】

経時的に主訴に関する症状の変化，治療の有無などを記載．主訴がいつ（when）から，どうして（why），身体のどこ（where）に起こり，何を（what）したら，症状が変わった（work）か，それはどうして（how）かについて問診することが大切である（5 W + 1 H）．

- 【入院時身体所見】

臓器別システムレビュー（Review of system：ROS）を必ず行う（表1）．
主訴・現病歴よりフォーカスをしぼる．

- 【入院時検査所見】

考えられる鑑別疾患をしぼるのに必要な検査所見のみを列挙する．

表1 臓器別システムレビュー（Review of system：ROS）の主な例
（参考文献4より改変引用）

全身状態	体重減少または増加，発熱，倦怠感，全身虚弱，寝汗
皮膚	色，紅斑，かゆみ，傷，痛み，爪，毛髪の変化
頭	頭痛，頭部外傷，めまい
目	眼鏡，コンタクトレンズの使用，視力・視野，複視，痛み
耳	耳鳴り，聴力，痛み
鼻	鼻水，鼻閉，鼻出血
咽頭	痛み，嗄声，歯肉炎，入れ歯
頸部	リンパ節腫脹，甲状腺，痛み
乳房	しこり，痛み，排出物
呼吸器系	咳，痰，血痰，呼吸困難，喘鳴
循環器系	胸痛，動悸，夜間発作性呼吸困難，起坐呼吸
消化器系	嘔気，嚥下困難，食欲，胸やけ，吐血，下血，下痢，便秘，腹痛
泌尿器系	頻尿，多尿，夜間尿，排尿時痛，尿閉，失禁，血尿，尿のにおい
生殖器系	痛み，外尿道口からの排出物，生理，妊娠歴
末梢循環系	間欠性跛行，足の痙攣痛，浮腫，チアノーゼ
骨格筋系	関節痛，可動域障害，腫脹，腰痛
神経系	失神，痙攣，麻痺，しびれ感，感覚変化
血液系	出血傾向，貧血の有無，輸血歴
内分泌系	多尿，夜間尿，多汗，口渇感，眼球突出
精神系	記憶変化，不安，うつ，不眠，幻覚，妄想

プロブレムリスト

　診断学的，治療学的プランが必要なもの，患者の生活の質を障害する問題点はすべてプロブレムリストに記載．重要度，重症度の高いもの，致命的になる可能性がある順に記載する．いわば診療録の目次のようなものである．

初期計画

　それぞれのプロブレムリストに対してアセスメント・プランを立てる．まず最も可能性が高い疾患とそれを選択した理由を述べる．他の鑑別疾患をあげる．次にアセスメントであげたすべての疾患の鑑別に必要な診断プランや考えられる治療プランについて述べる．

経過記録

- **【入院後経過】**

  経時的に検査結果，診断に至るまでのプロセス，治療による症状，検査データの変化について記載する．

- **【臨床診断】**

  治療内容について，選択の根拠（ガイドライン，EBM），治療の評価・問題点，臨床上の問題点，文献的考察を行う．

  POMRがきちんとできたかどうか，すなわち記載事項の漏れの有無，病状の正確な把握，適切なプロブレムリストの抽出と分析などについてチェックする．

文献・参考図書

1) 「米国式症例プレゼンテーションが劇的に上手くなる方法」（岸本暢将　編著）：羊土社，2004
    ≫≫ポイントをおさえていてわかりやすい本です．
◇ 「CPCレポート作成マニュアル」（田村浩一　編）：南江堂，2004
◇ 宮本尚彦：治療録の作成「必修化対応 臨床研修マニュアル」，pp181-182，羊土社，2003
◇ 「日本内科学会雑誌」：日本内科学会
    ≫≫ここに書かれている病歴要約作成の域に達するのはなかなか難しいと思います．
◇ 「臨床英文の正しい書き方」（羽白　清　著）：金芳堂，2003
    ≫≫医学英語を学ぶのに最適な本の1つです．

memo

第2章

主要症候へのアプローチ
～病態から診断まで

1) 胸やけ・嚥下困難　　　　　　　　　　32
2) 腹痛　　　　　　　　　　　　　　　　36
3) 嘔気・嘔吐　　　　　　　　　　　　　41
4) 下痢・便秘（その他の便通異常を含む）46
5) 吐血・下血　　　　　　　　　　　　　51
6) 黄疸　　　　　　　　　　　　　　　　55
7) 腹部膨隆・腹水　　　　　　　　　　　60

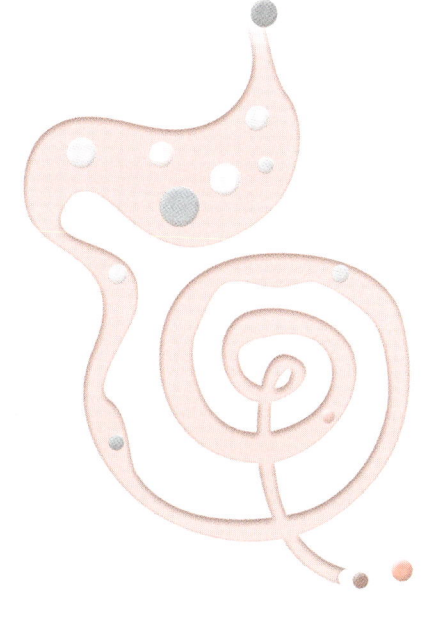

第2章　主要症候へのアプローチ 〜病態から診断まで

1）胸やけ・嚥下困難

小林健二

ポイント

- ▶ 胸やけは胃食道逆流症（GERD）の典型的症状であるが，同症ではほかに胸痛，喘息，慢性咳嗽など非典型的な症状がみられることがある
- ▶ 嚥下困難の訴えに遭遇したら，まず口腔咽頭の障害によるものか，食道の障害によるものかを分ける
- ▶ 口腔咽頭の異常による嚥下障害は，神経筋疾患に合併するものが多い
- ▶ 食道の異常による嚥下障害では，どのような食物でつかえるかを必ず医療面接で聞く．機械的狭窄では，通常固形物に対して嚥下困難を訴え，機能的障害では固形物・液体の両者で症状をきたす

A）胸やけ

病態

胸やけは典型的には胸骨後部に「焼けるような」感覚を訴え，食後に生じることが多い．時に首への放散を伴う．主に胃酸の食道への逆流により生じる症状であり，胸やけの病態には複数の因子が関与すると推測されているが，詳細はまだ充分に理解されていない．胃酸逆流の病態には，一過性下部食道括約筋弛緩（transient lower esophageal sphincter relaxation：TLESR），下部食道括約筋圧の低下，食道裂孔ヘルニア，胃排出能の低下（糖尿病などでみられる），食道での胃酸のクリアランスの低下などが関与すると考えられている．TLESRは正常人でも認められるが，胃酸の逆流は胃食道逆流症（gastroesophageal reflux disease：GERD）の患者でより高頻度に認められる．

診断の進め方

GERDの典型的症状は**胸やけ，逆流，間欠的な嚥下困難**である（図）．非典型的症状としては**胸痛，喘息，慢性咳嗽**などを認める．間欠的な嚥下困難は，GERD患者で時に認められるSchatzki輪によるものと，食道に器質的異常を認めない蠕動に対する異常知覚によるものがある．

特に虚血性心疾患のリスクファクターをもつ患者が胸痛を訴える場合，まず狭心症・心筋梗塞の除外が必要となり，この場合心電図検査は必須である．典型的な胸やけの場合は，必ずしも精査を必要としないが，症状が長く続くとき，治療で改善を認めないと

```
                    症状は典型的なGERDの症状か，
                    非典型的な症状か．あるいは
                    GERDの合併症による症状か．
```

典型的症状
- 胸やけ
- 逆流

非典型的症状
- 胸痛
- 喘息
- 慢性咳嗽
- 慢性喉頭炎
- 嗄声
- 咽頭痛
- globus（喉がつまったような感覚）
- 歯の侵食

GERDによる合併症
- バレット食道
- 食道炎
- 食道狭窄
- 食道腺癌
- 吐血，下血
- 貧血

・エンピリカルな治療（PPIなど）
・症状が持続する場合や，GERDの合併症を疑う症状がある場合には上部消化管内視鏡検査を行う

・胸痛を訴える場合は心電図などで虚血性心疾患を除外する
・上記が除外できたら，上部消化管内視鏡検査を考慮
・必要に応じて専門医（耳鼻科，呼吸器内科など）へコンサルト

上部消化管内視鏡による評価

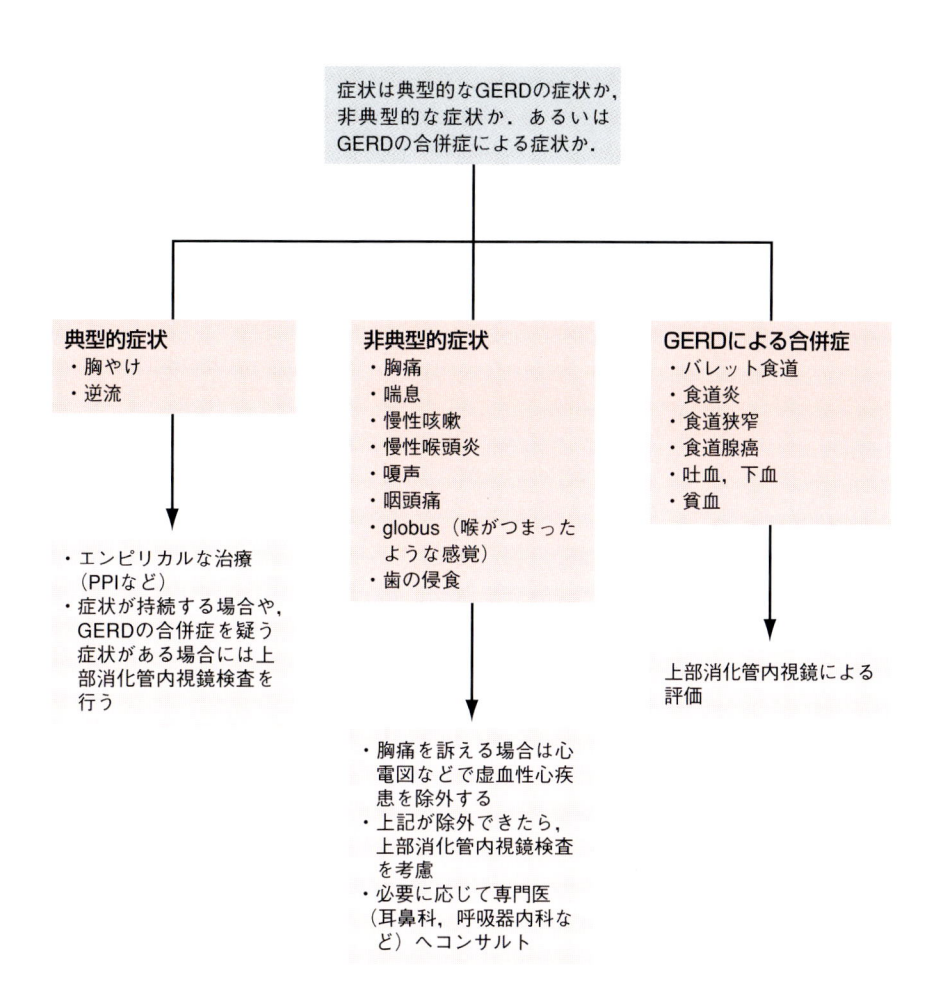

図 胃食道逆流症（GERD）を疑う患者へのアプローチ

き，狭窄などの合併症が疑われるときには精査が必要である．精査で行う検査の第一選択は内視鏡検査である．内視鏡検査を行うことにより，逆流性食道炎の有無，程度，狭窄やバレット食道の有無を知ることができ，今後の治療方針をたてる際に有用である．

初期治療

　典型的な胃食道逆流症の場合，プロトンポンプ阻害薬（オメプラール® 20mg，タケプロン® 30mg，あるいはパリエット® 10mg，いずれも分1）やH_2受容体拮抗薬（タガメット® 800mg/日，ガスター® 40mg/日，ザンタック® 300mg/日など，いずれも分2）あるいは消化管運動機能改善薬（ナウゼリン® 30mg/日　毎食前，ガスモチン® 15mg/日　毎食前あるいは毎食後　など）を投与し経過をみる．ただし，消化管運動機能改善薬のなかで逆流性食道炎に対して保険適応をもつものはないことに留意する．

　経過の長い患者や嚥下困難，貧血，体重減少などの症状を合併する場合は，必ず上部消化管内視鏡検査にて食道炎の有無・程度に加え，その他の併存疾患の有無（食道癌，バレット食道など）をチェックする．

B）嚥下困難

病態

　嚥下困難は大きく口腔咽頭に原因がある嚥下困難（oropharyngeal dysphagia）と食道に原因がある嚥下困難（esophageal dysphagia）とに分けられる．前者の特徴は，嚥下直後にのどの奥にものがつかえる感覚を訴え，しばしばむせ，鼻への逆流，嚥下が開始できないなどの訴えを伴う．一方，後者では嚥下後数秒経過してから飲食物がつかえる感覚を訴える．このときに訴える「つかえ」の部位は，病変の存在部位と大まかに一致する．

　口腔咽頭に障害のある嚥下困難の原因は重症筋無力症，皮膚筋炎・多発筋炎，脳卒中後，パーキンソン病など神経筋疾患に多い．食道に原因のある嚥下困難は食道癌を代表とする機械的狭窄に伴うものと，アカラシアなどのように機能的異常によるものとに分けられる．機械的狭窄に伴うものでは，通常固形物に対して嚥下困難を訴えるが，狭窄が高度となると固形物，液体の両者に対して嚥下困難を訴えるようになる．対して，機能的異常では初期より固形物，液体の両者に対して嚥下困難を訴える．

診断の進め方

　嚥下困難の評価で重要なことは，注意深い病歴の聴取である．まず，口腔咽頭障害による嚥下困難か食道嚥下困難かを鑑別し，さらに詳細な病歴を聴取する．食道の嚥下困難の場合，次の3点を欠かさずに聞くことが重要である．

①どのような食べ物がつかえるか？　固形物か，液体か？
②嚥下困難は間欠的か，それとも徐々に進行するのか？
③胸焼けはあるか？

　先述のごとく，食道癌をはじめとする機械的狭窄の場合には，当初固形物のみに嚥下困難を訴え，狭窄が高度となるにつれ液体に対しても嚥下困難を自覚するようになる．一方，アカラシア，皮膚筋炎・多発筋炎などでみられる機能的障害では当初より液体と固形物の両者に嚥下困難を訴える．

初期治療

　治療は原因疾患による．詳細に病歴を聴取した後に，適切な検査を行い食道癌などの悪性腫瘍を見逃さないことが重要である．個々の疾患の治療は成書に譲るが，急性に起こる嚥下困難についてのみ簡単に触れる．急性の嚥下困難は，多くの場合肉などの食物が食道を閉塞することにより生じる．高齢者に多く，食道に何らかの疾患をもつことが多いが，何も疾患をもたない場合もある．閉塞が完全の場合，唾液を嚥下することもできなくなる．消化器専門医へのコンサルトが必要であり，内視鏡による閉塞の解除が必要となることが多い．

⚠ 注意点

- 典型的な胸やけを主訴に来院したときには，診断に迷うことは少ないが，**胸痛，慢性咳嗽**などの非典型的な症状を主訴に訪れたときには，GERDの可能性も頭の隅において病歴聴取，診察を行う．もちろん，見逃したら致命的になりうる心臓疾患などは忘れてはならない．
- 嚥下困難の鑑別は，まず口腔咽頭性か食道性かを鑑別し，その後食道性であれば機械的狭窄が疑われるのか，機能的な疾患の可能性が高いのかを考える．これらのほとんどは，注意深い病歴の聴取と診察から推測可能である．

症例（胸やけ・嚥下困難）

症　例：	60歳　男性
主　訴：	嚥下困難，嚥下時痛
既往歴：	38歳時，自然気胸
嗜　好：	喫煙 20本／日×20年間，飲酒 日本酒 4合／日
現病歴：	約1カ月前より前胸部痛，背部痛を自覚．同じころより固形物摂取時に嚥下困難および嚥下時痛を自覚するようになった．嚥下困難は徐々に悪化するため来院．来院前の1カ月で約2kgの体重減少あり．
身体所見：	貧血・黄疸なし，表在リンパ節を触知せず，心肺に異常なし，腹部所見正常
検査所見：	血算・凝固・生化学に異常所見なし
経　過：	上部消化管内視鏡検査にて中部胸部食道に，周堤を伴う潰瘍性病変を認め，食道内腔は狭窄をきたしていた．生検にて扁平上皮癌と診断された．
コメント：	この症例のように，固形物に対する嚥下困難を認めた場合，食道の機械的狭窄を疑うが，症状が進行性でかつ喫煙，飲酒など食道癌のリスクファクターをもつ症例では，まず食道癌を疑う．また，嚥下痛は通常，食道の潰瘍性疾患でみられることが多く，内視鏡検査の適応である．

📖 文献・参考図書

◇ Richter, J. E. : Dysphagia, odynophagia, heartburn, and other esophageal symptoms. Gastrointestinal and Liver Disease, 7th Ed（Feldman, M. et al. eds.), pp93-101, Saunders, Philadelphia, 2002
◇ Kahrilas, P. J. & Pandolfino, J. E. : Gastroesophageal reflux disease and its complications, including Barrett's metaplasia. Gastrointestinal and Liver Disease, 7th Ed（Feldman, M. et al. eds.), pp599-622, Saunders, Philadelphia, 2002
◇ Fass, R. : Approach to the patient with dysphagia. UpToDate, Ver. 13.1
◇ Kahrilas, P. J. : Clinical manifestations and diagnosis of gastroesophageal reflux. UpToDate, Ver. 13.1

第2章 主要症候へのアプローチ 〜病態から診断まで

2）腹痛

小林健二

> **ポイント**
> - 腹痛の評価では，病歴聴取と診察が非常に重要である．これらをないがしろにして，検査に依存しすぎることは厳に慎むべきである
> - 腹部臓器以外にも腹痛の原因となりうる疾患があることを忘れてはならない
> - 高齢者では，たとえ重篤な疾患でも，腹部所見や血液検査の所見に乏しいことがあり，これらの解釈に注意を要すると同時に，検査・治療を行う閾値を低くしておく必要がある

病態

　腹痛は，その発生機序から内臓痛（visceral pain），体性痛（somatoparietal pain）関連痛（referred pain）の3つに分類されるが，これらが入り混じった混合痛（mixed pain）も認められる．

1 内臓痛

　管腔臓器の壁内，臓側漿膜，実質臓器の被膜，腸間膜内に存在する侵害受容器は拡張，牽引，圧迫，伸展，捻転などの機械的刺激に反応する．また，管腔臓器の内側，主に粘膜と粘膜下層には粘膜傷害，炎症，組織虚血などに反応して放出される物質により刺激される侵害受容器が存在する．これら受容器から伝達される疼痛刺激が内臓痛である．内臓痛の特徴は局在がはっきりしないことである．腎と尿管を除く腹部臓器は両側性に神経支配されているため，疼痛は身体のほぼ正中に対称性に感じる．腹部臓器から出た求心線維が入る髄節のレベルにより疼痛を感じる部位が決まる．表に原因となる臓器と疼痛を感じる部位との関係を簡単に示した．また，内臓痛では**冷汗**，**悪心**，**嘔吐**，**蒼白**などの自律神経症状を伴うことが多い．

2 体性痛

　体性痛は壁側腹膜の有害刺激により生じる疼痛であり，内臓痛と比べ，より強く，疼痛の局在部位がはっきりしている傾向がある．体性痛は通常体動や咳により増悪する．内蔵痛と異なり，神経支配は片側であるため片側に限局した疼痛を感じることもありうる．

3 関連痛

　疾患のある臓器から離れた部位に疼痛を感じることがある．例えば尿管結石の疼痛が患側の陰部に放散する場合や，胆囊炎の痛みが右肩から右肩甲骨に放散する場合である．
　この痛みの生じる機序として以下のようなものが考えられている．すなわち，内臓からの求心線維が，解剖学的に異なる部位の皮膚や筋肉からの求心線維と同じレベルの髄節に入り，両者の刺激は同一の脊髄視床路に伝わる．体性刺激の密度は内臓刺激より高

表　腹痛刺激の伝わる求心線維の入る髄節レベルと腹痛を感じる部位

腹腔臓器	疼痛刺激が入る髄節	疼痛を感じる部位
食道，胃，近位十二指腸，肝臓，胆管，膵臓	第5～9胸髄	剣状突起から臍の間
小腸，虫垂，上行結腸，横行結腸（近位2/3）	第8～11胸髄	臍周囲
横行結腸（遠位1/3），下行結腸，S状結腸，直腸	第11胸髄～第1腰髄	臍と恥骨結合の間

く，しかも頻度も多いため中枢神経は疼痛刺激を体性刺激と関連付ける傾向がある．

　関連痛の場合，疼痛を皮膚またはそれより深部に感ずるが，通常痛みの範囲は非常に限局している．疼痛部位は内臓痛の刺激が入る髄節と同じレベルの皮膚知覚帯に感じることが多い．しかし，体性痛と異なり触診により疼痛が増悪することはない．

診断の進め方

　腹痛の正確な評価のためには，適確な病歴聴取と診察が最も重要である．

1 病歴

　病歴を聴取する際は以下の点に注意する．

A）経時的変化

　腹痛の経時的変化（発症の仕方，軽快・増悪，持続時間など）や腹痛がどのくらいの期間続いているのかを聞く．例えば，突然はじまり強く限局した腹痛は，**消化管穿孔，腸間膜動脈閉塞，腹腔動脈瘤破裂**など重篤な疾患である可能性が高い．また，一般的に長期間続いている腹痛は，発症から間もない腹痛と比べ致死的な疾患である可能性は低く，精査も余裕をもって行えることが多い．

B）腹痛の部位・性状・強さ

　疼痛の部位と性状によりどの臓器由来の痛みであるのかを推測することができる．訴える腹痛が，内臓痛・体性痛・関連痛のどれにあたるのかを考えながら病歴を聴取する．また，経時的に疼痛部位が変化していないかも確認する．例えば急性虫垂炎の場合，最初は内臓痛として心窩部から臍周囲に局在のはっきりしない痛みを感じるが，炎症が壁側腹膜に及ぶにつれ，右下腹部に限局し，体動などで増悪する体性痛が出現する．

　疼痛の強さは疾患の重篤度以外の要素にも影響されるため，腹痛を評価する際にあまり重要視し過ぎないことが大事である．

C）腹痛を増悪または軽快させる因子

　食事，排便，姿勢などと疼痛との間に関連があるかを確認する．例えば，十二指腸潰瘍の場合は空腹時に心窩部痛を自覚し，食事により改善することが多い．

D）付随する症状，システムレビュー

　腹痛以外の症状（発熱，体重減少，悪心・嘔吐，便秘，下痢など）があるかを聞く．女性の場合は不正性器出血の有無，閉経前の女性では最終月経がいつからはじまったのか，量は通常と同じであったのかも確認する．腹痛の原因が必ずしも腹部臓器の疾患と

は限らないので，病歴聴取で重要な情報を聞き逃さないためにはシステムレビューを活用することが大事である．

E）既往歴，社会歴，内服薬

以前の同様症状の有無，消化性潰瘍，腹部手術などの既往の有無，内服薬などをもらさず聞く．特に高齢者では多施設から投薬をされている場合があり，非ステロイド系抗炎症薬（NSAID）をはじめとする薬剤の副作用が原因で腹痛をきたしていることもありうる．また，急性膵炎，慢性膵炎をはじめとして，飲酒が影響を及ぼす疾患も少なくないので飲酒歴を含む社会歴や旅行歴なども聞く．

2 診察

腹痛の患者でも全身を系統的に診察することを心がける．

A）全身所見

診察をはじめる前に，患者がどのような状態であるかを観察する．すなわち，痛みのためじっとして動かない場合は腹膜炎が疑われるし，尿管結石などの疝痛の場合には痛みのため身の置き所がない状態となる．

忘れずにバイタルサインをチェックする．腸閉塞，急性膵炎，腹膜炎などによりthird spaceへの体液の移動が疑われる場合や嘔吐，下痢で脱水が存在する可能性があるとき，または出血の可能性があるときは，たとえ血圧が正常値であっても，仰臥位から座位・立位にしたときに血圧や脈拍の変動がないかを確認する．

腹痛の原因は必ずしも腹部臓器の疾患ではないことを念頭に，胸部の診察も必ず行う．

B）腹部の診察

視診，聴診，打診，触診の順で行う．触診は痛みの最も少ない部位からはじめる．腹膜炎が疑われる場合には粗暴な触診を決して行わないようにする．腹膜炎がある場合，深い触診や反跳痛を誘発する診察は患者にとって非常に苦痛であり，その後の診察で腹壁の緊張をとることが難しくなることもある．反跳痛の有無をみるよりも浅い触診により筋性防御や筋硬直の有無を調べたり，指による叩打痛の有無をみる方が，患者に無用の苦痛を与えることなく腹膜刺激症状をみることができる．

C）その他

ヘルニアの有無の確認や外性器の観察も怠らないようにする．直腸診も省略してはならない．盲腸後方の虫垂（retrocecal appendix）の場合，直腸診における圧痛の存在のみが有意な所見であることもある．また便の性状，血便の有無を確認することも重要である．女性の腹痛，特に下腹部痛の場合は産婦人科的疾患の除外が必要であり婦人科的診察を考慮する．

3 検査

可能な限り病歴聴取と診察を行い，そのうえで検査はなされるものである．全例に検査を行う必要はないが，例外は高齢者である．高齢者の場合，時に病歴聴取が困難であり，重篤な疾患が存在するにもかかわらず身体所見が軽微であることもある．このような患者では診断が遅れるために，合併症や死亡率が高くなる．そのため検査を行う閾値を低くしなければならない．高齢者では胆道系疾患が急性腹痛の4分の1近くを占め，

他に悪性腫瘍，腸閉塞，消化性潰瘍，ヘルニア嵌頓などが原因であったという報告もある[1]．また，急性虫垂炎の頻度は少ないものの診断が遅れるため合併症・死亡率は高い．

A）血液検査

検体検査を行う場合，一般に血算（白血球分画を含む），尿検査はすべての患者で行う．血清電解質，BUN，クレアチニン，グルコースは腎機能，酸塩基平衡，電解質異常などを評価するのに役立つ．肝胆道系疾患，膵疾患などが疑われる場合は，さらにAST，ALT，ALP，ビリルビン，凝固能，アミラーゼなどを加える．妊娠可能な年齢の女性に下腹部痛を認めた場合は，必ず妊娠反応をチェックする．

B）画像診断

疑う疾患に基づき，行う検査を決める．腹部単純X線検査はしばしば施行されているが，診断に結びつくものは1割程度である．超音波検査は，肝胆道系，腎臓，虫垂，骨盤内臓器などの評価を侵襲なく簡便に行うことができる非常に有用な検査であるが，検査の感度と特異度は検者に依存することを念頭に置く．CTの場合はX線被爆や造影剤による副作用を考慮しなければならないが，超音波検査のように検者に依存せず，より客観的な評価が可能であり腹痛の精査では非常に有用である．その他の検査としてMRI，内視鏡検査などがあげられるが，専門医にコンサルトし適切な検査を選ぶべきである．

C）結果解釈

検査結果の解釈は病歴，身体所見から得られた情報と関連付けて行うべきである．病歴聴取，診察をいい加減に行い検査所見のみを重要視すると，診断・マネージメントが誤った方向へ進む可能性がある．

初期治療

腹痛の治療は，原因疾患に対する治療となる．鎮痛薬の使用に関しては，鎮痛薬により腹部所見がマスクされ診断の遅れにつながりかねないので，診断がつく前には鎮痛薬は投与すべきでない，と従来より考えられてきた．腹痛を訴える患者に対して，診断がつく前に鎮痛薬を投与すべきかを検討した研究は，ランダム化比較試験を含め複数ある[2]．エンドポイント，対象患者，投与薬剤などが一様でないが，鎮痛薬投与により，患者の診断・治療・アウトカムへの影響はなかった，と結論する研究もある．上級医，外科医が診察した後に，鎮痛薬を思慮深く使うことは禁忌ではない．

一方，特発性あるいは二次性の腹膜炎が疑われる場合は，行うべき検査を手早く済ませ，可及的速やかに抗生物質をエンピリカルに投与する．

注意点

- 腹膜刺激症状が認められる場合，外科的治療の適応となる場合も多く外科医にコンサルトをすると思われるが，腹膜刺激症状がなくても外科的治療が必要となる疾患があることを忘れてはならない．その代表は，**急性上腸間膜動脈閉塞症**である．この疾患では，初期には激しい腹痛があるにもかかわらず，身体所見には乏しい．この段階で診断がつけば腸管壊死を最小限にとどめることができるが，広範な腸管壊死をきたし，

状態が悪化してから診断される場合が多い．早期診断の鍵は，最初からこの疾患を鑑別診断に入れておくことである．疑わなければ診断はできないのである．
- 高齢者の腹痛の評価は前述のごとく注意を要する．身体所見にも乏しいこともあるので，検査を思慮深く早めに行い，経過観察も注意深く行うようにする．

症例（腹痛）

症　例：	30歳　男性
主　訴：	腹痛
既往歴：	なし
薬　剤：	市販の胃薬のみ
現病歴：	約10日前から，特に空腹時に心窩部痛を自覚するようになった．疼痛は食事により改善した．多忙のため医療機関は受診せず，市販の胃薬で様子をみていたが著明な改善はなかった．黒色便はなし．本日夕方，突然，心窩部を中心とする激痛がはじまり救急車にて来院した．
身体所見：	血圧 160/84mmHg，脈拍 106/分，体温 37.4℃ ストレッチャーの上で苦悶状顔貌を呈しうずくまっている 心肺異常なし 腹部：平坦，腸雑音聴取せず，上腹部を中心に圧痛，筋性防御，反跳痛を認める．腫瘤は触知せず
検査所見：	白血球 18,500/mm^3，ヘモグロビン 14.5g/dl，ヘマトクリット 44%，血小板 36万/mm^3 生化学 アミラーゼ 360U/dl，他は異常なし
経　過：	胸部X線検査にて右横隔膜下にfree airを認めた．十二指腸潰瘍穿孔の診断にて緊急手術となった．
コメント：	この症例のように，空腹時に心窩部痛があり，食事にて軽快するのは十二指腸潰瘍の典型的な症状である．しかし，来院のきっかけになった激痛は突然の発症であり，このような腹痛は通常，消化管穿孔，腸間膜動脈閉塞，腹部大動脈瘤破裂などの重篤な疾患で認められる．来院時にうずくまって動かないのは，消化性潰瘍の穿孔により腹膜炎をきたしているためである．情報として与えられると診断も難しくないが，実際は，自分の頭で考えながら病歴聴取，診察，検査の組み立てをしなければならない．常に基本に忠実に診療することが大切である．

📖 文献・参考図書

1) Kamin RA, Nowicki TA, Courtney DS, Powers RD : Pearls and pitfalls in the emergency department evaluation of abdominal pain. Emergency Medicine Clinics of North America 21: 61-72 , 2003
2) Thomas, S. H. & Silen, W. : Effect of diagnostic efficiency of analgesia for undifferentiated abdominal pain. British J. Surg., 90 : 5-9, 2003
    ≫≫腹痛患者に対する鎮痛薬使用についての簡単な総説．
◇ Glasgow, R. E. & Mulvihill, S. J. : Abdominal pain, including the acute abdomen. Gastrointestinal and Liver Disease, 7th Ed（Feldman, M. et al. eds.）, pp71-82, Saunders, Philadelphia, 2002
    ≫≫消化器内科に関する英語の代表的な教科書．

3）嘔気・嘔吐

小林健二

> **ポイント**
> ▶ 嘔気・嘔吐は多様な疾患の症状としてみられるので，病歴聴取，診察は注意深く行う必要がある
> ▶ 病歴聴取では，症状の期間，食事との関連，吐物の性状などに加え，システムレビューを有効に活用し，鑑別診断を絞り込む
> ▶ 原因精査と同時に，嘔吐に伴う，脱水，電解質異常，代謝異常の有無や程度を評価し補正することが重要である

病態

　嘔気（nausea）とは，しばしば嘔吐の前にみられる不快な感覚をいう．嘔気のみで，嘔吐を伴わないこともある．嘔気に引き続き，反復する腹筋の収縮が起こり（retching），そのあとに嘔吐（vomiting）がみられる．嘔吐時には，腹筋が持続的に収縮し，さらに横隔膜が収縮することにより，胃噴門部は口側に移動しかつ開く．同時に幽門は閉じ，この結果生じた圧の差により，胃内のものは口腔より強制的に排出される．

　嘔吐刺激が嘔吐を引き起こすメカニズムとして以下の2つが考えられている．

- 消化管内の求心性迷走神経または交感神経を介して，嘔吐中枢へ直接作用する．消化管からの刺激以外に，咽頭，前庭，心臓，腹膜，あるいは視床や視床下部といった高次中枢神経系からの刺激も嘔吐中枢に作用する．消化性潰瘍や腹膜炎で嘔気・嘔吐をきたすのはこの機序による．
- 延髄の第4脳室底部に存在する最後野（area postrema）にあるCTZ（chemoreceptor trigger zone）を刺激することにより間接的に嘔吐を引き起こす．CTZに作用する刺激としては，薬剤（麻薬，ジギタリス，抗癌薬，ドパミン作動薬など），尿毒症，低酸素血症，糖尿病性ケトアシドーシス，グラム陽性菌から出される腸管毒素，放射線治療，動揺病などがある．

　嘔気・嘔吐をきたす疾患は多様であるが，鑑別診断を表に示す．

診断の進め方

　嘔気・嘔吐をきたす疾患は多岐にわたるため，以下の点に注意しながら鑑別診断の絞り込みを行う．

表 嘔気・嘔吐の鑑別診断[1]

原因	例
薬剤	抗癌薬，抗生物質，ジギタリス，テオフィリン，アルコール
消化管感染症	胃腸炎，流行性嘔吐，食中毒
その他の消化管感染症	消化性潰瘍，gastroparesis，腸閉塞，胆嚢炎，肝炎，膵炎，放射線治療，虫垂炎
内分泌疾患	糖尿病，甲状腺機能亢進症，副腎不全
中枢神経系疾患	動揺病，頭蓋内圧亢進，てんかん，頭部外傷，前庭疾患，髄膜炎
精神疾患	心因性嘔吐および関連疾患
全身疾患	心筋梗塞，腎不全，喘息，敗血症，電解質異常
特異的な症候群	周期性嘔吐症，術後の嘔気・嘔吐，反芻
その他	妊娠

1 病歴

まず，患者の訴えが逆流，食欲不振などの症状でないことを確認する．逆流は通常，嘔気や腹筋の収縮を伴うことなく，胃または食道の内容物がまさに"逆流"してくるものである．

2 症状の期間，頻度，程度

急な発症の場合，**胃腸炎，急性膵炎，胆嚢炎，薬剤の副作用**などが疑われる．一方，緩徐な発症の場合，**消化管機能障害，薬剤の副作用，代謝障害，妊娠，胃食道逆流症**などが考えられる．

3 嘔吐の性質，食事摂取とのタイミング

朝食前の嘔吐では，**妊娠，尿毒症**，アルコール摂取によるもの，頭蓋内圧亢進をきたす疾患などが疑われる．特に，**頭蓋内圧亢進**では嘔気を伴わず，しばしば**噴出性嘔吐**がみられる．

食後1時間以上経過してみられる嘔吐の場合，**gastroparesis**や**幽門部狭窄・閉塞**が疑われる．

4 吐物の性状

食後数時間して，一部消化された食べ物を嘔吐する場合，**幽門部閉塞，gastroparesis**，あるいは高位の小腸閉塞が疑われる．小腸閉塞の場合，吐物の中に胆汁の混入を認める．また，腸閉塞に伴う嘔吐では，腸内容が細菌に分解され糞臭をきたし，また嘔吐により一時的に腹痛が改善することがある．

5 システムレビュー

腹痛，発熱，下痢，めまい，体重減少，生理不順，腹部手術の既往，黄疸，頭痛，胸痛などの症状より，鑑別診断の絞り込みが可能となる．嘔気・嘔吐は必ずしも腹部臓器の異常から生じるものではないため，システムレビューが非常に重要である．

6 身体所見・検査

体重減少，脱水の有無を必ず調べる．もし，最初に低血圧がない場合，臥位から座位または立位にすることにより，血圧の低下や脈拍の増加があるかをみる．もし姿勢による血圧・脈拍の変化がある場合，脱水の存在を示唆する．

腹部の診察では，圧痛の有無，腸蠕動音，腫瘤の有無，胃振とう音（succussion splash），ヘルニア，手術痕などをチェックする．ヘルニアを見逃さないように，充分に腹部を露出して診察することが重要である．

実施する検査の選択は，病歴・診察所見に基づいて決めるべきである．検査の目的は2つあり，1つは診断のため，2つ目は嘔吐に伴う合併症の有無・程度を評価することである（脱水，代謝性アルカローシスなど）．通常，血算および電解質，その他の生化学検査を行う．閉経前の女性の場合は，妊娠反応も調べる．

初期治療

初期治療は，脱水，電解質異常，栄養障害の補正と症状に対する治療が中心となり，可能であれば基礎疾患の治療も並行して行う．嘔吐のある患者でしばしばみられる合併症は，脱水および代謝性アルカローシス，低カリウム血症である．これらの程度を評価し，必要に応じて補正する．

閉塞または麻痺性イレウスに伴う嘔吐の場合，嘔吐を軽減するために胃管の挿入が必要になることが多い．

嘔気・嘔吐に対して用いられる主な薬剤をあげる．

1 抗ヒスタミン薬（H_1受容体拮抗薬）

ジフェンヒドラミン（レスタミン®），ジメンヒドリナート（ドラマミン®）などの抗ヒスタミン薬は内耳迷路と嘔吐中枢に直接作用するため，動揺病の予防，治療やメニエル病の治療にしばしば用いられる．

2 フェノチアジン系薬剤

クロルプロマジン（ウインタミン®），プロクロルペラジン（ノバミン®），ペルフェナジン（ピーゼットシー®）などフェノチアジン系薬剤はドパミン受容体を遮断しCTZを抑制する．プロクロルペラジン（ノバミン®）は中等度から重症の術後の嘔気・嘔吐や化学療法後の嘔気・嘔吐に有効で広く用いられている．最も多い副作用は催眠，鎮静であるが，その他に錐体外路症状，悪性症候群，血圧低下などが認められることがある．

3 ドパミン拮抗薬

ドンペリドン（ナウゼリン®）とメトクロプラミド（プリンペラン®）がこの薬剤の代表で，中枢性と末梢性の両方の機序で制吐作用をもつ．同時に消化管運動調節作用ももち，食道，胃，近位十二指腸の運動促進作用をもつ．ドンペリドン（ナウゼリン®）は血液脳関門を通過しにくく，したがって錐体外路症状の出現もメトクロプラミド（プリンペラン®）と比べて少ない．

4 セロトニン（$5-HT_3$）受容体拮抗薬

オンダンセトロン（ゾフラン®），グラニセトロン（カイトリル®）をはじめとする

5-HT₃受容体拮抗薬は，CTZおよび消化管に存在する5-HT₃受容体を選択的に抑制し，抗癌薬投与後に生じた悪心・嘔吐を強力に抑制する．副作用は比較的少ないが，頭痛，便秘，肝障害などが認められることがある．

⚠ 注意点

- 嘔気・嘔吐は多様な疾患の症状として認められることから，それを念頭に注意深く病歴聴取と診察を行う必要がある．腹部の診察だけで済ませてしまうことが多いが，中枢神経系の異常が疑われるとき，あるいは原因がはっきりしないときは神経系の診察も行い，中枢神経系の疾患を見落とさないようにすることが大切である．
- 症状にばかり目が行き，脱水，電解質異常の補正を忘れることがないよう気をつける．

症例（嘔気・嘔吐）

症　例：	30歳　女性
主　訴：	嘔気
既往歴：	1型糖尿病
現病歴：	15年前より1型糖尿病にてインスリンを使用している．糖尿病性網膜症および末梢神経障害がある．数カ月前より嘔気・嘔吐が出現した．食事を摂取すると，腹部膨満感や心窩部不快感が出現し，食事も充分量摂取できないことが多くなった．また，食後数時間してから，未消化の食物を嘔吐することもあった．頻回の嘔気・嘔吐のため，食事摂取量も一定でなくなり，血糖値のコントロールも難しくなっている．そのため，主治医から消化器内科医にコンサルトされた．体重減少はない．
身体所見：	血圧・脈拍正常，体温正常，黄疸，貧血なし，リンパ節腫脹なし，心肺に異常なし 腹部：平坦，腸音正常，軟，圧痛なし，腫瘤なし，肝脾腫なし 四肢：浮腫なし 神経系：脳神経に異常なし，両下肢にて振動覚低下．また，両側膝蓋腱反射，アキレス腱反射が低下
検査所見：	血算正常，血清クレアチニンは1.6g/d*l*，空腹時血糖値235g/d*l*，HbA1C 8.4%
経　過：	上部消化管内視鏡検査では逆流性食道炎を認めたが，胃・十二指腸には異常所見を認めなかった．
コメント：	この症例は糖尿病に伴うgastroparesisが最も疑われる．この疾患では胃からの排出能が低下するため，食物が胃内に停滞し，そのためこの症例のように腹部膨満感や嘔気・嘔吐をきたす．また，食道への胃酸の逆流により逆流性食道炎が併発することもある．高血糖自体も胃排出能を低下させるため，より厳格な血糖コントロールに加え，メトクロピラミドやドンペリドンなど消化管運動改善薬が治療に用いられる．

文献・参考図書

1) Lee, M.：Nausea and Vomiting. Gastrointestinal and Liver Disease, 7th Ed（Feldman, M, et al. eds.）, pp119-130, Saunders, Philadelphia, 2002
    ≫≫消化器内科に関する英語の代表的な教科書．

◇ AGA：Technical Review on Nausea and Vomiting. Gastroenterology, 120：263-286, 2001
    ≫≫アメリカ消化器病学会による嘔気・嘔吐に関する総説．非常に詳細に書かれている．

◇ American Gastroenterological Association：Medical Position Statement: Nausea and Vomiting. Gastroenterology, 120：261-262, 2001
    ≫≫上記の総説から嘔気・嘔吐の患者に対するアプローチを簡単にまとめたもの．概略を知るために読むのに適している．

memo

第2章 主要症候へのアプローチ 〜病態から診断まで

4）下痢・便秘（その他の便通異常を含む）

船越信介

ポイント

▶ 急性下痢では脱水の程度を把握し適正な水分，電解質の経口的あるいは経静脈的補給を行う．慢性下痢では吸収不良，栄養障害の評価を行うことが大切である
▶ 便秘の診断においては，まず器質的疾患を除外することが重要
▶ 機能性便秘の治療は食事療法と生活習慣，排便習慣の改善が中心となり，次に薬物療法を考慮する

病態

経口摂取する水分量と唾液，胃液，膵液，胆汁，腸液などの分泌液を併せた1日10 l の水分が消化管に負荷され，99％が小腸と大腸で吸収される．吸収の過程が阻害された場合下痢となる．一方，便秘は長時間にわたり腸管内に便が停滞することで，一般的には4日以上便通のないもの，毎日排便があっても量が少なく硬便であるもの，残便感のあるものをいう．通常の便の水分量は70〜80％で，80％以上で軟便，90％以上で水様便となり，逆に60％以下になると硬便とされている．

診断の進め方

1 下痢

下痢は便回数，経過〔**急性**（4週間以内）か**慢性**〕，便の量（**多い**，**少ない**），便の性状（**水様性**，**脂肪性**，**血性**，**粘液性**，**粘血性**），病態生理（**浸透圧性**，**滲出性**，**分泌性**），病因（**感染性**，**非感染性**）により分類されるが，絶対的なものはない．例えば便の回数が1日3行以下でも便の硬さがゆるければ下痢と診断されるわけである．

水様性あるいは量の多い下痢は小腸あるいは近位大腸が病変で，頻回で量の少ない下痢は遠位大腸あるいは直腸が病変であることを示唆する．医療面接では誘因となる食品，集団発生の有無，その他海外渡航歴，抗菌薬，下剤の服薬状況，基礎疾患（糖尿病，高血圧），精神的ストレスの有無を確認する必要がある．

身体所見より**腹痛**，**発熱**，**下血**，**脱水**，**嘔吐**などの所見があれば，血液検査（白血球，ヘマトクリット値，電解質，BUN，クレアチニン，CRP），腹部単純X線，便潜血反応，糞便細菌検査を行う．必要があれば，腹部超音波，CT検査，S状結腸鏡，組織生検を行う．急性下痢の大半は感染性であるが，非感染性腸炎として虚血性，薬剤性，炎症性腸疾患急性増悪，神経性などを鑑別にあげる必要がある（表1）．

表 1　下痢を起こす疾患と原因

急性下痢	
感染性腸炎	細菌，ウイルス，真菌，原虫，寄生虫
食中毒	腸炎ビブリオ，サルモネラ，ブドウ球菌，病原性大腸菌，カンピロバクター
薬剤性腸炎	抗菌薬（偽膜性腸炎，出血性腸炎），抗癌薬，ジキタリス，サリチル酸
虚血性腸炎	
神経性下痢	
慢性下痢の急性増悪	

慢性下痢	
浸透圧性下痢	膨張性下剤
分泌性下痢	細菌性毒素，炎症性腸疾患，薬剤性腸炎，消化運動異常（胃切除後，迷走神経切除後，糖尿病），内分泌疾患（甲状腺機能亢進症，アジソン病，カルチノイド），Zollinger-Ellison症候群，VIPoma
炎症性下痢	炎症性腸疾患，感染症（腸結核，サイトメガロウイルス，腸アメーバ症，偽膜性腸炎など），虚血性腸炎，放射線性腸炎，腫瘍
脂肪性下痢	乳糖不耐症，短腸症候群，盲管症候群，膵機能不全

　慢性下痢の原因は地域によって異なると思われる．例えば先進諸国で多い原因は過敏性腸症候群（IBS），炎症性腸疾患，吸収不良症候群などであるが，発展途上国では慢性細菌性，結核性，寄生虫性疾患である．慢性下痢では吸収不良，栄養障害の評価を行うことが大切である．検査として注腸造影検査，小腸造影，血中ホルモン検査（ガストリン，VIP，セロトニン），D-キシロース吸収試験，膵外分泌機能試験，$α1$-アンチトリプシンクリアランス試験などがあげられる．

2　便秘

　便秘は経過（**急性，慢性**），原因（**器質性，機能性**），病態生理（**弛緩性，痙攣性，直腸性**）により分類される．便秘の診断においてまず器質的疾患を除外することが重要となる（表2）．医療面接では便秘の発症時期，排便の時間，食事習慣，精神的ストレスの有無，薬剤服用の有無（抗コリン薬，抗うつ薬など），基礎疾患（腹部の手術後，内分泌・代謝疾患，神経系疾患など）の有無を確認する．検査として血液検査，腹部単純X線，便潜血反応，腹部超音波，CT検査，注腸造影検査，全大腸内視鏡を行う．米国では慢性便秘を①normal-transit constipation，②slow-transit constipation，③defecatory disordersに分類しており，その頻度は各々59%，13%，25%とする報告例がある[1]．③が存在しているのに放置した場合は，しばしば頑固な便秘となるためその有無を確認することは非常に大切である．a．肛門部の視診により痔瘻，裂肛，外痔核の有無を確認，b．安静時と排便しようとした際の会陰の動きを確認（会陰底筋群の状態把握），c．肛門診による肛門部の狭窄，便の硬さ，直腸腫瘍の有無を確認することが大事である．その他客観的示標として肛門直腸マノメトリー，defecographyなども有用である．

表2　便秘を起こす疾患と原因

器質性便秘	
腸疾患	腸閉塞，腸狭窄（腫瘍・癒着・炎症），巨大結腸症（先天性），S状結腸過長症，大腸憩室症，肛門疾患
腸疾患以外	腹腔内臓器の腫瘍・癒着・炎症，筋疾患，神経疾患
内分泌疾患	糖尿病，甲状腺機能低下症，高カルシウム血症
機能性便秘	
一過性単純性便秘	
慢性便秘	弛緩性便秘（結腸性便秘） 痙攣性便秘（過敏性腸症候群） 直腸性便秘（習慣性便秘）
薬剤性便秘	
	抗コリン薬，抗うつ薬，抗不安薬，鎮痛薬，鎮痙薬，利尿薬，パーキンソン病治療薬，気管支拡張薬など

初期治療

　急性下痢では脱水の程度を把握し適正な水分，電解質の経口的あるいは経静脈的補給を行う．一般的に乳幼児や高齢者では下痢，嘔吐，食欲不振により容易に脱水となるので速やかに経静脈的補液を行う．細菌性腸炎が疑われ，重症例（38.5℃以上の高熱，高度の脱水，高齢者，基礎疾患を有するもの，頻回の血便，粘血便など），症状進行例，旅行者下痢症などは抗菌薬を使用するが，ニューキノロン系が第1選択となる．抗菌薬の使用期間は原則5日間以内とし，耐性菌が判明した場合は直ちに中止，他剤への変更を行う．一方，慢性下痢患者では原因となる疾患に対する治療を行うことが基本となる．対症療法として腸管蠕動運動抑制薬，殺菌薬，吸着薬，収斂薬，乳酸菌製剤などを使用する．

　器質性便秘では原病に対する特異的治療が必要となる．機能性便秘の治療は食事療法と生活習慣，排便習慣の改善が中心となり，その次に薬物療法を考慮する（図1）．生活指導として規則正しい食生活と充分量の水分を摂取すること，胃結腸反射を刺激するため朝食をしっかりとること，腹部マッサージ，腹筋強化，ストレスを減らすことなどが大切である．弛緩性便秘では不溶性食物線維の摂取が大切であるが，逆に痙攣性便秘では低残渣性食物が基本となる．下剤の乱用はcathartic colon syndromeといわれる電解質異常，筋力低下，慢性便秘の増悪をきたす可能性があり適切，適量の下剤投与が大切である．

注意点

　細菌性あるいは原虫の感染が流行している場合は，細菌学的証明がなくても抗菌薬の先行的投与は理にかなっている．しかし，病原性大腸菌からの溶血性尿毒症症候群の発

便秘の種類（機能性の便秘）	直腸性（習慣性）便秘	結腸性（弛緩性）便秘	痙攣性便秘
原因など	度重なる便意の抑制，下剤や浣腸の誤用，乱用．（機能性便秘の大部分を占め，女性に多い．）	大腸の緊張低下・運動の鈍化．（腸内容物の通過が遅れ，水分を余計に吸収．）	ストレスや自律神経のアンバランス，特に副交感神経の過緊張による．（しばしば下痢と交互に起こる．）
	直腸の感受性が低下し，糞便が送られても直腸が収縮しにくく，便意が起こりにくい．	腹筋力の衰え．（排便時に腹力がかけにくい）（老人や無力体質者・長期療養・出産後の女性に多い．）	結腸に麻痺が起こり，そこが狭くなって，便の通過が妨げられ，直腸に入るのに時間がかかる．
改善法	●朝食を充分とる． ●朝に，トイレタイムの時間的ゆとりをもつよう心掛ける．（忙しさに紛れて便意をこらえないこと）	●繊維の多い食物をとる． ●適度な運動をする．	●精神面での余裕．（ゆとりをもった生活） ●香辛料・繊維の多い食物は避ける．

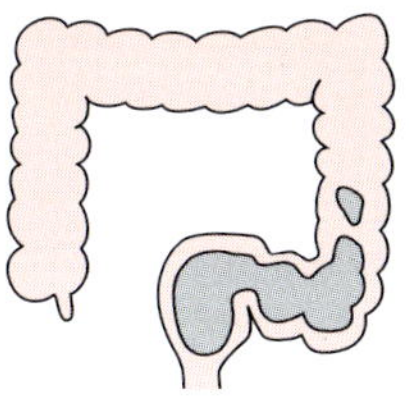

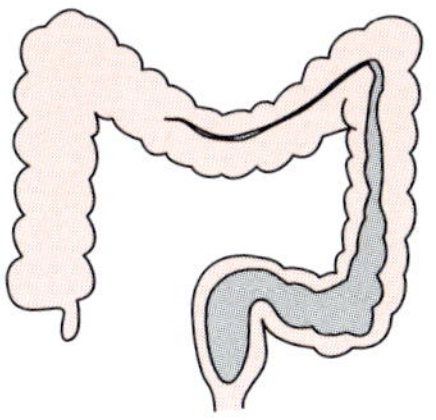

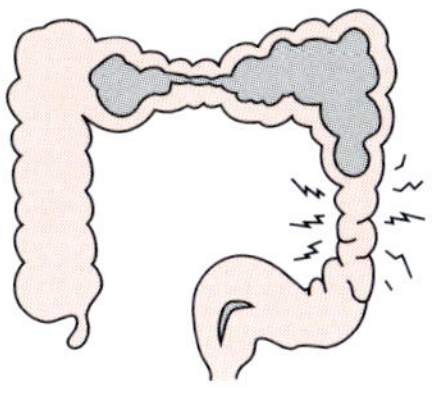

図1 慢性便秘の3型 （文献2より改変引用）

生が一部の抗菌薬の先行的投与を行っている人でより多くなっていることで問題となっており，安易に抗菌薬を投与すべきではない．急性感染性腸炎の大半は1週間程度で自然治癒する自己限定性の疾患であることを知っておくべきである．

症例（下痢・便秘）

症　例： 89歳　女性

主　訴： 嘔吐，腹痛

既往歴： 1956年　虫垂炎手術，'50年　子宮外妊娠手術，'84年　胆石症・胆嚢摘出術，'99年　老年痴呆，2002年　パーキンソン症候群，糖尿病性腎症

現病歴： 元来便秘症のため塩類下剤と刺激性下剤を服用．'04年2月腹痛と嘔吐のため当院を受診し，イレウスと診断され入院

身体所見： 腸グル音は低下，高度の痴呆のため腹痛の評価ができず，右上・下腹部，腹部正中に手術痕，腹部膨隆あり，腹水なし

検査所見： WBC7.6×10^3/μl，Hb12.9g/dl，Alb4.1g/dl，K4.3mEq/l，UN 51mg/dl，CRE2.0mg/dl，CRP<0.3mg/dl，HbA1c 5.8%，CEA 2.8ng/ml，CA19-9 6.1U/ml

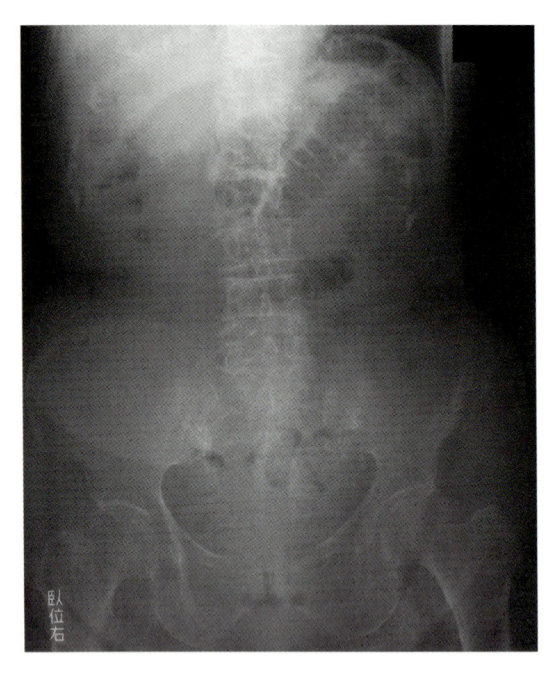

図2 腹部単純X線像（入院時）
小腸ガスの貯留

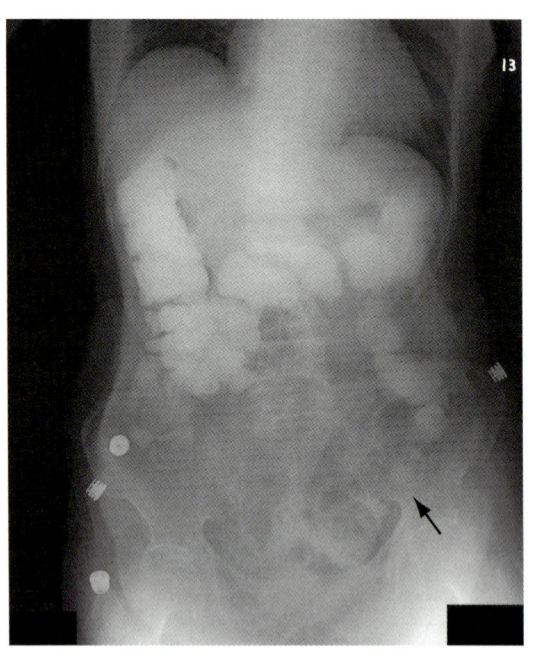

図3 腹部単純X線像（イレウスチューブ抜去7日後）
ガストログラフィン貯留．
S状結腸までガストログラフィンの貯留を認める（→）

経　過： 腹部単純X線上，鏡面像（ニボー）を伴う小腸ガスの貯留を認めたため（図2）緊急腹部骨盤腔CTを施行．小腸全体に拡張を認めるが，大腸の拡張は認めず明らかな閉塞機転は同定できなかった．イレウスチューブを挿入し腸管の減圧が順調であったが，数日後チューブを自己抜去した．イレウスチューブ挿入時に使用したガストログラフィンはすぐに上行結腸まで到達していたが，7日後の腹部単純X線上でS状結腸に停滞していた（図3）．家族を説得し大腸内視鏡検査を施行したが閉塞機転は認めず，癒着性腸閉塞と偽性腸閉塞の合併が考えられた．

文献・参考図書

1) Anthony Lembo & Michael Camilleri：Chronic constipation. N. Engl. J. Med, 349：1360-1368, 2003
2) 「便秘−そのメカニズム・診断・治療−」（平塚秀雄 著）：ライフサイエンス出版，東京，2000
◇ 高橋信一 他：下痢・便秘　臨床現場で役立つ診療マニュアル．診断と治療，p385-391，p409-412, 89, 2001
◇ Kenneth D. Fine & Lawrence R. Schiller：AGA technical review on the evaluation and management of chronic diarrhea. Gastroenterology, 116：1464-1486, 1999

memo

大腸癌による閉塞や狭窄，ヘルニアや癒着に伴う腸捻転による急性便秘では注腸の前処置の下剤の投与が禁忌となることがあり，まず腹部単純X線，腹部超音波，腹部骨盤腔CT検査，前処置なしの注腸検査から診断することが必要となる場合もある．

5）吐血・下血

船越信介

> **ポイント**
> - 循環動態の安定化，早急な出血源の同定と治療が大切である
> - 急性出血の場合，ヘモグロビン値（Hb），ヘマトクリット値（Ht）が正確な出血量の指標とならないことがあり，ショック指数，ショックスコアにて全身状態，出血量の推定を行う
> - 内視鏡的止血困難な場合は，速やかに血管造影下止血法あるいは手術療法を考慮する

病態

　一般的にTreitz靱帯より口側からの出血を**上部消化管出血**，肛門側からの出血を**下部消化管出血**と分類されている．吐血は口腔，食道，胃，十二指腸からの出血により生じる．大量出血では新鮮血，出血から嘔吐までの経過時間が長く少量の出血のときにはコーヒー残渣様となる．狭義の下血は上部消化管出血によるタール便が肛門より排泄される状態（メレナ：melena）で，下部消化管出血が肛門より排泄される状態の血便（hematochezia）を含まない．下血の性状は出血部位と量，腸管内通過時間で異なり，大腸の遠位部で通過時間が長ければ（例えば大腸憩室内出血）タール便となり，上部消化管大量出血で，通過時間が短ければ暗赤色となるので検査前にこれらを区別することは難しいことが多い（表1）．

診断の進め方

　吐血・下血の**性状**，**量**，**発症時期**を確認する．嘔吐を伴わない吐血は鼻出血や歯肉出血を，泡沫状の鮮血の吐血は喀血を考える．消化性潰瘍，大腸憩室内出血，肝硬変，心疾患，放射線治療歴，移植医療の既往，ステロイド，解熱鎮痛薬，抗凝固薬の服用，飲酒，ストレスの有無を確認する．ショック指数（shock index：SI）（表2），ショックスコア（shock score：SS）（表3）を用いて全身状態，出血量の推定を行うことが重要である．成人男性においてSI 1.0は1,000 mlの出血に，1.5は1,500 ml，2.0は2,000 ml以上の出血に相当する．またSSは5点以上でショック，11点以上で重症ショックと診断される．急性出血の場合，循環血液量の15％以上の失血ではじめて症状が出現し，30％の出血で血圧低下，45％以上では致命的となる．急性出血の場合，ヘモグロビン値（Hb），ヘマトクリット値（Ht）が正確な出血量の指標とならないことがあり参考程度にする．白血球，肝機能（AST，ALT，γGTP），血小板数，凝固系，腎機能（BUN，Cr），血液型，

表1 吐血・下血をきたす疾患[1]

①上部消化管出血	
よくみられる原因疾患	胃潰瘍，十二指腸潰瘍，食道静脈瘤，マロリーワイス症候群
時々みられる原因疾患	Dieulafoy潰瘍，毛細血管拡張症，門脈圧亢進性胃腸症，GAVE，悪性新生物，食道炎，胃びらん
まれな原因疾患	食道潰瘍，びらん性十二指腸炎，クローン病，大動脈腸管瘻
②下部消化管出血	
よくみられる原因疾患	大腸憩室内出血，毛細血管拡張症
時々みられる原因疾患	悪性新生物，炎症性腸疾患，虚血性腸炎，放射線性腸炎，痔出血，小腸出血，上部消化管出血
まれな原因疾患	Dieulafoy潰瘍，直腸静脈瘤

GAVE：gastric antral vascular ectasia

表2 ショック指数（心拍数/収縮期血圧）

ショック指数	重症度	出血量
0.5	正常	
0.5〜1.0	軽症	1,000 mlまで
1.0〜2.0	中等症	1,000〜2,000 ml
2.0＜	重症	2,000 ml以上

表3 ショックスコア（脈拍数/収縮期血圧）

	0	1	2	3
収縮期血圧（BP，mmHg）	100≦BP	80≦BP＜100	60≦BP＜80	BP＜60
脈拍数（PR，回/分）	PR≦100	100＜PR≦120	120＜PR≦140	140＜PR
Base Excess（mEq/l）	−5≦BE≦+5	±5＜BE≦±10	±10＜BE≦±15	±15＜BE
尿量（UV，ml/時）	50≦UV	25≦UV＜50	0＜UV＜25	0
意識状態	清明	興奮から軽度の応答の遅延	著明な応答の遅延	昏睡

感染症（HBs抗原，HCV抗体，ガラス板），アンモニア，CRP，CKなどを測定し，肝硬変（食道静脈瘤），肝性脳症，腎不全の有無を推定する．BUN/Cr比の上昇は上部消化管出血を，MCV正常の貧血は急性出血を推測する．出血状態の確認，胃内容の除去，止血のため経鼻胃管の挿入および氷冷した生理食塩水での胃洗浄を行う．1,000 ml以上洗浄しても血液が薄まらない場合は活動性出血が持続していると判断する．高度の腹痛，反跳痛，筋性防御がある場合は消化管穿孔，絞扼性イレウスの可能性もあり，安易に内視鏡を行うことは危険である．先に胸・腹部単純X線，腹部超音波検査，腹部CT検査が必

要となるケースもある．上部消化管出血が疑われる場合，全身状態が落ち着いてから内視鏡医により上部消化管緊急内視鏡を施行する．刺激性のある胃液の誤嚥は急性呼吸窮迫症候群（ARDS）を起こす可能性があるため，意識状態が悪い場合や誤嚥の危険が高い症例では検査前に気管挿管を行い気道を確保する必要がある．

　下血の場合，直腸指診を行い痔核，直腸癌の有無を確認する．暗赤色便や鮮血便では下部消化管出血が疑われ，下部消化管緊急内視鏡を行う．必要に応じて高圧浣腸や下剤による前処置を行う．上下部内視鏡検査で出血源が同定できず，なおも出血が続く場合は出血シンチグラフィや血管造影を行う．また最近では通常の内視鏡検査で同定できない空腸，回腸出血の検査としてカプセル内視鏡やダブルバルーン方式の小腸内視鏡が開発された．

初期治療

- **輸液**：細胞外液（乳酸加リンゲル液）を中心に輸液を開始し，中等症，重症ではアルブミン製剤，加熱人血漿タンパクの併用，濃厚赤血球の輸血を考慮する．適正輸液・輸血量の目安は以下の値を参考にする（収縮期血圧：100 mmHg以上，脈圧：40 mmHg以上，脈拍：60〜120/分，中心静脈圧：3〜7 mmHg，尿量：0.5〜1.5 ml/kg/時，ヘマトクリット：28〜35％）．輸血による危険性としてHIVや未知の感染症，GVHD（graft versus host disease），アナフィラキシーショックなどがあげられ，使用前には同意が必要となる．また濃厚赤血球の大量投与により高カリウム血症を生じるために輸液管理に注意を要する．Hb7〜9 g/dlを保つことを目標とする．
- 止血法は保存的止血法（薬物療法，内視鏡的止血法，血管造影下止血法）と手術療法がある．近年，薬物療法ではH_2受容体拮抗薬より強力な**プロトンポンプ阻害剤（PPI）**の登場により消化性潰瘍の治療が容易となった．内視鏡検査で活動性出血が認められれば内視鏡的止血術を行う．無効時は血管造影下止血法あるいは手術療法を考慮する．

注意点

- 血液型の測定は緊急時忘れやすい．また当直帯では自らクロスマッチを行うことがあり，その手技を事前に習得しておく必要がある．
- 経鼻胃管の挿入で再出血を誘発する危険もあるため，必ずしも内視鏡の前処置として必要ではない（内視鏡施行医が緊急内視鏡を行うための準備であることが前提となる）．
- 中等症以上のショックでは膠質浸透圧を高めるためにアルブミン製剤・加熱人血漿タンパクを併用するが，大量に投与すると凝固因子が希釈され血液凝固障害を生じる危険性があるため，新鮮凍結血漿（FFP）に変更する．

症例（吐血・下血）

症　例：	65歳　男性
主　訴：	下血
既往歴：	冠動脈バイパス術後（1993年），糖尿病，高血圧，閉塞性動脈硬化症（2003年），抗血小板剤服用中．
現病歴：	突然の下血（鮮血）で当院受診．以前より指摘されている大腸憩室からの出血を疑い，緊急大腸内視鏡検査を施行．前処置にニフレック®を使用した．終末回腸より20cm口側まで血液凝血塊を認めたが，活動性出血はないと判断，即日入院となる．
身体所見：	血圧 126/76，脈拍70 rpm，整，顔色不良，眼瞼結膜貧血あり，腹部圧痛なし
検査所見：	WBC $5.5 \times 10^3/\mu l$，Hb 8.1g/dl，Ht 25.0%，Plt $187 \times 10^3/\mu l$，PT INR 0.93，Alb 3.2g/dl，BUN 24 mg/dl，CRE 1.7 mg/dl
経　過：	入院後に出血シンチグラフィー，腹部血管造影，上部消化管内視鏡，小腸造影を施行するが，出血源を同定できなかった．小腸内視鏡（ダブルバルーン方式）を施行し，終末回腸より60cm，80cm口側にvascular ectasiaを認めた．小腸は今までは未知の領域であったが，近年小腸内視鏡検査としてカプセル内視鏡とダブルバルーン内視鏡（フジノン製ダブルバルーン内視鏡システム）が登場した．前者は苦痛なく行える検査であるが，組織診断や内視鏡的治療ができない欠点がある．後者は内視鏡先端とオーバーチューブ先端に取り付けたバルーンを組み合わせてバルーンの拡張，虚脱を繰り返し，腸管を短縮しながら挿入していき，観察，生検，治療が可能な画期的な内視鏡である．

文献・参考図書

1) 「Sleisenger & Fordtran's Gastrointestinal & liver disease」，WB Saunders，2002
◇ 松永寿永，星原芳雄：消化管出血に対する初期治療の進め方，消化器内視鏡，15：2003
◇ 田代博一：吐血・下血．「救急レジデントマニュアル」，pp148-157，医学書院，1993
◇ Yamamoto H, et al：New system of double-balloon enteroscopy for diagnosis and treatment of small intestinal disorders. Gastroenterology, 125：1556-6, 2003

memo

　大量急性出血の場合は治療目的で血管造影を行うのが一般的である．0.5 ml/秒程度の出血があれば検出でき，DSAではさらに少量でも検出できると言われているが本例のように血管造影検査で出血部位を同定できない小腸出血はしばしばあり，カプセル内視鏡や小腸内視鏡（ダブルバルーン方式）は有用と思われる．

第2章 主要症候へのアプローチ ～病態から診断まで

6）黄疸

柴田　実

ポイント

- ▶ 黄疸をみたら，肝前性か肝細胞性か肝後性かを鑑別する
- ▶ 腹部超音波検査などの画像検査は閉塞性黄疸の診断に有用
- ▶ 溶血性黄疸を肝疾患による黄疸と間違えないこと
- ▶ 体質性黄疸は意外に多いので注意

病態

　黄疸は血清ビリルビンが増加した病態である．血清ビリルビン（正常値1 mg/dL以下）が2～3 mg/dL以上になると皮膚および眼球結膜が黄染し顕性黄疸と呼ばれる．ビリルビンは高値であるが肉眼的に認識できない状態は不顕性（潜在性）黄疸である．

　ビリルビンは，ヘモグロビンより生成され，胆汁に排泄される．正常者のビリルビンの80～85％は，老化赤血球が脾臓で破壊されてできるヘモグロビンに由来し，残りは筋肉のミオグロビンなどに由来する．ヘモグロビンから非水溶性の間接（非抱合型）ビリルビンが生成され，アルブミンと結合して，肝細胞に取り込まれる．肝細胞に入ったビリルビンは，グルクロン酸抱合を受けて水溶性の直接（抱合型）ビリルビンになる．直接ビリルビンは胆汁中に排泄され，腸内細菌によって還元され，ウロビリノーゲンやウロビリン体となって大部分が便に排出される．一部は腎臓に運ばれ尿中ウロビリノーゲンとなる．便の褐色色素はウロビリノーゲン，ウロビリン体に由来する．

●分　類

　黄疸はビリルビン代謝経路のいずれの障害でも出現し，肝前性，肝細胞性，肝後性に分類される（表1）．

A）肝前性黄疸

　溶血あるいは無効造血により，大量の間接ビリルビンが血中にでて，肝臓が処理しきれず黄疸となる．間接ビリルビンは水溶性でないので尿には排泄されず，尿中ビリルビンは陰性となる．**遺伝性球状赤血球**，**自己免疫性溶血性貧血**などの血液疾患の頻度が高い．新生児は肝機能が未熟のため，生後3～10日に溶血に伴う新生児黄疸をきたすことがある．

　肝疾患に伴う溶血では**Zieve症候群**が有名である．高脂血症を伴うアルコール性肝炎に合併する急性の溶血性貧血であり，黄疸，発熱，腹痛を呈する．肝組織所見は脂肪化

表1 黄疸の分類

分類	病態	代表的疾患	増加するビリルビン
肝前性黄疸	ビリルビンの生成増加	溶血性黄疸, 無効造血, 血管外出血	間接型
肝細胞性黄疸	①ビリルビン摂取障害	Gilbert症候群, 薬剤性, うっ血性心不全, 門脈大循環短絡	間接型
	②ビリルビン抱合障害	Crigler-Najjar症候群, Gilbert症候群, 新生児黄疸(抱合能が不十分), 薬剤性, 劇症肝炎, 末期肝硬変, 甲状腺機能亢進症	間接型
	③ビリルビン排泄障害	Dubin-Johnson症候群, Rotor症候群, 敗血症, 低還流状態	直接型
	④肝内胆汁うっ滞	原発性胆汁性肝硬変, 肝炎, 薬剤性	直接型
肝後性黄疸	閉塞性黄疸	総胆管結石, 胆道癌, 膵頭部癌, 胆石, 原発性硬化性胆管炎, 膵炎, 胆道内寄生虫迷入症(蛔虫など)	直接型

を認め, 肝硬変は必須ではない.

B) 肝細胞性黄疸

　肝細胞が障害されて起こる黄疸である. 障害機序は, 肝細胞のビリルビン摂取障害, 肝細胞のビリルビン輸送障害, 抱合障害, 肝細胞のビリルビン排泄障害, 肝内胆汁うっ滞に分類される. 代表的な疾患は**体質性黄疸, 肝炎, 肝硬変, 肝内胆汁うっ滞**である.

　体質性黄疸は先天的ビリルビン代謝異常による黄疸である(表2). **Gilbert症候群**が最も多く, 検診や人間ドックで見つかる. ビリルビン以外の肝機能検査に異常がないことより診断される. **Crigler-Najjar症候群Ⅰ型**は新生児に核黄疸をきたし予後不良であるが, それ以外は予後良好で治療の必要はない.

　肝内胆汁うっ滞の分類を表3に示す.

C) 肝後性黄疸

　胆道閉塞による閉塞性黄疸(肝外胆汁うっ滞)である. 尿中ビリルビンは増加するが, 腸管へのウロビリノーゲン排泄が低下するため灰白色便を呈する. 診断では腹部超音波検査, 腹部CT検査, 腹部MRI検査(MRCP)などの画像検査が有用である. 化膿性胆管炎は**発熱, 疼痛(胆道疝痛), 黄疸(以上Charcotの3徴), Charcotの3徴+傾眠, ショック(以上Reynoldsの5徴)**などの症候を認める. 胆管, 胆嚢, 膵臓の悪性腫瘍による黄疸は, 無痛性に腫大した胆嚢を触知する(**Courvoisier徴候**).

表2　体質性黄疸

症候群名	発症・遺伝	ビリルビン	診断・検査	予後
Gilbert	若年 常染色体優性	間接型優位 5mg/dl以下	ビリルビン値が空腹試験で上昇，フェノバルビタール試験で低下	良好
Crigler-Najjar	新生児 常染色体劣性	間接型優位 15mg/dl以上	Ⅰ型：UDP-GT欠損 　　　フェノバルビタール無効 Ⅱ型：UDP-GT低下 　　　フェノバルビタール有効	Ⅰ型不良 Ⅱ型通常 良好
Dubin-Johnson	若年 常染色体劣性	直接型優位 5mg/dl以下	・BSPは正常だが再上昇する ・腹腔鏡，生検肝は黒色肝 ・胆嚢造影で造影効果なし	良好
Rotor	若年 常染色体劣性	直接型優位 5mg/dl以下	・BSP遅延するが再上昇なし ・腹腔鏡，生検肝は正常色肝 ・胆嚢造影で造影効果良好	良好

UDP-GT：UDP-glucuronosyl transferase

表3　肝内胆汁うっ滞をきたす疾患

急性肝内胆汁うっ滞	薬剤性肝障害 ウイルス肝炎
反復性肝内胆汁うっ滞	良性反復性肝内胆汁うっ滞 妊娠性反復性肝内胆汁うっ滞
慢性肝内胆汁うっ滞	原発性胆汁性肝硬変（PBC） 原発性硬化性胆管炎（PSC） 慢性薬剤起因性肝内胆汁うっ滞 若年性小葉間胆管形成不全
乳児期肝内胆汁うっ滞	新生児肝炎 Byler病（致死性家族性胆汁うっ滞） 肝内胆管閉塞症

診断の進め方

身体所見では**皮膚および眼球結膜の黄染，尿濃染，灰白色便**，検査所見では**血清総ビリルビン高値**で診断する．鑑別診断の進め方を示す（図）．画像検査は閉塞性黄疸の診断に有用である．直接ビリルビン/総ビリルビン（D/T）比は鑑別診断に有用である．D/T比30％以下なら**溶血性黄疸**，65％以上なら**閉塞性黄疸**，30〜65％なら**肝細胞性黄疸**が疑われる．

初期治療

高度な新生児黄疸は，核黄疸予防のため，光線療法および血漿交換を行う．成人の黄疸は高ビリルビン血症に対する治療は行わず，黄疸の原因の治療を行う．閉塞性黄疸は内視鏡的経鼻胆管ドレナージ術（ENBD），経皮経肝胆管ドレナージ術（PTCD）などの

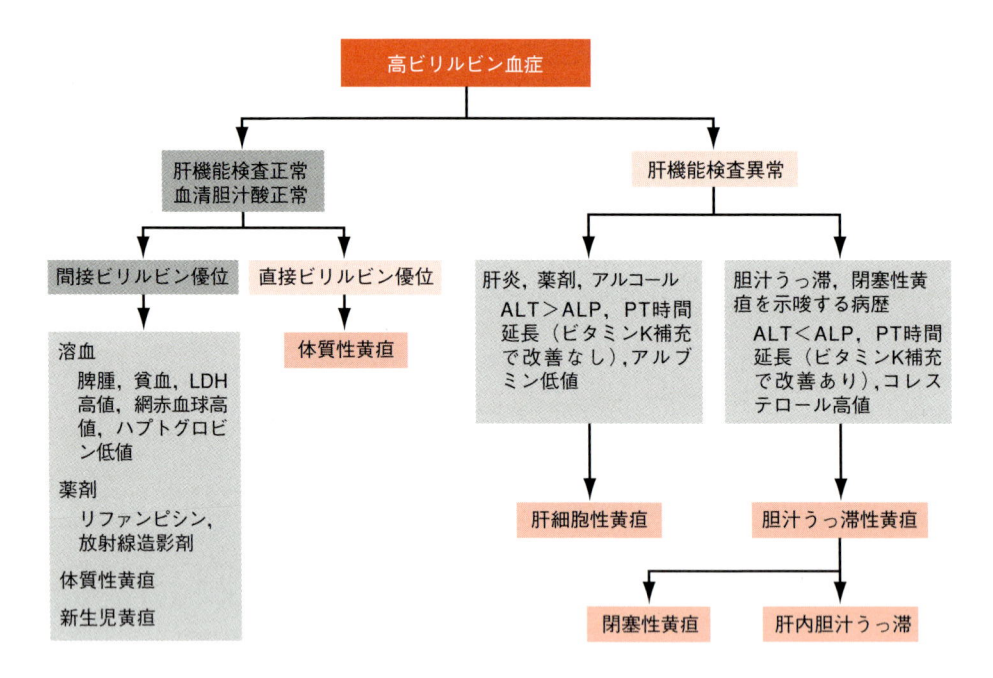

```
                    ┌─────────────────┐
                    │  高ビリルビン血症  │
                    └────────┬────────┘
           ┌─────────────────┴─────────────────┐
   ┌───────────────┐                   ┌───────────────┐
   │  肝機能検査正常  │                   │  肝機能検査異常  │
   │  血清胆汁酸正常  │                   └───────────────┘
   └───────┬───────┘
      ┌────┴────┐                      ┌─────────┴─────────┐
```

図　黄疸の鑑別診断

（図中テキスト）

- 間接ビリルビン優位
  - 溶血：脾腫，貧血，LDH高値，網赤血球高値，ハプトグロビン低値
  - 薬剤：リファンピシン，放射線造影剤
  - 体質性黄疸
  - 新生児黄疸
- 直接ビリルビン優位
  - 体質性黄疸
- 肝炎，薬剤，アルコール　ALT＞ALP，PT時間延長（ビタミンK補充で改善なし），アルブミン低値 → 肝細胞性黄疸
- 胆汁うっ滞，閉塞性黄疸を示唆する病歴　ALT＜ALP，PT時間延長（ビタミンK補充で改善あり），コレステロール高値 → 胆汁うっ滞性黄疸 → 閉塞性黄疸／肝内胆汁うっ滞

胆道減圧術あるいは外科手術，溶血性黄疸は溶血の治療，薬剤性肝障害は起因薬剤の中止などを行う．

⚠ 注意点

　日本人は黄色人種であるため，皮膚の黄染が見分けにくい．軽度の黄疸の診断では眼球結膜の診察が重要である．

　溶血性黄疸を肝疾患と間違えることがあり，注意が必要である．溶血性黄疸の特徴は，**間接ビリルビンの上昇，AST＞ALT，LDH高値，LDHアイソザイム1，2型優位，網赤血球高値，脾腫**などである．

　劇症肝炎や非代償期肝硬変など高度に肝予備能が低下した疾患では，肝細胞のビリルビン抱合能が低下し，間接ビリルビン優位の黄疸をきたすことがある．肝疾患に伴う間接ビリルビン優位の黄疸は，予後不良の徴候である．

症例（黄疸）

症　例：	32歳男性
主　訴：	黄疸，全身倦怠感，発熱，食欲低下
家族歴：	特記事項なし
現病歴：	1カ月前に東南アジアに出張．帰国後3週間目に，38度の発熱，食欲低下を自覚して受診した．
身体所見：	眼球結膜，皮膚に黄疸を認めた．右季肋部に軟らかく腫大した肝を4横指触知，軽度の叩打痛を認めた．
検査所見：	T-Bil 26mg/dl，D-Bil 21mg/dl，AST 2,520IU/l，ALT 3,689IU/l，LDH 740IU/l，PT 62%，HBs抗原−，HCV抗体−，IgM型HA抗体＋，IgG 1,620mg/dl，IgM 860mg/dl，TTT 16，ZTT 8
経　過：	トランスアミナーゼの著明高値を認め，急性肝炎と診断した．腹部超音波検査で閉塞性黄疸を否定し，服薬歴がないことより薬剤性肝障害を否定した．肝炎ウイルスマーカーよりA型急性肝炎と診断した．自然経過で肝機能は改善し2週間後に退院した．
解　説：	A型肝炎ウイルスは，発展途上国では常在ウイルスであり，糞口感染した後2〜6週の潜伏期の後に急性肝炎を発症する．本例は東南アジア旅行中に感染したと推定される．診断はIgM型HA抗体陽性で行うが結果は数日かかる．A型肝炎はIgM高値，TTT高値という特徴があり，入院時検査のTTT高値に気付けばA型肝炎と推定できる．

memo

　黄疸以外で皮膚が黄色になるものとして**柑皮症**がある．ニンジン，カボチャ，ミカンなどのカロチンの多い食物の過食により，血中カロチンが増加した病態である．手掌や足裏が明るい黄色調を示すが，眼球結膜は黄染しないことより鑑別できる．

第2章 主要症候へのアプローチ 〜病態から診断まで

7）腹部膨隆・腹水

柴田 実

ポイント

- 腹部膨隆は腹水か腹腔内臓器の異常による
- 腹水の原因の80％は肝硬変である
- 腹水治療の基本は塩分制限と2種類の利尿薬である
- 難治例には腹水穿刺が見直されている

A）腹部膨隆

病態

腹部が突出あるいは緊満した状態であり，腹水か腹腔内臓器の異常による．腹部全体の膨隆は**肥満**，**腹水**，**便秘**，**鼓腸**が原因である．局所の膨隆は**腫瘍**，**嚢腫**，**妊娠**，**巨大結腸症**，**腹壁ヘルニア**，**腸閉塞**が原因である．心窩部の膨隆は**進行胃癌**，**胃拡張**，**肝癌**，右季肋部は**肝腫大**，**胆嚢腫大**，左季肋部は**脾腫**，下腹部は**子宮筋腫**や**卵巣嚢腫**が多い．

診断の進め方

膨隆が，ガスか水か実質かを鑑別する．鑑別は，触診，打診，X線検査，超音波検査で行う．必要ならCT，MRI，内視鏡検査，穿刺検査，血管撮影を行う．

初期治療

原疾患に対する治療を優先させる．

B）腹水

病態

腹腔内に生理的な量（20〜100mL）を超えた体液が貯留した状態．主な原因は**肝硬変**（81％）である．他に**悪性腫瘍**（10％），**心不全**（3％），結核などの**炎症**（2％），**腎不全**（1％），**膵炎**（1％）がある[1]．

肝硬変の腹水は内蔵（門脈域臓器）の血管拡張によって発生する（図1）[2]．血管拡張の原因は，門脈圧亢進により**血管拡張因子**（主に**一酸化窒素**）が増加するためである．

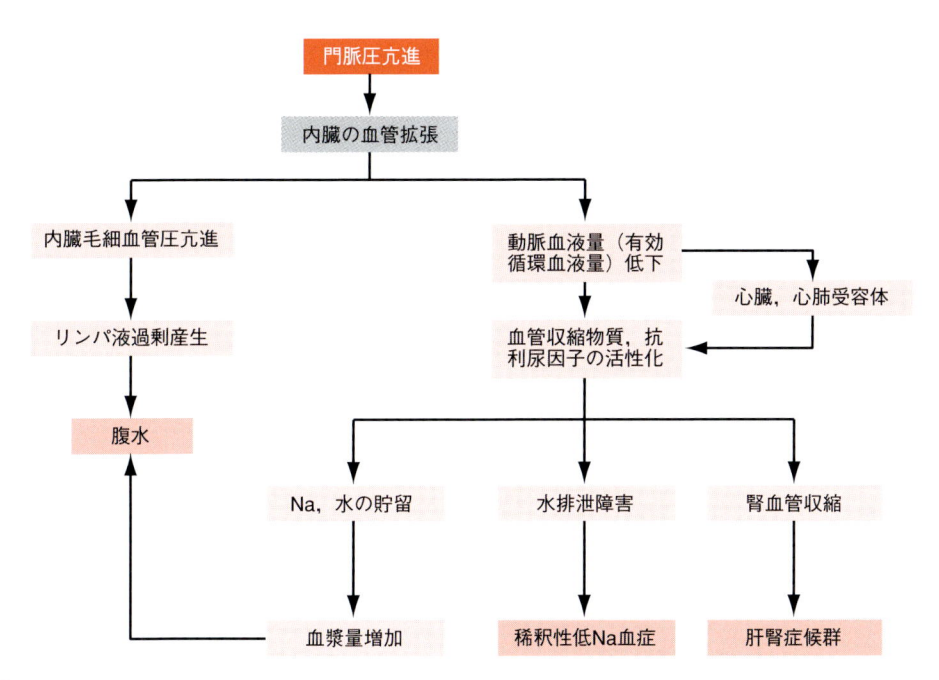

図1 肝硬変における腹水貯留の病態

その結果，血液量の不均衡（門脈血量増加，動脈血量低下）が生じる．はじめは血漿量増加および心拍出量増加で代償される．進展すると有効循環血液量が低下し，血圧が低下し，**レニン・アンジオテンシンⅡ，アルドステロン，ノルエピネフリン**などの血管収縮物質および**抗利尿ホルモン（ADH）**が活性化され，腎尿細管での水・Naの再吸収が亢進し，体内の水が増えて腹水が貯留する．低アルブミン血漿による膠質浸透圧低下，腹膜の毛細血管圧および透過性の亢進も腹水の一因である．

診断の進め方

1 存在診断

自覚症状，病歴，体重増加，身体所見より疑う．仰臥位で側腹部が膨隆し，臍部が平坦となる，いわゆる**蛙腹（frog belly）**を呈する．打診では，側腹部の腹水の濁音と中央部の腸管の鼓音による空気水境界（濁音界）を認め，体位変換により濁音界が移動する（shifting dullness）．腹水が1,500m*l*以上溜まると診察で確認できる[3]．

確定診断には超音波検査がよく，100m*l*以上あれば検出可能である．腹水が最初に確認される場所は，**Morison窩**（肝と右腎の間），**Douglas窩，脾の前面**である（図2）．

2 腹水の評価

腹水穿刺検査で評価する（第3章-6，参照）．

3 全身の評価

肝，腎，心など全身状態を評価する．肝臓は血液検査，画像検査，上部内視鏡検査で評価し，原因不明例は肝生検を行うこともある．腎臓は，Cr，電解質，24時間尿中Na排

泄，尿中タンパクで評価する．心臓は，血圧，心エコー，胸部レントゲン，心電図で評価する．

4 難治性腹水

治療抵抗性腹水であり，腹水患者の5〜10％に認める．高用量利尿薬に不反応（スピロノラクトン400mg/日＋フロセミド160mg/日），あるいは肝性脳症，低Na血症，高K血症，腎障害などのため利尿薬を増やせず，腹水がコントロールできない状態と定義される．難治性腹水は1型肝腎症候群に進展する危険がある．

5 肝腎症候群

進行した肝硬変に合併する腎障害で予後不良（表1）．1型肝腎症候群は，急速に腎障害が悪化し，2週以内に血清Crが2倍となり，2.5mg/dlを越え，予後不良な転帰をとる．2型肝腎症候群は，進展が緩徐で，1型の基準を満さない．

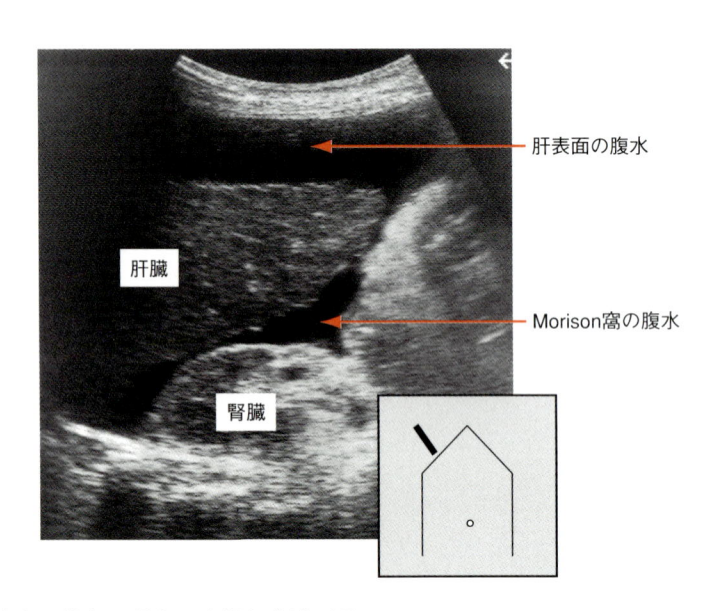

図2 腹水を伴う肝硬変の腹部超音波所見

表1 肝腎症候群の診断基準

1）糸球体濾過率の低下：血清Cr＞1.5mg/dl あるいは24時間CCr＜40ml/分
2）ショック，細菌感染，脱水，腎毒性薬剤（NSAIDsなど）が関与しない
3）利尿薬投与中止あるいは1.5l程度の血漿代用剤投与で腎機能が改善（血清Cr≦1.5mg/dl）しない
4）タンパク尿（＞500mg/日）および血尿（＞50細胞/強拡大視野）がない
5）超音波検査で水腎症，腎実質疾患がない
6）尿中Na濃度＜10mEq/l（ただし，＞10mEq/lの例も存在する）

治療

1. 禁酒．

2. **塩分制限**と**利尿薬**．米国肝臓病学会（AASLD）は，2,000mg/日（88mEq/日）のNa制限（塩分換算5g/日）と**スピロノラクトン**および**フロセミド**併用投与を推奨している[3]．極量はスピロノラクトンで400mg/日，フロセミドで160mg/日があるが，わが国では体格の差もあり米国の半分くらいが多い．スピロノラクトンとフロセミドの投与量は**5：2**が基本であり，血清Kを参照に調節する．前者は高K血症，後者は低K血症をきたす．

3. 水分制限はNa<120（あるいは130）mEq/lまでは不要．実施するときは1日約1lに制限．

4. 臥床安静は推奨されない．

5. 大量腹水患者は4〜6lの腹水穿刺を施行し，塩分制限と経口利尿薬治療を行う．初回は血漿製剤を併用しなくてもよい．

6. 尿中Na排泄量は治療の評価に有用．Na排泄が78mEq/日以上で，体重減少のない例はNa制限を強化する必要がある．Na排泄が78mEq/日未満で，体重が減少しない例は，利尿薬投与量を増加する．

7. Na制限と経口利尿薬に反応する例は，腹水穿刺を繰り返さない．

8. 肝移植も考慮する．はじめて腹水が貯留した肝硬変の2年生存率は50％，5年生存率は30〜40％である．

●難治性腹水の治療

1. 腹水穿刺．最近は難治性腹水の第一選択治療とみなされている．1回に4〜10lを2週間前後の間隔で排液する．低Na血症，肝性脳症，肝腎症候群の危険があるため，5l以上の穿刺では血漿製剤の使用が推奨される．アルブミン製剤が優れており，**腹水1lにつき6〜10g**，あるいは**1回の治療で50g**を輸注する．ただし，血漿製剤による生存の延長は確認されていない．

2. 経頸静脈的肝内門脈肝静脈短絡術（TIPS）：肝内で肝静脈と門脈にステントを留置し門脈圧を低下する治療．問題点は高頻度なステントの狭窄（6〜12カ月後に75％）．

3. 腹腔静脈短絡術（デンバーシャント）：一方向性弁を有するカテーテルで腹水を頸静脈に流す治療（図3）．DIC，ショック，感染，シャント閉鎖の問題がある．

4. 肝移植．難治性腹水の合併例は6カ月生存率50％，1年生存率25％であり，移植の適応である．

注意点

肝硬変の低Na血症にNaを補充してはいけないのは腹水管理の基本である．血清Na濃度が低くても，体内Na総量は増加している希釈性低Na血症であるからである．ただし，肝移植では肝移植後のNa上昇による脱髄を防ぐため，移植前はNaを補給することがある．

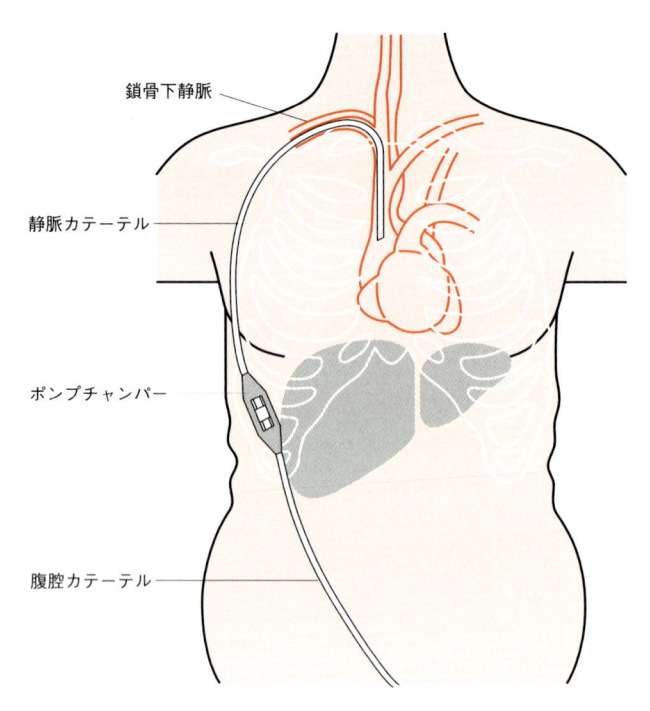

図3 ▶ デンバーシャント：腹腔から静脈に腹水を誘導する難治性腹水の治療
腹水は腹腔カテーテルを通って圧較差により静脈カテーテルから鎖骨下静脈に流入する

　心不全による腹水は，肝機能異常を伴うことも多く，肝硬変と誤診しやすい．胸部X線検査で心肥大，超音波で肝腫大，肝静脈拡張，診察で頸静脈の怒張を確認する．
　利尿薬の過剰投与は腎前性腎不全や肝性脳症を誘発するため，治療が奏功したら利尿薬を減らす．体重減少は，浮腫のない例は1日300〜500g，浮腫のある例は1日800〜1,000gを越えないように．

症例（腹部膨隆・腹水）

症　例：66歳　男性

主　訴：腹部膨満

家族歴：特記事項なし

現病歴：他院で慢性肝炎と言われ，10年前より強力ネオミノファーゲンC®（SNMC）を静注されていた．1カ月前から腹部膨満，体重増加を自覚し受診．

身体所見：身長166cm，体重76kg．8kg増．腹部は膨隆し，浮腫を認めた．

検査所見：Alb 2.5g/dl，T-Bil 2.0mg/dl，AST 74IU/l，ALT 56IU/l，PT 60％，HBs抗原−，HCV抗体＋，血小板 $5.6×10^4/mm^3$，Na 138mEq/ml，K 3.2mEq/ml

経　過：大量腹水を合併したC型非代償性肝硬変と診断．腹部膨満は腹水のためであった．SNMCは慢性肝炎に投与される肝庇護薬であるが，副作用として偽アルドステロン症があり，低K血症とNaと水分の貯留をきたす．肝硬変では腹水の原因となりえる．本例はSNMCの投与を中止し，塩分制限，利尿薬を行った．

文献・参考図書

1) Runyon, B. A. et al.：The serum-ascites albumin gradient is superior to the exudate-transudate concept in the differential diagnosis of ascites. Ann. Intern. Med., 117：215-220, 1992
   ≫≫腹水穿刺液検査で最も重視される血清-腹水アルブミン濃度較差を記載した論文.

2) Gines, P., et al.：Management of cirrhosis and ascites. N. Engl. J. Med., 350：1646-1654, 2004
   ≫≫ヨーロッパ発の腹水の総説．米国肝臓病学会のガイドラインよりはやや記述的だが，格調が高く，一読を薦める．

3) Runyon, B. A.：Practice Guidelines Committee, American Association for the Study of Liver Diseases（AASLD）. Management of adult patients with ascites due to cirrhosis. Hepatology, 39：841-856, 2004
   ≫≫米国肝臓病学会の臨床実地ガイドライン．EBMの見地からみて，最も優れたガイドライン．一読を薦める．

memo

Na（sodium）と塩（salt）は以下の式で換算する．Na 1g = 44mEq = NaCl 2.5g．天下のNEJM（文献2）はNa制限として60〜90mEq/日を推奨し，これを塩分に換算して1,500〜2,000 mgと記載しているが，Naの間違いである．塩分としては3.4〜5.1gに相当する．なお，海外でNaの単位をmmol/lと表記する論文もあるが，Naは1基のイオンなのでそのままmEq/lに換算してよい．

第3章

検査と基本手技へのアプローチ

1) 消化器疾患における医療面接 　　　　　　68
2) 腹部診察 　　　　　　　　　　　　　　　74
3) 消化器疾患の療養指導 　　　　　　　　　81
4) 消化器薬の使い方 　　　　　　　　　　　84
5) 経鼻胃管・イレウス管挿入 　　　　　　　87
6) 腹腔穿刺 　　　　　　　　　　　　　　　91
7) 肝生検 　　　　　　　　　　　　　　　　95
8) 尿・便検査 　　　　　　　　　　　　　　99
9) 末梢血検査・凝固機能検査 　　　　　　 102
10) 肝機能検査 　　　　　　　　　　　　　 105
11) 肝炎ウイルス検査 　　　　　　　　　　 110
12) ①画像検査（単純写真） 　　　　　　　 114
　　②画像検査（CT検査） 　　　　　　　　116
　　③画像検査（ヨード造影剤） 　　　　　 118
　　④画像検査（MRI検査） 　　　　　　　 120
　　⑤画像検査（血管造影検査） 　　　　　 122
　　⑥画像検査（核医学検査） 　　　　　　 123
　　⑦画像検査（超音波検査） 　　　　　　 125
13) 消化管造影X線検査 　　　　　　　　　 126
14) 内視鏡検査 　　　　　　　　　　　　　 134

第3章 検査と基本手技へのアプローチ

必修項目／到達目標

1）消化器疾患における医療面接

小林健二

> **ポイント**
> ▶ 従来の医師主導型の「問診」ではなく，患者が積極的にかかわる「医療面接」のほうが患者の満足度も高く，有用な情報を引き出しやすい
> ▶ 医療面接の目的は，病歴聴取のみならず，患者－医師関係の確立と患者教育が含まれる

目的・適応・禁忌

　従来，病歴聴取は医師主導の，いわゆる「問診」の形で行われてきた．これは，医師が「はい」「いいえ」で答えることのできる closed-ended question を多用し，患者に話す機会を充分に与えずに病歴聴取を進めるものである．医師が知りたい情報を，いち早く収集することはできるかもしれないが，そのような問診に対する患者の満足度は決して高くない．加えて，患者の社会的背景や症状に対する考え方，隠れた受診の動機などを明らかにできず，医師の価値観，枠組みの中で検査，治療を進めてしまう恐れがある．さらに，良好な医師－患者関係を築くことや，有効な患者教育が難しくなる．これに対して，現在は患者がより積極的に病歴聴取や検査・治療の計画にかかわる方法が望ましいと考えられており，従来の「問診」に対して「医療面接」という言葉が用いられるようになっている．

　病歴聴取は診断に欠かせないのはもちろんであるが，一般に医療面接は次の3つの機能をもつ．
　①訴えあるいはその他（患者の社会背景，既往歴など）に関する情報収集．
　②患者－医師の関係の確立と患者の感情に対処する．
　③疾患の診断および治療に関して患者を教育する．また生活習慣の改善を促す．

方法

1 医療面接に関する注意事項

　消化器疾患に限らず，一般的に医療面接において注意すべき事項を列挙する．
- 患者のプライバシーを最大限配慮し，**守秘義務**を守る．可能であれば，患者と医療従事者との会話が，関係者以外に聞かれない環境で行うことが望ましい．しかし残念ながら，我が国ではほとんどの医療機関で隣の医師と患者との会話が聞こえてしまう環境にある．公の場で患者について話をするようなことは厳に慎むべきである．
- 医療面接にあたり，患者に自己紹介をする．また患者の名前を確認し，名前を忘れないようにすることが大切である．

- 医療面接により患者の訴えに関する情報を得ることができ，検査，治療についての計画を立てることができるのみならず，患者−医師の良好な関係を築くことができる．

2 医療面接の概要

病歴の聴取の方法は，通常の外来，救急外来，入院患者などの状況で多少異なる．以下は，限られた時間で効果的に情報収集を行わなければならない，外来での診療を念頭に述べる．

A）導入

まず，患者を呼び入れる前に次の医療面接に備えて心の準備をする余裕が必要である．また，患者に説明する検査結果などについても確認しておく．患者を呼び入れたら，まず挨拶を交わし自己紹介をする．この時点でも，患者の表情，身なり，動作などに注意を払う．

B）主訴の把握

従来，医療面接の大半は医師主導型の面接で行われているが，とくに医療面接の前半で患者主導の医療面接を行うことは，患者の訴えを的確に聴取し，患者・医師の満足度を改善する長所がある．

医療面接の開始は，患者主導の形ではじめる．まず，「今日はどうされました？」などの open-ended question を用いる．少なくとも**最初の1〜2分は患者の話をさえぎらずに聞く**ようにし，話の方向を決めないようにする．その内容で，患者が何を訴え，何を心配あるいは期待して受診したのかを推し量ることができる．この段階で話をさえぎってしまい医師主導の面接になると，患者は最後まで受診の動機を告げる機会を失ってしまうことになる．患者の訴えは1つとは限らないし，最初の訴えが最も重要なものであるとも限らない．ときに，患者は医師の反応を見るために小さな訴えを先に話すこともある．したがって，最初に受診のきっかけとなる症状をすべて聞いておくことは非常に重要である．これを怠ると，診察が済み，患者が帰る直前，ドアノブに手をかけながら「先生，そういえば前から気になることが1つあるのですがよろしいですか．実は，….」と再び話をはじめる事態を招く．これは，医師にとって非常にストレスであり，限られた診療時間を有効に使うという観点からも避けたい事態である．最初に患者が何を心配して受診したのか話す機会があれば，このような事態は防ぐことができる．患者主導の医療面接のその他の利点としては，患者の満足度が増すこと，ときに医師の視点からは気づかないことを聞くことができること，患者の話を聞いている間に仮説を立て，その検証を行えること，また患者自身が思い出しながら話すため，より確かな記憶に基づく情報を得ることができること，などがあげられる．

C）アジェンダの設定

訴えが複数ある場合，それをすべて一度に解決する必要はない．その日の診療に割ける時間を告げ，まず医学的に緊急性のある訴えや患者が優先して解決を希望する事柄についてさらに詳細な病歴の聴取を進める（アジェンダの設定）．その他の問題については，後日改めて時間をとる旨を患者と交渉し同意を得る．特に，多くの訴えをもつ患者の場合には，このような対処の仕方が現実的である．詳細な医療面接に入る前に，患者

の訴えをまとめ，患者の訴えがきちんと把握されていることを確認する．Open-ended interview で用いる応答を以下に示す．

> **特に Open-ended interviewing で用いる応答**[1]
> ・沈黙
> ・非言語的な応答（話すよう促す手の仕草や表情）
> ・中立的なあいづち（「ええ」，「はい」など）
> ・患者の話したことの一部を繰り返す（例：「私の背中が痛みます」，これに対して医師が「背中ですね」）
> ・Open-ended question（「もう少し話してもらえませんか」，「どうぞ続けてください」）
> ・短いサマリー，言い換え（「では，あなたは週末にいくつもの検査を受けたにもかかわらずまだ何もわからないのですね」）

D）より詳細な情報の収集

　問題点が明らかになったら，焦点を絞った open-ended question（例：「腹痛はいつからはじまりましたか？」，「腹痛と食事との関係はどうですか？」）や「はい」「いいえ」で返答できる closed-ended question（例：「腹痛は排便後に改善しましたか？」）を用いながら訴えに関する情報を収集する．また，1つ注意しなければならないのは，患者が医学用語を用いた場合，必ずしも正しい意味で用いられていないということである．たとえば，患者が「便秘」を訴えた場合でも，話をよく聞くと，「排便は毎日あるが排便後に残便感がある」という意味で「便秘」という用語を用いていることがある．患者が意味することを具体的に聞くのもこの段階である．

　患者の訴えの詳細に加え，ときには患者自身の社会的経済的背景や価値観，あるいは症状・疾患に対する考え方にも注意を払わなければならない．患者の価値観や視点は，医療従事者のそれと異なることも多く，医学的には正しくないこともあるが，まずはそれを理解することからはじめる．患者の考え方や価値観と大きく異なることを提案しても，コンプライアンスが悪いままに終わってしまうのが関の山である．患者はどのような検査，治療を望んでいるのかを聞き出すことが重要である．これは決して，患者の希望どおりに検査，治療を進めるということではなく，患者の期待するものを考慮しながら合意を形成することが重要である．

　初診の場合，主訴に関連する事項に加えて，既往歴，社会歴，家族歴，アレルギーの有無，服用する薬剤（市販の薬剤，サプリメントなども含む），女性の場合は最終月経日などを必ず聞くようにする．また，システムレビューは見落としを少なくするのに有効である．これを外来患者のすべてに行うことは不可能であるが，訴えの原因となる臓器を絞り込めないときや，入院患者に対しては行うべきである．

　診察に入る前に，医師はもう一度主訴に関連した事項をまとめ，誤りや言い忘れがな

いかどうかを確認する．

上述のようなアプローチが適切でない場合もある．例えば，患者が重篤な状態にあり緊急に処置が必要であるときや，強い痛みがあり落ち着いて話をするような状況にないとき，意識障害のある患者などである．また，検診で異常を指摘されて受診した場合や精査目的で他医から紹介された患者の場合は，問題が複雑でなく患者に他のアジェンダがなければ，医師主導でclosed-ended questionを中心に医療面接を進めても差し支えない．

E）まとめ

医療面接，診察を終えた段階でどんな所見があり，何が考えられるかを患者に伝える．もし，既に検査を行っている場合には，その内容および解釈を，患者が理解できるような言葉で説明する．患者と情報を共有することは患者が今後の検査・治療に関する決定をするうえで非常に重要となる．そのうえで，今後予定する検査・治療，あるいは再診の日時につき話し合い，合意を形成する．次回受診までに容態に変化が起きたらどうするか，緊急時の対応についても伝える．

3 消化器関連の症候に対する病歴聴取

日常の外来あるいは救急室では，患者の訴えに焦点を絞った医療面接，診察を行うことになる．主要な症候において，面接で聞かなければならない事項をあげる．詳細についてはそれぞれの章を参照されたい．

A）腹痛

- 腹痛のはじまり方（急激か徐々にか），経過（増悪しているのか，増悪・軽快を繰り返しているのか）
- 部位
- 痛みの性状
- 放散痛の有無
- 増悪・改善因子（食事，排便や体動などとの関係）
- 疼痛が持続する長さ，疼痛の期間
- 他の付随する症状（食欲低下，体重減少，便通の変化，下血・血便の有無など）
- 服用する薬剤
- 女性の場合は最終月経日

B）便秘

- 患者が「便秘」と訴える具体的な内容（回数が少ないのか，毎日排便はあるものの排便が困難なのか）
- 便秘の期間．以前の排便習慣との比較
- 血便の有無．血便がある場合にはその量
- 腹痛
- 体重減少
- 以前に大腸ポリープの既往があるか
- 服用する薬剤

1）消化器疾患における医療面接

C）下痢
- 期間（通常，急性下痢は2〜4週以内．慢性下痢は4週以上持続するものを言う）
- 具体的な排便回数
- 便の性状・1回の排便量（血液の混入の有無も含めて）
- 食事との関係（経口摂取をやめて下痢が止まるか）
- 発症前数日以内に食べたものの内容（特に生もの，その他食中毒の原因となりうる食べ物）
- 海外渡航歴
- 過去2カ月以内の抗生物質投与歴
- 家族内に同様の症状のものがいないか
- 服用する薬剤

D）黄疸・肝機能検査の異常
- 薬剤の服用歴（市販の薬剤，いわゆるサプリメント，健康食品を含む）
- 過去に肝機能検査異常や黄疸の既往があるか．以前に献血をしたり，健康診断を受けたりしたことがある人はその結果についても聞く
- 輸血を受けたことがあるか．血液製剤を投与されたことがあるか
- その他の症状（体重減少，腹痛，発熱，掻痒，関節痛，尿・便の色調の変化など）の有無
- 最近の海外渡航歴
- 違法薬剤（覚醒剤，コカインなど）の使用，刺青などウイルス性肝炎の危険因子の有無
- 黄疸をもつ人との接触
- 生ものなど肝炎の原因となる食物の摂取
- 飲酒歴
- 肝疾患の家族歴
- 溶血性貧血など遺伝的疾患の有無
- 性交渉歴
- 腹部手術の既往，胆嚢摘出の既往

E）嚥下困難
- どのような食物で嚥下困難をきたすか（固形物のみか，固形物と液体の両方か）
- 進行性かどうか
- 嚥下時に痛みを伴うか
- 飲み込んだ直後にむせるのか，あるいは嚥下したものが食道の途中でつまるのか
- つかえる部位，タイミング（飲み込んですぐにむせる，あるいは鼻へ逆流する，または食べ物を飲み込んで少ししてつかえる：前者は口咽頭領域の障害により，後者は食道の障害による）
- 以前から胸やけがあるか
- 服用する薬剤（特に嚥下痛を伴う場合，薬剤による食道潰瘍も鑑別が必要）

F) 血便・下血
- 血液の色・性状（鮮血か，赤黒いか，タール状か）
- 血液の量
- ふらつき，意識消失などの症状を伴ったか
- 腹痛の有無
- 吐血の有無
- 消化器疾患の既往（消化性潰瘍，肝硬変，大腸ポリープなど）
- 腹部手術の既往（腹部大動脈瘤手術など）

結果の解釈と臨床へのフィードバック

通常の診療では，聴取した病歴から仮説をたて，その仮説が正しいものかを検証するために診察，検査が行われる．この過程をないがしろにすると，多くの不要な検査を実施したり，検査値や画像検査の異常のみにとらわれた精査・治療へと進んでしまったりするばかりでなく，良好な患者－医師関係を築くのも難しくなる．患者－医師関係の確立や患者教育には医療面接の技術やコミュニケーション技能が非常に重要な役割を果たすことを忘れてはならない．

文献・参考図書

1) Smith RC & Hoppe RB.：The patient's story：Integrating the patient - and physician-centered approaches to interviewing. Ann. Intern. Med., 115：470-477, 1991

memo

第3章　検査と基本手技へのアプローチ

2）腹部診察

小林健二

> **ポイント**
> ▶ 腹部診察は，常に一定の順序で行うようにすることが見逃しの少ない診察につながる
> ▶ 診察をないがしろにして検査へ進まない．なぜならば，検査結果は病歴および身体所見と合わせて解釈されるべきものだからである

目的・適応・禁忌

腹部臓器の疾患を疑うときはもちろんのこと，腹部の診察は患者の評価で必ず含まれるべきものである．禁忌はない．

方法

1 全身状態のチェック

腹部の診察をはじめる前に，全身状態をすばやくチェックすることは非常に重要である．例えば，患者がショック状態にあれば，診断と治療が並行して行われなければならない．重症度を把握するためにも，必ずバイタルサインをチェックするように心がけることが重要である．

診察する患者が，緊急性を要する状態でないことを判断した後，通常の腹部診察を行う．外来で多くの患者を診察しなければならない状況下で，全身くまなく診察を行うことは困難であり，通常は的を絞った診察を行うことになる．しかし，特に初診の患者や高齢者の非特異的な訴えに対して診察を行う場合，全身をひととおり診察することで，問題点を明らかにできる場合も少なくない．たとえ病歴聴取の段階で腹部臓器の疾患を疑った場合でも，全身の診察を行うことで，最初にもった仮説の修正も可能となる．この段階を省略した結果，不必要な検査を重ねたうえ，診断が遅れることになりかねない．臨床の現場で最も大切なのは，理由もなく検査を行うことではなく，いかにして病歴と身体所見から問題点を抽出して仮説を立てるかということにある．検査はあくまでも，その仮説を検証するために行われるべきである．

2 腹部診察の前に

腹部診察にあたって，部位を的確に表現できるようにする必要がある．このことは，他の医療スタッフとコミュニケーションするうえで非常に重要である．通常，腹部の領域は4分割法または9分割法により表現される（図1）．診察する際には，それぞれの領域を意識して診察することが大切である．診察は，視診，聴診，打診，触診の順に行

A) 4分割法

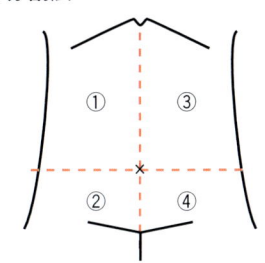

①右季肋部（RUQ）
②右下腹部（RLQ）
③左季肋部（LUQ）
④左下腹部（LLQ）

B) 9分割法

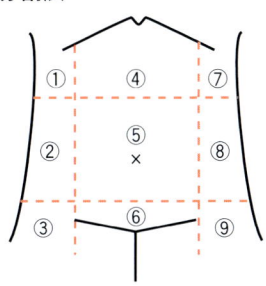

①右季肋部
②右側腹部
③右鼠径部
④心窩部
⑤臍部
⑥恥骨上部
⑦左季肋部
⑧左側腹部
⑨左鼠径部

図1 腹部の領域

う．これは触診により，腸蠕動の亢進や，痛みのため腹部の緊張が高まり正確な所見が取れなくなることを防ぐためである．

■ 患者の体位
①部屋の暖かさを適温に保つ．また，患者のプライバシーにも配慮する．
②患者を仰臥位とし，上肢は脇あるいは胸の上に置く．
③膝は軽く曲げ，腹筋の緊張をとる．
④枕は低いものを用いる．枕が高いと，患者はしばしば診察の様子を注視しようとし，腹筋の緊張を高めることがある．
⑤腹部を充分に露出する．胸骨下半部から恥骨部までを露出させる．鼠径部も露出しておくのが良い．下半身はシーツで覆う．
⑥診察を行う際には，あらかじめこれから行おうとすることについて説明しながら行う．

3 視診

視診で観察するのは以下の点である．

・腹部の形状（輪郭の左右差，膨隆の有無など）
・手術痕の有無
・皮膚所見（皮膚線条，静脈怒張，色素沈着，皮下出血などの有無，恥毛の分布など）
・腹壁表面の動き（腹部大動脈の拍動，消化管蠕動）

4 聴診

聴診では蠕動音，血管雑音などに注意して聴く．まず，聴診器を手掌で暖めてから腹壁にあてる．冷たいままあてると腹壁を緊張させる．

A）腸蠕動音

腹壁の1箇所に聴診器の膜面を置き，2～3分聴診を行う．特に，蠕動音が消失していることを確認するためには，このくらいの時間の聴診が必要である．蠕動音は腹腔全体に伝達するので，腹部の1箇所で聴診を行えば充分である．蠕動音が正常なのか，あるいは減弱または亢進しているのかの判断はある程度経験しないと難しい．しかし，蠕動音が消失している場合や，極端に亢進している場合は判断に迷うことは少ない．

- **蠕動音が亢進する場合**
  - ・腸蠕動を増加させるような病態（食事の後などの生理的なものも含む）
  - ・腸閉塞
  - ・下痢を伴う病態
  - ・上部消化管からの出血により腸管内に血液が存在する場合
- **蠕動音が減弱する場合**
  - ・麻痺性イレウス
  - ・消化管穿孔
  - ・腹膜炎

B）血管雑音

患者が高血圧をもつときには心窩部と左右の季肋部に血管雑音がないか聴診で確認する．収縮期雑音は正常者でも聴取されることがあるが，季肋部で収縮期および拡張期雑音が聴取されたときには，腎動脈狭窄を疑う．下肢の血流障害を疑うときには，左右の腸骨動脈および大腿動脈の血管雑音の聴診を行う．

5 打診

まず，軽い打診で腹部全体を打診する．この打診により，鼓音を呈する部分と濁音を呈する部分を把握する．通常，腸管内のガスのため鼓音を呈する部分が多い．以下の打診は鼓音部から濁音部へと打診を行い，診察する臓器の辺縁または液面に平行に指を置き打診する．

A）肝臓の打診

右鎖骨中線上で打診を行い，濁音界から肝の大きさを推定する（図2）．まず，腹部の鼓音を呈する部分より頭側に向かい打診を行い，鼓音から濁音に変わる部位，すなわち肝の下縁を決定する．次に，胸部の鼓音を呈する部分より，足側に向かい打診を行い，肝の上縁を決定する．鎖骨中線上の肝縦径は6～12cmが正常である．しかし，打診による肝縦径の推測は，実際の肝縦径より小さく測定されることが多い．消化管穿孔などにより腹腔内に free air が存在する場合には，肝濁音界が消失する．

B）脾臓の打診

脾腫の有無を見るために，左前腋下線上で最下部の肋間（通常第8または第9肋間）を打診する（図3）．正常の場合，この部分で鼓音を呈する．次いで，深吸気時に同部

肝の打診　　　　　　　　　　　　肝の触診

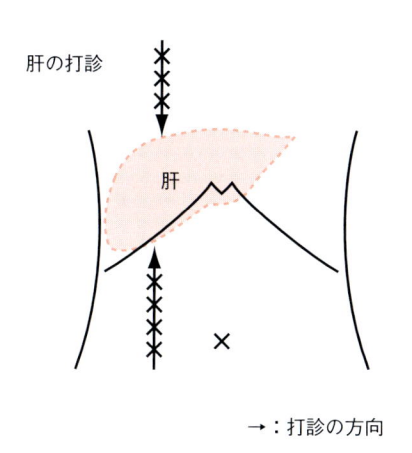

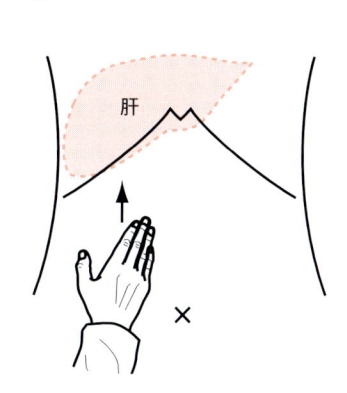

→：打診の方向

図2 肝臓の打診と触診のポイント
　　　肝臓の打診では，臍のレベル付近の鼓音を呈する部位から，右鎖骨中線上を頭側に1～2 cmずつずらして，濁音界に変わる肝下縁を探す．肝上縁は同様に右胸部の鼓音の領域から足側に打診をして濁音に変わる部分を同定する．
　　　肝臓の触診は，いくつかの方法があるが右手で触診する場合は，指先を頭側に向けるか，あるいはやや患者の左側を向くように斜めに置き，右下腹部より患者の深吸気にあわせて優しく上方に圧迫し，肝の辺縁が触れるまで少しずつ頭側へずらしながら診察を行う．

位の打診を行う．正常では深吸気時も鼓音を呈するが，濁音であった場合は脾腫を疑う（spleen percussion sign：感度　25～81％，特異度　46～94％）．

C）腹水の有無

　まず，仰臥位で腹部の中心から側方に向かい打診する．この際，腹水の水面を想定し，それに平行になるように指を置く．この打診で鼓音から濁音になる境界を同定し目印をつける．その後，患者を側臥位とし20～30秒待った後，再び腹部の中心から側腹部に向かい打診を行う．腹水がない場合，鼓音と濁音の境界は仰臥位から側臥位への移動で，ほとんど移動しないが，腹水を認める場合はこの境界が移動する（側臥位で鼓音域と濁音域の境界が正中寄りとなる）．これをshifting dullnessという（感度　60～87％，特異度　56～90％）．

6 触診

　腹部の触診は全体を網羅するように行うことが大切であるが，腹痛を訴える場合，その部位を確認し，痛みのある部位は最後に診察することが重要である．まず浅い触診を行い，ついで深い触診を行い，最後に腹部臓器のそれぞれの触診を行う．触診を行うにあたって，診察する手が冷たくないことを確認し，診察はやさしく行うことが重要である．患者が緊張してしまい，腹筋の緊張が取れないときには，会話をしながら注意をそらすなどの工夫をする．

A）触診

　腹部4領域を触診する．いつも一定の順序で診察するようにすると見落としを少なくすることができる（ただし，疼痛のある部位は最後に診察する）．浅い触診では，手掌全体を使い，腹壁や腹腔内の腫瘤の有無，腹壁の緊張度などに注意して診察を行う．診

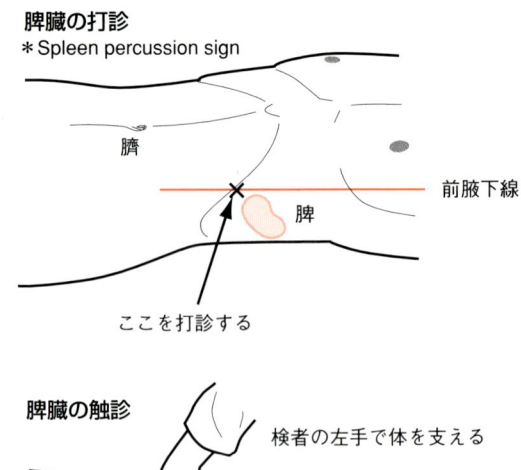

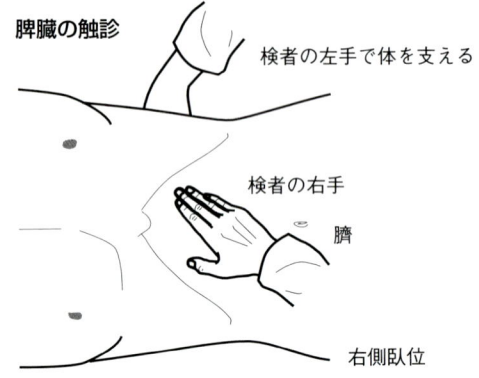

図3 脾臓の打診と触診のポイント

spleen percussion signが陽性とは，左前腋下線上の最下部の肋間を打診した際に濁音を認めることである（吸気，呼気を問わない）．この場合，脾腫を疑う．脾臓の触診にはいくつかの方法があり，被検者を仰臥位として診察する場合と，右側臥位で診察を行う場合がある．どの方法でも大差はないという報告もあり，個人的な好みの問題となる．

察中は患者の表情にも注意を払い，苦痛の表情がないかを観察する．浅い触診で圧痛が見られたら，深い触診は注意深く行い，無用な苦痛を与えないようにする．ここで，患者に大きな苦痛を与えてしまうと，その後に経過観察の目的で行う診察の際に腹壁が緊張してしまい，診察自体が難しくなることがある．

B）腹膜刺激症状の評価

腹膜に炎症が波及した場合，筋性防御（muscle guarding），筋硬直（muscle rigidity），反跳痛（rebound tenderness）などを認める．筋性防御は自発的な腹筋の収縮で，通常，恐怖や不安，あるいは冷たい手による診察により生じる．一方，筋硬直は壁側腹膜の炎症に伴う反射により起こる，非自発的な腹筋の収縮である．筋性防御は，必ずしも壁側腹膜の炎症がなくても起こりうるが，その場合は会話などにより患者の注意をそらすと軽くなることが多い．筋性防御，筋硬直の有無を見るにはかならず左右を比較する．触診では，腹壁に軽く手掌をあて，ついで徐々に指のほうを当てていく．

壁側腹膜に炎症が波及しているときには，反跳痛の有無を見る診察は非常に苦痛なも

のである．反跳痛をみる代りに，患者に咳をさせて腹部の疼痛の増強があるかどうかを聞くことも有用である（cough test：感度 77～82％，特異度 50～79％，反跳痛：感度 40～95％，特異度 20～89％）．また，軽い打診も腹膜刺激症状の有無を見る際に役に立つ．

C）肝臓の触診

右下腹部の腹直筋の外側より頭側に向かい1～2 cmずつ移動しながら触診を行い，肝の縁を探る（図2）．肝を触れるタイミングは，患者が深吸気をして肝臓が下降してきたときである．肝縁の性状，硬さ，肝表面の性状，圧痛の有無を評価する．肝臓を触知しても，必ずしも肝腫大があるわけではない．

D）脾臓の触診

打診で脾臓の腫大を疑ったときにのみ行う（図3）．脾臓は正常では触知せず，脾臓の触知は脾腫を意味する．あらかじめ打診で脾臓の辺縁を推測し，その外側から触診を行わないと著明な脾腫を見逃すことがある．脾臓の触診は右側臥位で行う．粗暴な触診により，脾破裂をきたすことがあるので注意する．

E）腎臓の触診

双手診で腹側と背側からはさみ込むようにし，深吸気時に下降してくる腎の下極を触れる．正常でもやせた人の場合は触れやすいが，左腎は右腎より高く位置し，正常ではめったに触れない．腎を触知した場合，大きさ，形状，圧痛の有無を記録する．

F）腫瘤を触知したとき

触診で腫瘤を触知した場合は位置，大きさ，形，表面の性状，固さ，圧痛の有無，可動性の有無，拍動の有無，呼吸性移動の有無につき観察する．

7 直腸診

直腸診は，多くの場合省略されているが，少なくとも消化管出血例，肛門直腸病変が疑われる場合，急性腹症の症例では必ず行うようにする．患者を診察台の上で左側臥位とし，膝を屈曲した状態で診察を行う．まず，左手で臀部を持ち上げ肛門部を観察する．肛門の部位は，時計の文字盤になぞらえ腹側を12時，背側を6時として表現する．外痔核やその他の肛門病変の有無を観察した後，手袋を装着した右手示指に潤滑ゼリーを塗り，肛門よりゆっくりと指を挿入する．直腸内で触診指を回転させて全周を触診する．正常では圧痛を認めない．retrocecal appendixの急性虫垂炎では腹部の診察で典型的な所見を認めないことがあるが，この場合直腸前壁に圧痛を認める．直腸内に腫瘤を触知した時には，形状，大きさ，部位，硬さ，血液の付着などを記録する．触診指を抜去した際は，指に付着した便の色調，粘液，血液の有無などを観察する．

❗ 結果の解釈と臨床へのフィードバック

診察で認めた所見の解釈は，あくまでも病歴から得た情報とあわせて考えなければならない．患者が「腹痛」を訴えて来院しても，その原因は必ずしも腹部臓器であるとは限らない．心筋梗塞，肺梗塞，肺炎や婦人科疾患など消化器疾患以外の可能性も考えて，腹部の診察のみで終わらせないことが重要である．

また，高齢者の場合，充分な病歴が聴取できないことが多いのに加え，重篤な疾患が存在するにもかかわらず，身体所見に乏しいことも少なくない．高齢者の場合は，検査を行う閾値を低くするとともに，注意深く経過観察することが重要である．

文献・参考図書

◇ McGee S.：Evidence-based physical diagnosis. W. B. Saunders, Philadelphia, 2001
　≫≫診察法，所見の解釈に加え，各々の所見の感度，特異度，陽性および陰性尤度比が記されており，日常行っている診察をEBM的に考えるのに非常に役立つ．

◇ Bickley LS, et al.：Bates' Guide to Physical Examination and History Taking. 7th ed. Lippincott Williams & Wilkins, 1998
　≫≫病歴聴取と診察法に関する代表的な教科書．

memo

第3章 検査と基本手技へのアプローチ

3）消化器疾患の療養指導

上野文昭

> **ポイント**
> - 療養指導に関するエビデンスは意外と乏しい
> - 患者のもつ価値観や生活環境を汲んだ療養指導を心がける
> - 一方的に制限するのではなく，患者が理解し自らの判断で実行することが望ましい

療養指導の基本

　疾患治療のうえで薬物療法や外科的手技だけが重要なわけではない．適切な食事や運動，そして生活習慣の改善などに対する療養指導も必要である．かつて成人病と呼ばれた高血圧症，高脂血症，糖尿病などの疾患は，今では生活習慣病と改称され生活習慣の改善が重視されるようになった．消化器疾患に関しても同様で，適切な生活上の注意が必要である．

　けれども患者はそれぞれの人生経験と生活環境の中で異なった価値観を有している．**医療側の観点だけで正しいと思われることを患者に強要すべきではない**．まして生活指導に関しては薬物治療のような明確なエビデンスがないことも多く，効果が検証されているものを選別する必要がある．生半可な知識で個々の患者の人生の楽しみを奪い取るような愚は避けたい．

　そもそも「療養指導」とか「患者教育」という用語が誤解を招きやすい．偉そうに押し付けるのではなく，よいことを患者に理解してもらうことが必要である．最終判断をするのはあくまでも患者自身である．医療側の務めはその効果をよく説明することと実行を支援することである．

運動と安静

　昔から肝疾患の治療のうえで安静が基本と考えられていた．筆者が研修医の頃，日本では肝炎患者は入院して安静を保つことが常識であったが，これは海外ではすでに非常識となっていた．安静療法による予後改善はないという明確なエビデンスが存在し，かえって無用な安静が脂肪肝の一因となり肝機能の回復を遅らせるからである．

　極論するならば消化器疾患に運動制限は不要である．日常生活の中で全身状態に応じた適度の運動により健康維持を図ることがむしろ望ましい．全身衰弱を呈する末期癌，重症肝疾患，症状の強い急性疾患などが若干の例外となるが，これらは医師が制限を加える以前に患者が自ら動きたがらないものである．もし積極的な身体活動を望みはじめたなら，よい徴候として歓迎すべきである．

食事

　日常行われている食事療法の大部分に関してエビデンスは希薄である．効果が不明または否定的な制限により患者の楽しみを奪わないようにしたい．主治医として知っておきたい消化器疾患の食事に関する要点を以下に述べるが，詳細は疾患各論を参照されたい（表1）．

　絶食またはそれに準じた制限が必要なのは**消化管閉塞，消化管出血急性期，炎症性疾患急性期，検査・手術前**ぐらいである．これらの多くは腹痛，嘔気，嘔吐などの症状のためいずれにしろ食事はできない．消化器検査の多くは絶食を必要とするが，うっかり摂食させて検査を延期することは患者にとって損失であり，明らかな医療過誤であることに注意したい．

　胃食道逆流症に対しては適切な食事指導が有用である．糖質・脂肪制限と減量により症状改善が図れる．消化性潰瘍における潰瘍食の効果は否定された．急性期や出血時を除きむやみに制限を加える必要はない．胃炎に関しても同様である．

　クローン病においては脂肪制限が推奨される．また厳密な成分栄養療法が必要なこともある．軽症であれば制限を緩やかにし患者の楽しみを奪い取らない配慮が望ましい．**大腸憩室症**では高線維食が症状軽減と合併症予防に有効であることが示されている．また**大腸癌予防**に高線維・高カルシウム食が推奨されている．

　肝疾患に対する高カロリー・高タンパク食の効果は否定され，逆に過栄養に起因する脂肪肝ではカロリー制限を要する．腹水を伴う**肝硬変**では厳密な塩分制限が治療の基本である．

　膵・胆道系疾患における脂肪制限については，病状に応じて柔軟に考えたほうがよい．急性期は当然ほぼ絶食となり，安定期ではわが国の脂肪摂取量ではあまり問題とならないことが多い．

　大多数の消化器疾患に対して食事制限は不要である．しかし「別に何食べたって大丈夫ですよ」という投げやりな態度では患者の信頼は得られない．「大分落ち着いてきているので栄養のあるものをバランスよくとりながら体力をつけましょうね」といった話し方の工夫1つで随分患者の印象は変わるものである．

表1　消化器疾患に対する食事制限の是非

食事制限・栄養療法が有用な疾患	不要な食事療法が行われやすい疾患
・消化管閉塞 ・消化管出血急性期 ・消化管，胆，膵の急性炎症 ・非代償性肝硬変症 ・胃食道逆流症 ・クローン病 ・大腸憩室症 ・吸収不良症候群 ・アレルギー性胃腸症	・消化性潰瘍 ・胃炎 ・急性肝炎 ・慢性肝炎 ・代償性肝硬変症 ・慢性膵炎 ・潰瘍性大腸炎

嗜好品

飲酒は多くの消化器疾患で敵対視されているかのようである．しかし科学的根拠が定かでない場合も少なくない．**消化性潰瘍**では飲酒が出血のリスクを増大させるが治癒を遷延させないことが証明されている．**胃食道逆流症**ではアルコールが下部食道括約筋圧を低下させるため制限が必要である．**肝疾患，膵疾患**ではアルコールに起因する場合には当然断酒を奨めるが，それ以外では飲酒により予後が悪化するという証拠はない．急性期はともかく慢性期で安定している疾患においては根拠なく禁酒を促す理由がない．要は健康に影響しない程度の適正飲酒を奨めればよいだけである．

喫煙が直接増悪因子となるのは消化性潰瘍や胃食道逆流症などの上部消化管疾患である．喫煙の有害性が叫ばれている今日，機会があれば禁煙を奨めるのが妥当である．しかし潰瘍性大腸炎では禁煙を契機に再燃・増悪することがあるので注意を要する．

カフェイン，炭酸飲料は胃食道逆流症を増悪させる．コーヒーと膵癌・肝細胞癌との関連性が指摘されているが，未だ疫学的研究の段階である．

感染対策

感染性疾患を有する患者では周囲への感染予防対策も必要である．消化器領域では消化管感染症，ウイルス肝炎などが対象となる．院内での隔離や日常生活への著しい干渉が必要なことはほとんどなく，患者や周囲の心理的・肉体的負担を強いるようなことは慎みたい．

文献・参考図書

◇ 岡田 隆，川村 孝：療養指導．medicina，40：457-459，2003
　≫≫療養指導の基本を概説

memo

療養指導に対するコンプライアンスは患者により大きく異なる．神経質な患者は自ら必要以上に生活を制限し，はたから見ればつまらない人生を送ることになる．一方楽天的な患者は療養指導に従うことは少ないと思ったほうがよい．患者の性格をよく把握し，前者では緩めに後者ではやや厳しく指導するような配慮も必要である．

第3章 検査と基本手技へのアプローチ

4) 消化器薬の使い方

上野文昭

ポイント

▶ 処方箋を書くことは単なる事務手続きであり薬物治療技術ではない
▶ 自分の使うよい薬剤を少数に限定し，よく把握する
▶ エビデンスの明確な基本薬を用いるようにする
▶ 薬物治療は患者をよく診ることからはじまり，患者をよく診ることで終わる

薬物治療の基本

わが国では薬物治療技術を習得しないまま医師となる．このような環境で研修医は先輩医師の処方を模倣し，1～2年もすれば誰もが一人前のつもりで薬物治療を行っている．医学生として学んだ薬理学は薬物治療の大事な要素であるがすべてではない．薬に関する知識なら医師より薬剤師のほうが上である．薬物治療技術の中で，薬剤に関する知識はその一部に過ぎないことを理解しておきたい．

処方箋を書くことは単なる事務手続きにすぎない．他人が読めない処方箋など論外である．慣習的な略語や英語を用いることも不要で，薬剤名と用量・用法，日数などをそのままわかるように記載するだけでよい．このように内視鏡や外科手術に比べ表面的な技術は簡単だが実際は難しい．

薬物治療の出発点は患者であり，また終点も患者である．患者の問題点を把握してそれに適した薬物治療を行い，得られた結果を評価することが薬物治療の基本である．

消化器薬の選び方

わが国の診療で使うことのできる薬剤はきわめて多い．消化器薬以外の薬も知らなければならない．星の数ほどある薬剤を掌握できるほど人間の記憶容量は大きくない．薬物治療以外にも学ばなければならないことが山ほどある．このため多くの医師はあまりよく知らないまま薬を処方することになる．しかし自分の処方には責任があり，知らない薬を処方することは患者を危険にさらすことになる．

解決策はなるべく薬を知らないようにすることである．正確に言えば，**覚える薬をごく少数に限定する**ことである．相当広い領域をカバーするとしても，内科診療ではせいぜい100種類の薬剤しか必要としない[1]．消化器診療で繁用する薬剤を，目的別に10種類ほどに限定し，その効果，使用法，副作用などを整理しておけばよい．また知らない薬剤はその都度調べればよい．患者の前で本を開くことは決して恥ではなく，医師の誠実さの証明と考えるべきである（表1）．

優れた基本薬を選定して解説した成書もあるので当初は参照するのもよいであろう[1]．しかし自分の診療の中で重要な基本薬を選別し，掌握しておくのが理想である．一般に消化器診療で繁用されるのは，酸分泌抑制薬（H_2受容体拮抗薬，プロトンポンプ阻害薬），粘膜防御因子増強薬，酸中和薬，消化管運動改善薬，止痢薬，緩下薬，胆汁酸製剤などである．それぞれの中で1種類に精通しておくのがよい．自分自身の基本薬をP-drug（Personal drug）と呼び，その作成のためのマニュアルがWHOから出版されている[2]．

基本薬を選ぶ際，1つ1つの薬剤を吟味することはやや苦痛な作業である．とりあえず簡単な基本薬の選び方を表2に示す．また薬剤に関する情報をいちいち原著論文から得る必要もない．誤った情報を入手しないよう，若干の留意点を表3に示した．

消化器薬の使い方

薬物治療のうえでもEBMの手順が有用である．患者とよく対話し，問題点や要望を的確に把握するのが第一歩である．目的に合った薬を使うにあたり，その都度調べていては時間がいくらあっても足りない．基本薬を整理しておくのはそのためである．処方をする前にもう一度その薬物治療が患者のためになり，しかも患者自身がそれを望んでいるかを確認する必要がある．ここでもインフォームドコンセントのプロセスが重要であり，患者の要望を無視した薬物治療の成功は望めない．薬物治療を開始したらフォロ

表1　薬に関する知識の整理

- 自分の使う薬を限定する
  - →多くの薬に精通することは不可能
  - →繁用する機会の多い薬剤のみに精通する
  - →これで不足すれば診療自体が不適切
- 知らない薬はその都度調べる
  - →患者の前でも本を開く誠実さを
  - →目的に合致した情報源を常備する
    （薬物辞典，診療ガイド，電子媒体）

表2　基本薬の選び方

- 世界の標準薬
  - →日本人にだけ有用という薬はまず存在しない
- 長い年月繁用されている薬
  - →「新しい薬＝よい薬」ではない
  - →価値が高いから消え去らない
  - →副作用・相互作用がよく把握されている
  - →一般に安価
- 質の高いエビデンスが明確な薬
  - →効果のエンドポイントに注目する

表3　薬剤に関する情報入手法

	よい情報入手法	悪い情報入手法
情報源	・よい教科書 ・診療ガイドライン ・吟味された電子情報 ・よい先輩，専門家	・マスコミ ・宣伝情報 ・悪い先輩，専門家
注目点	・信頼性（エビデンス） ・有害性，有益性 ・効果のエンドポイント	・効果の大きさ ・画期的な新しさ
目的	・患者の利益	・自分の知識

ーアップが重要となる．薬物治療の結果，患者がはたしてよくなったのかどうかを確認する．そして患者がその結果に満足しているかどうかがより重要となる（表4）．

最後に多剤併用療法について触れておきたい．薬剤の効果と安全性に関する情報はその薬剤のみに関してのものである．薬剤相互作用に関する情報は限定的である．わが国では多くの種類の薬剤を同時に処方することが多いが，世界標準からは異常と言える．患者が本当に必要としている薬剤のみを使用するよう心がけたい．**処方する薬の数と医師の能力は反比例すると考えておいて差し支えない．**

文献・参考図書

1) 「内科医の薬100，第3版」（北原光夫，上野文昭 編），医学書院，東京，2005
   ≫≫内科診療に用いる「よい薬」を選定しその使い方を解説
2) 「P-drugマニュアル　WHOのすすめる医薬品適正使用」（津谷喜一郎 他 訳），医学書院，東京，1998
   ≫≫自分自身の基本薬の正しい選び方を解説

表4　薬物治療のステップ

患者を診る，知る	・患者の問題点は何か？ ・患者は何を望んでいるか？
薬を知る	・効果と安全性を把握する ・エンドポイントを明確にする
薬を選ぶ，使う	・患者の問題に合った薬剤は何か？ ・患者はそれを望むか？
評価する	・患者はよくなったか，悪くなったか？ ・患者は結果に満足したか？

memo

患者が処方どおりに服薬していると思ったら大間違いである．医師の考えるほど服薬コンプライアンスは高くない．患者は辛い時にはきちんと（あるいは過剰に！）薬を飲むが，ひとたび無症状になればコンプライアンスは著しく低下する．わが国で多い多剤併用を守れる患者などいないと思ったほうがよい．

対応策がないわけではない．医師が一方的に処方するのではなく，患者の理解と納得のうえで自ら希望して薬物治療を開始することである．すなわち適切なインフォームドコンセントの技術を用いるわけである．最近では優秀な薬剤師が服薬指導できる体制にある施設も多いので大いに活用したい．またなるべく飲みやすい剤形，投与間隔，薬剤数に対する配慮も必要である．

第3章 検査と基本手技へのアプローチ

必修項目 到達目標

5）経鼻胃管・イレウス管挿入

船越信介

> **ポイント**
> ▶ 胃腸内減圧，胃内容吸引，胃洗浄，栄養投与，薬剤投与を目的に経鼻胃管を挿入する
> ▶ イレウス時に閉塞部の口側に貯留した腸内容物の除去や減圧，イレウス解除後に行うイレウス管からの造影による閉塞部位の同定，左側大腸イレウスに対する減圧を目的にイレウス管を挿入する

目的・適応・禁忌

1 経鼻胃管

適応
- 胃腸内減圧：急性胃拡張，上部小腸のイレウス，胃・十二指腸穿孔などで有用
- 胃内容吸引：上部消化管出血における内視鏡視野の拡大，急性膵炎，消化管穿孔
- 胃洗浄：消化管出血において内視鏡視野の拡大，薬物中毒（ただし強酸，強アルカリ，石油製品の誤飲時の洗浄は禁忌）
- 栄養投与：脳梗塞後の嚥下障害，Crohn病の経腸栄養
- 薬剤投与

禁忌
- 食道静脈瘤の存在
- 鼻腔・咽喉頭・食道に外傷，出血，閉塞がある場合
- 嚥下障害が高度で誤嚥の危険がある場合

2 イレウス管挿入

目的
- イレウス時に閉塞部の口側に貯留した腸内容物の除去や減圧
- イレウス解除後に行うイレウス管からの造影による閉塞部位の同定
- 左側大腸イレウスに対する経肛門的イレウス管挿入

方法

1 鼻腔・咽頭・喉頭の局所麻酔

2 胃管チューブの挿入

誤嚥防止のため頭部を挙上した体位および仰臥位で行う．鼻腔より挿入し咽頭に達した後，嚥下運動させながらゆっくり進めていく．成人の場合チューブの目盛45～60cmを挿入の目安とする．チューブが気管内に入ることや，一度胃に入った後食道に戻ることもあるため，注射器で空気を注入し聴診器で胃内に到達したことを確認する．X線で確認すればさらに確実となる．

3 経鼻的イレウスチューブの挿入

成人では300cm，16～18Frのイレウス管が汎用されている．先端が開口しているタイプ（ガイドワイヤーを先行させてイレウス管を挿入できる）と先端が閉鎖しているタイプがある．

A）準備

バルーンの膨らみ具合を確認する．メインルートよりオリーブ油を注入し，ガイドワイヤーが容易に挿入・抜去できることを確認．小腸にイレウス管を挿入した後ガイドワイヤーだけを抜去することができなくなることがあるためである．

B）挿入

胃管挿入と異なるのはイレウス管の場合，透視下挿入法か内視鏡下挿入法のいずれかを選択することである．

- **1）透視下挿入法**

胃内までは胃管挿入と同じ方法となる．食道下部にイレウス管が到達した後，透視下でイレウス管先端近くまでガイドワイヤーを挿入する．右側臥位にすることで胃の重みでイレウス管は確実に幽門へ誘導される．胃内でループが形成されると力がうまくイレウス管の先端に伝わらなくなるためできるだけループを解除し，直線化することが大切である．幽門輪の位置の確認のためにガストログラフィンにて造影することもある．

前庭部を用手圧迫したり，体位変換してイレウス管を進める．十二指腸下行部に十分挿入した後，バルーンに蒸留水を10 ml注入し，イレウス管を球部まで一度戻し胃内のループを解除し直線化する．

再び進め，十二指腸水平部に到達したら，左側臥位あるいは腹臥位にしTreitz靱帯まで送り込む．

ガイドワイヤーを抜去し，胃内に20～30cmの管のたわみをもたせ鼻部あるいは頬部でテープ固定する．

- **2）内視鏡下挿入法**
  - ガイドワイヤーを用いる方法

内視鏡を経口的に十二指腸下行部まで挿入し，内視鏡の鉗子孔からガイドワイヤーを挿入・留置する．ガイドワイヤーが抜けないよう内視鏡を透視下で抜去し，先端開口型のイレウス管をガイドワイヤーに通して十二指腸下行部まで挿入する．

・把持鉗子を用いる方法

　イレウス管の先端に絹糸を結んでおき経口的に挿入した内視鏡の把持鉗子を用いて幽門輪を越える方法．十二指腸下行部以深にイレウス管を進めた後，イレウス管のバルーンに 10 ml の水を入れ十二指腸球部よりイレウス管が抜けないよう内視鏡を抜去することが大切である．

・イレウスエイド法

　最近発売された 85 cm 長のロングオーバーチューブを用いたシステムで，内視鏡に装着後，十二指腸に進めチューブのみ留置する．このチューブを介してイレウス管を挿入する方法である．

4 経肛門的イレウスチューブの挿入

　左側大腸癌イレウス症例で，経肛門的に閉塞部の口側にイレウスチューブを留置し，減圧することで術前にイレウスを解除し，閉塞性大腸炎の進展を予防し一期的に腸管切除，腸管吻合が可能となる．ただし部位，閉塞の程度により減圧中に腸管穿孔，腹膜炎をきたす危険性があり，その適応を決める際は充分注意が必要である．

結果の解釈と臨床へのフィードバック

1 経鼻的イレウスチューブ

　間歇的あるいは持続的低圧吸引器を用いて $-10\,\mathrm{cmH_2O}$ の低圧で腸管内容のドレナージを行う．排液量を経時的にチェックして電解質，輸液の補正を行う．腹部単純 X 線でチューブの進み具合，小腸ガス，大腸ガスを経時的に観察していく．

　閉塞部位の口側までイレウス管が先進し減圧効果が良好な場合は，吸引ルーメンを約半日から 1 日経過をみてイレウスの再燃がないことを確認する．ガストログラフィンを使用し，閉塞部位の有無と口側腸管の拡張の程度および肛門側へのガストログラフィンの流れを確認後，イレウス管を抜去する．

　イレウス管が充分に先進せず，排液量が 1 日 500 ml 以上続くときは手術を考慮する（図）．

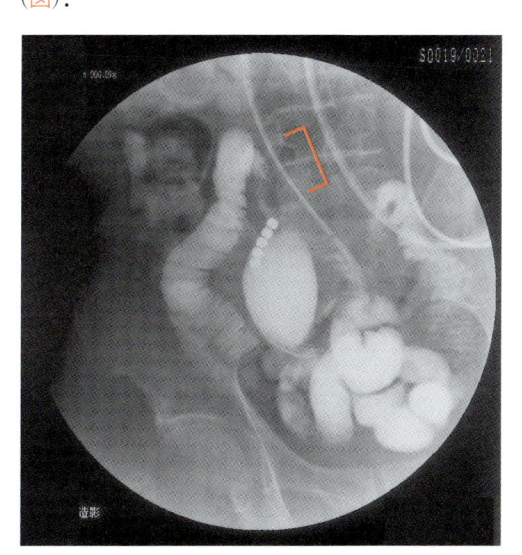

図　イレウス管造影

回腸末端より 40cm 口側に 2.5cm 長の狭窄（]）を認めイレウスチューブ先端が通過不能であった．後に手術にて腸切を行い，前回の手術時の癒着と線維性狭窄と診断した．

2 経肛門的イレウスチューブ

・チューブ先端の位置を確認
・頻回の腸管洗浄（洗浄量は注意が必要）
・閉塞部の口側腸管の検索（イレウス管造影）
・イレウス解除後の手術

文献・参考図書

◇ 坂田育弘 他：胃管挿入と胃洗浄．救急医学，27：1167-1171，へるす出版，2003
◇ 高橋邦康：胃管の挿入と管理．medicina，40：412-416，2003
◇ 山口芳裕：イレウス管挿入．救急医学，27：1177-1181，へるす出版，2003
◇ 菅　隼人 他：イレウス管による腸管内減圧．「消化器内視鏡」，pp841-850，へるす出版，2003
◇ 「イレウスチューブ」（上泉　洋），医学書院，2004

memo

外科的治療を要する場合はそのタイミングを逸しないよう，慎重な経過加療が必要である．

第3章 検査と基本手技へのアプローチ

6）腹腔穿刺

柴田　実

> **ポイント**
> ▶ 腹水の好中球数が 250/mm³ 以上なら浸出性腹水である
> ▶ 血清 – 腹水アルブミン較差（SAAG）が 1.1g/dl 以上なら漏出性腹水である
> ▶ 肝硬変の腹水では特発性細菌性腹膜炎の合併に注意する

目的・適応・禁忌

腹水試験穿刺と**治療的腹水穿刺**に分類される．腹水試験穿刺の目的は腹水の鑑別診断であり，適応は初回腹水，各入院時，状態悪化時（発熱，腹痛，腹満，意識状態悪化，低血圧），感染を疑うとき（白血球増多，アシドーシス，腎機能障害）などである．治療的腹水穿刺の目的は大量腹水の治療であり，難治性腹水および有症状例（呼吸困難など）が適応となる．

禁忌はDICのような高度な凝固異常であるが，禁忌となる凝固機能のカットオフ値は知られていない[1]．肝硬変に対する腹水穿刺は臨床的に高度な出血症状がなければ禁忌でない．肝硬変の腹水穿刺後の血腫は1〜2％，腹腔内出血および感染は0.1％に認め，比較的安全である．出血を予防するため血液製剤（新鮮凍結血漿，血小板）を投与する施設もあるが，有効性を示すデータはなく，行わなくてよい．

方法

穿刺部位は**左または右下腹部**が推奨される（図1）．肝硬変は，傍臍静脈などの側腹血行路が発達していることがあり，心窩部，臍周囲を穿刺してはいけない．虫垂切除例は腸管が腹壁に癒着している可能性があるため，右下腹部を穿刺してはいけない．

穿刺は局所麻酔下で無菌的に行う．腹水が少量なら超音波ガイド下に穿刺する．試験穿刺は21〜22Gカテラン針，治療的穿刺は16〜18Gサーフロ針を用いる．腹水はEDTA入り血算測定用スピッツ，生化学検査用スピッツ，血液培養用ボトルに分注する．必須測定項目は，**血球数**と**白血球分画**，**細菌培養**，**アルブミン**，**総タンパク**である．肝硬変以外の疾患が疑われたら，ブドウ糖，LDH，アミラーゼ，中性脂肪，ビリルビン，グラム染色，細胞診，結核菌検査，アデノシンデアミナーゼなどを追加する．

結果の解釈と臨床へのフィードバック

肉眼所見の解釈を表1に示す．検査で重要なのは**滲出性**と**漏出性**の鑑別である（表2）．前者は**感染**を，後者は**門脈圧亢進症**を意味する．最も正確度が高いのは，滲出性では**好**

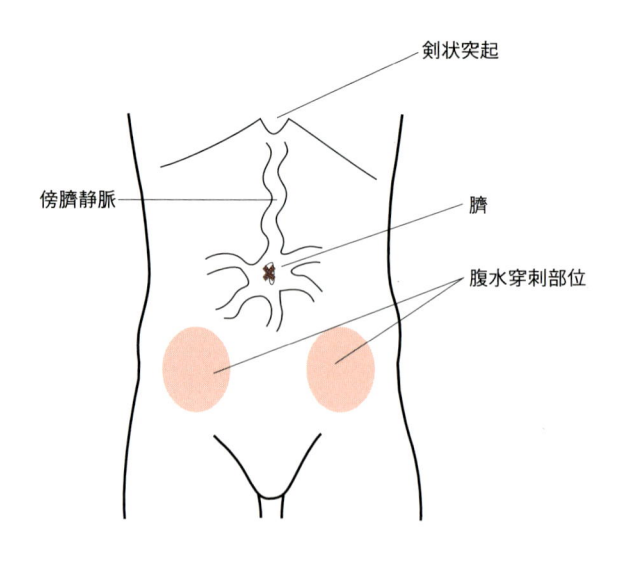

図1 腹水穿刺部位
穿刺部位は左または右下腹部がよい

表1 腹水の肉眼所見

色調	特徴	疾患
淡黄色透明	漏出性	肝硬変，まれに心不全，腎不全
混濁	滲出性（感染性）	特発性細菌性腹膜炎，二次性腹膜炎
乳白色	乳び性 中性脂肪＞200mg/dl	ほとんどが悪性疾患（肝癌など），まれに悪性腫瘍を合併しない肝硬変（0.5％）
ピンク～赤	血性 赤血球＞1万/mm^3	穿刺時の出血，悪性疾患，臓器損傷，腫瘍破裂，腹膜播腫，炎症の強いとき
褐色	ビリルビン	通常は肝硬変，まれに胆嚢破裂

表2 腹水の鑑別

	滲出性	漏出性
比重	1.018以上	1.015以下
タンパク	2.5～3.0g/dl以上	2.5g/dl以下
Rivalta反応	＋	−
好中数	≧250 mm^3	＜250 mm^3
血清-腹水アルブミン較差（SAAG）	1.1g/dl以下	1.1g/dl以上

表3 特発性細菌性腹膜炎（SBP）

臨床的特徴
・Child B, Cの腹水を有する肝硬変に合併
・典型的な症候は腹痛および発熱
・特異的な症候を呈さず，肝性脳症，嘔吐，下痢，消化管出血，ショック，低血圧など肝硬変に関連した症候のみ，あるいは無症候の例も少なくない
・典型例は末梢血白血球数が増加する
・1/3でアシドーシス，腎不全を合併

診断
腹水穿刺検査
・細菌培養：細菌数が少ない（1 ml中1菌体以下）ため通常は培養陰性である．陽性ならグラム陰性桿菌の単独感染が多い．血液培養用ボトルを用いた方が検出感度は高い．HIV陽性例には結核菌（8％）および真菌（4％）感染の検査も加える
・好中球数：250/mm³以上．他の好中球性腹水を除外する必要がある（女性ではクラミジア感染症）．腹水中の白血球数は，利尿薬投与例は高値となるため，好中球数で診断する
・腹水中の乳酸値，PH，血清-腹水アルブミン較差などは好中球による診断より精度が悪いため不要

Gaurner C.：Seminars in Liver Disease, 17：203-217, 1997

中球数250/mm³以上，漏出性では**血清-腹水アルブミン較差**（serum-to-ascites albumin gradient：SAAG）**1.1g/dl以上**である．

　肝硬変の腹水は**特発性細菌性腹膜炎**（spontaneous bacterial peritonitis：SBP）の合併に注意する（表3）．適切な治療を行わないと死亡率が高い．SBPを合併すると，1年生存率は30〜45％．起因菌のほとんどは大腸菌や肺炎桿菌などのグラム陰性桿菌であり，治療にはcefotaxime（1回2 g，12時間毎静注）などの第3世代セフェム系抗菌薬が有効である．グラム染色はSBP診断の感度は低い（7％）．複数の菌種が確認されれば消化管穿孔を疑う．

　腹水の鑑別診断を示す（図2）．**肝硬変**の腹水の糖は血糖と同じである．**消化管穿孔，細菌感染，悪性疾患**では腹水の糖は血糖より低値となる（典型例<50mg/dl）．肝硬変の腹水中のLDHは血清の0.4倍である．**SBP**では腹水LDHは血清と同等，感染症，癌では腹水LDHは血清より高値となる．腹水の中性脂肪は**乳び腹水**で200mg/dl以上，多くは1,000mg/dl程度になる．

　結核性腹膜炎の診断は，塗抹検査，培養検査，PCR検査，腹腔鏡下に病変組織を生検，腹水細胞分画（リンパ球優位），腹水アデノシンデアミナーゼ高値（>33U/l）で行う．塗抹検査，培養検査は感度が低く，腹腔鏡検査が最も感度が高い．

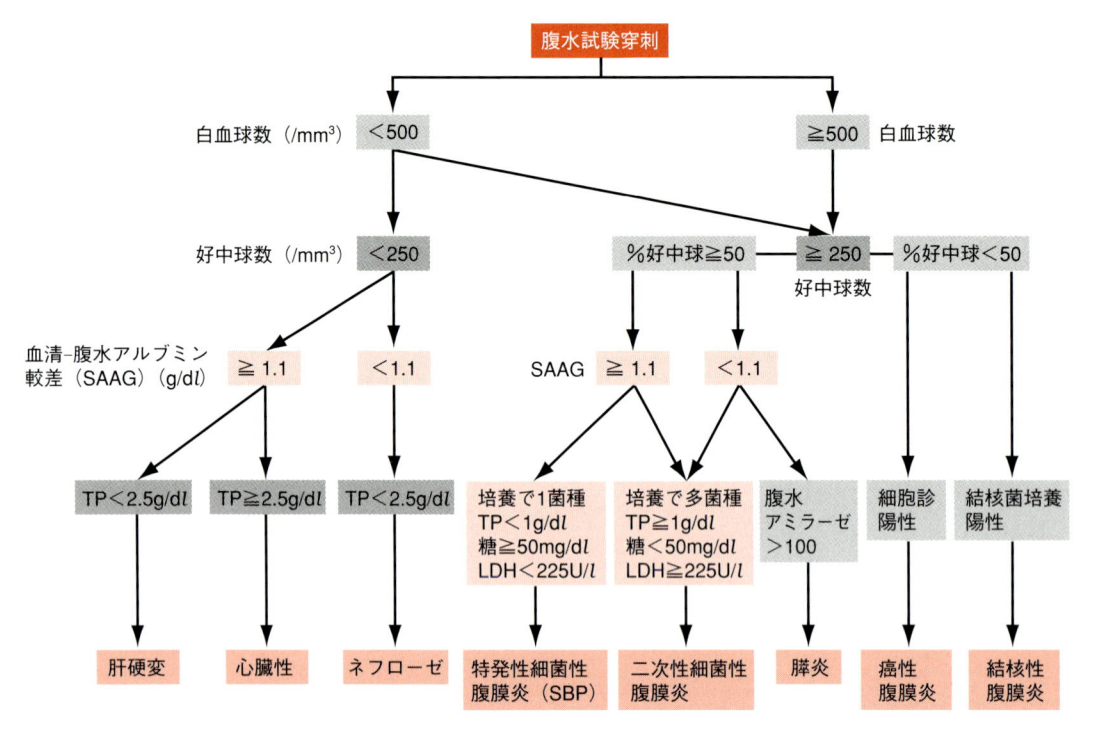

図2 腹水の診断
TP：総タンパク

文献・参考図書

1) Runyon, B. A.: Ascites and spontaneous bacterial peritonitis. "In Sleisenger and Fordtran's Gastrointestinal and Liver Disease. Pathophysiology/Diagnosis/Treatment, 7th ed,（Feldman, M. et al. eds.）pp.1517-1542, WB Saunders, Philadelphia, 1998
   ≫≫腹水に関する最も優れた総説.

memo

腹水穿刺の後に針穴から腹水の流出が止まらないことがある．予防するためにはZ型穿刺がよい．穿刺時に皮膚を手で2cm下方にずらし，抜針後の穿刺ルートが直線化しないよう（Z型になるよう）にする方法である．

第3章 検査と基本手技へのアプローチ

7）肝生検

柴田　実

ポイント

▶ 肝疾患の診断，重症度判定，治療適応および治療効果判定に最も有用な検査である
▶ 肝生検は超音波ガイドを用いて局所麻酔下に試行する
▶ 比較的安全であるが，出血性合併症が0.2％に認められる

目的・適応・禁忌

　肝生検の目的は，肝疾患の診断，重症度判定，治療適応および治療効果判定である．肝生検の適応を表1に示す[1]．A型，B型急性肝炎は原則適応がない．**原因不明の急性肝炎**あるいは**自己免疫性肝炎**などが適応である．**慢性肝炎**は，治療前の活動性（grading），進行度（staging）の判定，治療効果および経時的な変化を評価するときに適応となる．原因不明の**黄疸**または**肝障害**は肝生検の適応である．これらには**薬剤性肝障害**，**原発性胆汁性肝硬変**，**自己免疫性肝炎**，**原発性硬化性胆管炎**，**アルコール性肝障害**，**脂肪肝**，**特発性門脈圧亢進症**，**サルコイドーシス**，**アミロイドーシス**，**血液疾患**，**AIDS**などが含まれる．肝内結節性病変は，良性，悪性さらには原発性，転移性の鑑別診断のため適応となる（腫瘍生検）．

　肝生検の禁忌を表2に示す[1]．プロトロンビン時間が対照より3～4秒以上延長（70％以下），血小板数5～8万/mm³以下あるいは出血傾向を伴う血液疾患は肝生検を避ける．NSAIDs（バファリン®など）あるいは抗凝固薬（ワーファリン®など）は1週間以上休薬する．高度な黄疸は，出血時間の延長がなければ禁忌にならない．少量の腹水は禁忌ではないが，大量では生検針が届きにくく，出血の危険性も高い．

方法

1 手技

　血管確保を行い，検査当日は**禁食**とする．前投薬は不要であるが，不安が強いときは鎮静薬を投与する．体位は仰臥位で右手を挙上させる．超音波装置で第8～9肋間，中～前腋窩線を走査し，胆嚢や血管が入らない刺入ルートを探す．局所麻酔薬3～5 mlで皮膚と肝被膜を麻酔し，メスで皮膚に小切開を入れ，モスキートペアンで皮下組織を鈍的に剥離する．通常は最大呼気時に呼吸を止めさせ，超音波ガイドに生検針を肝実質内に1～2 cm刺入した後，標本を採取する．生検針は16～18G径を用いる．針の形状は**Vim-Silverman**型と**Tru-cut**型があり，どちらでもよい．最近はスプリング内蔵の自動式生検針が普及している．

表1　肝生検の適応

① アルコール性肝障害，非アルコール性脂肪性肝炎（NASH），自己免疫性肝炎の診断，活動性（grading），進行度（staging）の判定
② C型慢性肝炎，B型慢性肝炎の活動性，進行度の判定
③ ヘモクロマトーシス患者および家族の診断（肝鉄重量測定）
④ Wilson病の診断（肝銅重量測定）
⑤ 肝内胆汁うっ滞の評価（原発性胆汁性肝硬変，原発性硬化性胆管炎など）
⑥ 血液検査で診断不能な肝機能異常の評価
⑦ 治療の有効性および副作用の評価（乾癬に対するメソトレキセート療法など）
⑧ 肝腫瘤の診断
⑨ 移植後の移植肝の評価，移植前のドナー肝の評価
⑩ 原因不明の発熱の評価（組織培養を含む）

表2　肝生検の禁忌

絶対的禁忌	相対的禁忌
非協力的患者 原因不明な出血の既往 出血傾向 　PT延長≧3〜5秒（対正常対照） 　血小板<50,000/mm^3 　出血時間延長>10分 　7〜10日以内のNSAIDsの服用 輸血のできない施設 血管腫あるいは血管性腫瘍が疑われる患者 適切な穿刺ルートをとれない患者 肝包虫症（エキノコッカス）が疑われる患者	病的肥満 腹水 血友病 右胸腔あるいは右横隔膜下の感染症 肝アミロイドーシスの疑われる患者

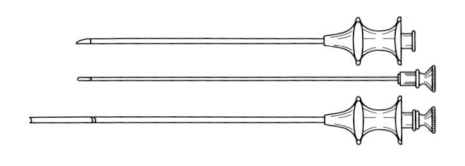

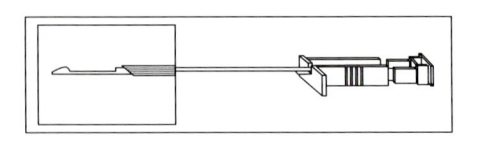

Vim-Silverman針　　　　　Tru-cut針

図　肝生検針の形状

2 検査後の観察

最初の1時間は15分毎，その後の1時間は30分毎にバイタルサインを測定する．異常がなければ，2時間後より食事を開始し，4～6時間後よりトイレ歩行を許可する．トイレ，洗面，食事以外の完全な安静解除は，翌朝以降とする．

3 合併症

合併症の60％は2時間以内，96％は24時間以内に発生する．

疼痛：	一時的な心窩部痛や右肩への放散痛を5～15％に認める．大半は自然に消失し，必要に応じて鎮痛薬を投与する．
腹腔内出血：	肝動脈穿刺により発生する．出血性の頻度は0.16～0.2％，死亡率は0.04～0.01％と報告されている[2)3)]．腹腔内出血と肝内出血（肝血腫）に分類され，後者は疼痛が強い．仰臥位で検査前より最高血圧が40mmHg以上低下，あるいは脈拍が25％以上増加，あるいは最高血圧が80mmHg以下に低下したら出血の可能性がある．超音波検査やCT検査で診断する．通常は自然に止血するが，輸血，肝動脈塞栓術，開腹手術が必要なこともある．
胆道出血：	肝動脈と胆管の穿刺による．右季肋部痛，黄疸，消化管出血をきたす．診断には内視鏡，血管撮影，ERCPが有用である．自然に改善することがあるが，肝動脈塞栓術が必要なこともある．
その他：	胆汁性腹膜炎，感染（菌血症），胸腔内出血，気胸，キシロカインショック，徐脈などがある．副交感神経反射による除脈には硫酸アトロピン0.5mgを筋注する．

❗ 結果の解釈と臨床へのフィードバック

結果は病理診断として報告され，診断，重症度判定，治療方針の決定に用いる．報告書を読むときには以下の項目に注意する．

- 慢性肝炎：活動性の程度（Aの0～3），線維化の程度（Fの0～4）
- 自己免疫性肝炎：インターフェイス肝炎，形質細胞浸潤，実質炎，中心静脈周囲の肝細胞の脱落
- 急性肝炎：全小葉の壊死炎症反応，色素性組織球
- 原発性胆汁性肝硬変：慢性非化膿性破壊性胆管炎（CNSDC），肉芽腫
- 原発性硬化性胆管炎：胆管周囲性線維化
- 脂肪肝：脂肪化
- 非アルコール性脂肪性肝炎：脂肪化，炎症細胞浸潤，線維化
- アルコール性肝障害：傍細胞性線維化，肝細胞水腫変性，マロリー体
- 薬剤性肝障害：好酸球浸潤，胆汁栓
- 肝細胞癌：分化度（高分化，中分化，低分化）

文献・参考図書

1) Bravo, A. A. et al.: Liver Biopsy, N. Engl. J. Med., 344 : 495-500, 2001
   ≫≫肝生検の総説として一番よい論文である.
2) McGill, D. B. et al.: A 21-year experience with major hemorrhage after percutaneous liver biopsy. Gastroenterology, 99 : 1396-1400, 1990
3) Van Thiel, D. H. et al : Liver biopsy. Its safety and complications as seen at a liver transplant center. Transplantation, 55 : 1087-1090, 1993

memo

肝生検の穿刺ルートを決めるときはドプラ超音波の使用を推奨する. ドプラで門脈を描出し, それを横切らない穿刺ルートを決めるとよい. 肝動脈は門脈と伴走するため, 門脈を避けることで肝動脈を穿刺する頻度が減ると期待される. 肝生検の合併症のほとんどは動脈穿刺によるものである.

筆者は肋間走査で右肝静脈を描出し, その近辺より生検することが多い. この部分は太い血管が少ないため穿刺ルートに適している. ただし, 超音波で肺がかぶることが多いので, 最大呼気時に息を止めさせ, 充分な視野を確保する必要がある.

第3章 検査と基本手技へのアプローチ

8）尿・便検査

小林健二

> **ポイント**
> ▶ 尿ビリルビンは正常では陰性であり，血清中の直接ビリルビンが上昇する病態である閉塞性黄疸，肝内胆汁うっ滞で陽性をきたす
> ▶ 便潜血検査には化学法と免疫法があり，化学法は全消化管の出血で陽性をきたしうるが，免疫法は主として大腸病変からの出血で陽性となる
> ▶ 大腸癌スクリーニングで行われる便潜血検査は2日法が原則であり，陽性の場合は大腸の精査を行う

A）尿検査

目的・適応・禁忌

腎尿路系の疾患が疑われる場合はもちろん，尿所見は患者の全身状態を把握する際に役に立つこともある．特に禁忌はないが，尿沈査検査は尿一般定性検査で異常を認めたときに行う．尿ウロビリノゲン，尿ビリルビンは肝障害が予想されるときの簡便なスクリーニングとして用いられる．

方法

1 検体採取

尿一般定性検査は試験紙があれば，特別な器具は必要なく1人で施行可能である．検体としては，早朝第一尿または随時尿を用い，中間尿採取が最も適している．尿は長時間放置することにより，さまざまな変性をきたすため蓄尿は定性検査の検体としては適さない．

2 試験紙による測定

試験紙は一度開封するとすぐに劣化しやすいため，開封したらなるべく早めに使い切るようにする．測定するときには，試験紙を採尿コップの中の尿に一瞬浸し，余分な尿をはらう．指定された反応時間を守り，添付された色調表と比較し試験紙の色調を記録する．

結果の解釈と臨床へのフィードバック

尿潜血，タンパク，糖，比重などに関しては成書に譲る．消化器疾患に関連したもの

表　尿検査

	基準値	異常値を示す病態
尿中ウロビリノゲン	定性（±）〜（+） 定量0.03〜1.0mg/dl	上昇：肝障害，溶血，腸内容物の停滞（便秘など） 低下：肝内および肝外胆汁うっ滞，腸管内細菌叢の減少
尿ビリルビン	定性（−） 定量0.6〜1.6mg/l	肝細胞障害，閉塞性黄疸，肝内胆汁うっ滞

として，尿中ウロビリノゲン，尿ビリルビンがある．ウロビリノゲンは，胆汁中の抱合型ビリルビンが腸内細菌により脱抱合を受け，還元されて生成される．一部（10％〜15％）は腸管循環に入り，肝でビリルビンに酸化される．また，一部は肝を通過して大循環に入り1日0.2〜4.0mgが尿中へと排泄される．尿中ウロビリノゲンは肝障害，溶血，腸内容物の停滞などで増加し，肝内および肝外胆汁うっ滞，腸管内細菌叢の減少で減少する．尿を長時間放置すると尿中ウロビリノゲンは酸化されてウロビリンとなるため，新鮮尿で調べることが大切である．

血清ビリルビンのうち，直接ビリルビンは水溶性であり糸球体でろ過され，尿中に排泄されるが，間接ビリルビンは血清アルブミンと強く結合し尿中へは排泄されない．正常では尿中ビリルビンが陰性であり，急性肝炎のような肝細胞障害や閉塞性黄疸，肝内胆汁うっ滞では尿ビリルビンが陽性となる．

B）便検査（便潜血検査）

便の検査には，日常臨床でよくオーダーされる便潜血検査や便培養のほかに，*C. difficile*トキシン，寄生虫検査，便中脂肪の定性的あるいは定量的測定，便中α1アンチトリプシン測定などさまざまなものがある．本項では，そのうち便潜血検査について述べる．その他の検査については成書を参照されたい．

目的・適応・禁忌

便潜血検査が行われる目的は，消化管出血のうち，いわゆるoccult GI bleedingの有無を検索することである．その適応としては，鉄欠乏性貧血などからoccult GI bleedingを疑う場合と大腸癌のスクリーニングがある．後者に用いる場合は，対象を大腸癌の罹患率が高くなる年齢群でかつ無症状の者に限るべきで，老人保健法による大腸集検法では対象年齢を40歳以上としている．大腸癌の罹患率が低い年齢層に用いると，偽陽性が大半を占めてしまう．また，大腸癌を疑うような症状や鉄欠乏性貧血を呈する患者では，その原因を精査すべきであり，便潜血検査をもって消化管病変の除外を行うことはできない．

方法

便潜血検査はその方法により，化学法と免疫法に分けられる．化学法はヘモグロビンのもつペルオキシダーゼ様作用を利用したもので，ヒト以外のヘモグロビン，ミオグロビン，クロロフィルにも反応するため，通常これらを含まない"便潜血検査食"を検査3日前から摂取する必要がある．経口鉄剤を服用する場合，便の色が濃緑色から黒色に近くなるものの，化学法，免疫法ともに陰性となる．化学法では食道から肛門にいたるまでの全消化管からの出血で陽性を示し，口腔や鼻からの出血でも陽性をきたしうる．一方，免疫法はヒト成人ヘモグロビンの90％を占めるHbA0を抗原として他動物に免疫して得た抗ヒトヘモグロビン抗体を用いた検査法で，食物の影響を受けない．しかし，胃酸や消化酵素によりヘモグロビンは容易に変性するため抗原性を失う．したがって，上部消化管および小腸からの出血では，検出感度以上の出血があっても偽陰性をきたす．

大腸癌スクリーニングで行う場合，2日分の検体の潜血反応をみる2日法が原則である．2日法を用いることにより大腸病変の検出率は1日法の1.3倍増加する．

結果の解釈と臨床へのフィードバック

前述のごとく，化学法を用いた場合，消化管出血以外に口腔や鼻腔からの出血でも陽性をきたしうる．免疫法は主として大腸病変からの出血で陽性をきたし，偽陽性も少ない．また，いずれの検査でも痔疾や月経血の混入で陽性をきたしうる．

大腸癌スクリーニング目的で行い，便潜血検査が陽性であった場合には大腸の精査が必要となる．検査が1回でも陽性であれば精査が必要であり，便潜血検査を繰り返すのは無意味である．「大腸癌検診マニュアル」では全大腸内視鏡検査または注腸検査＋S状結腸内視鏡検査を精検方法としている．一方，陰性の場合，その結果をもって大腸癌を完全に否定することはできない．逐年の検査を勧め，大腸癌を疑う症状が出現したときには医療機関を受診するよう指導する．

男性および閉経後の女性で鉄欠乏性貧血がある場合は，便潜血検査が第一に選択されるべき検査ではなく，まず消化管を精査すべきである．症状が上部消化管あるいは下部消化管の病変を示唆するようであれば，疑わしい部位をまず精査する．明らかな症状がなければ，まず下部消化管を精査する．閉経前の女性の場合，消化管の精査を行うかどうかは個々の症例で決める必要がある．腹痛，ディスペプシア，重度の逆流症状，体重減少などの症状がある場合，便潜血検査が陽性の場合，消化管癌の家族歴をもつ場合，重度の貧血がある場合などに消化管精査の適応となる．

文献・参考図書

◇ 「臨床検査のABC」（河合忠，橋本信也 編），日本医師会
◇ 矢内充：基本的な臨床検査と画像診断法．尿検査（一般検査，沈渣）．medicina増刊号，40：150-157, 2003
◇ Rockey DC.：Occult gastrointestinal bleeding. N Eng J Med, 341：38-46, 1999

第3章 検査と基本手技へのアプローチ

9）末梢血検査・凝固機能検査

柴田 実

ポイント
- 末梢血検査は最も基本的なスクリーニング検査である
- 白血球高値は感染症を疑う
- 小球性貧血は慢性的な消化管出血を疑う
- 血小板減少，PT延長は肝硬変を疑う

目的・適応・禁忌

末梢血検査は血算あるいは末梢血血球計算（complete blood count：CBC）と呼ばれ，目的は白血球，赤血球，血小板の計測である．適応は，**血液疾患，感染症**および**一般的スクリーニング**である．白血球分画，末梢血液像を加えるとさらに詳細な情報が得られる．禁忌は特にない．

凝固機能検査の目的は止血機能の評価である．通常は**プロトロンビン時間（PT）**，**活性化部分トロンボプラスチン時間（APTT）**で評価し，適応は**術前スクリーニング**などである．PTは肝障害の評価，播種性血管内凝固（DIC）の診断，ワルファリン治療のモニター，APTTはヘパリン治療のモニターに適している．禁忌は特にない．

方法

CBCは抗凝固剤として**EDTA**が添付された真空採血管（紫キャップ）に採血し，全自動血球計数測定装置で測定する．白血球分画はフロー方式の自動機器で測定し，血液疾患や形態異常が疑われるときは塗抹標本を目視する．凝固機能検査は凝固・線溶系検査測定機器で測定する．

結果の解釈と臨床へのフィードバック

1 末梢血検査

白血球：正常値は 3,500 〜 8,500/μl．異常を呈する疾患を表1に示す．白血球分画は感染症，アルコール性肝炎で好中球優位，ウイルス肝炎でリンパ球優位，薬剤性肝障害，寄生虫で好酸球，伝染性単核症で異型リンパ球を認める．

赤血球：正常値は男性 430 〜 570 × 10^4/μl，女性 370 〜 500 × 10^4/μl．異常を呈する疾患を表2に示す．貧血の評価は，赤血球数でなく，Hb（またはHt）で行う．Hbの正常値は 13 〜 18g/dl，Htは 40 〜 52％（男性）である．貧血は平均赤血

表1　白血球が異常を呈する疾患

病態	高値	低値
感染，炎症	感染症，炎症，組織壊死，類白血病反応	敗血症，腸チフス，粟粒結核，ウイルス感染
血液疾患	白血病，骨髄増殖性疾患，溶血	白血病，骨髄異形成症候群，再生不良性貧血，悪性貧血
医原性	G-CSF，ステロイド	無顆粒球症，抗癌薬投与，放射線照射
その他	急性出血，代謝異常，アレルギー	肝硬変，脾機能亢進症，膠原病，癌骨髄転移
生理的	喫煙，ストレス，運動，妊娠	
誤認	クリオグロブリン，有核赤血球，血小板凝集	白血球凝集

表2　赤血球が異常を呈する疾患

赤血球		疾患
低下（貧血）	小球性	サラセミア，鉄芽球性貧血，慢性疾患，無トランスフェリン血症，鉄欠乏性貧血，慢性出血
	正球性	自己免疫性溶血性貧血，発作性寒冷血色素尿症，発作性夜間血色素尿症，G6PD欠乏症，ピルビン酸キナーゼ欠乏症，遺伝性球状赤血球症，遺伝性楕円赤血球症，微少循環障害溶血性貧血，サラセミア，不安定ヘモグロビン症，ヘモグロビン異常症，急性出血，再生不良性貧血，白血病，悪性リンパ腫，骨髄腫，骨髄転移，骨髄異形成症候群，骨髄線維症，赤芽球癆，腎性貧血
	大球性	アルコール性肝疾患，甲状腺疾患，溶血性貧血，巨赤芽球性貧血，悪性貧血，骨髄異形成症候群
増加（多血症）		赤血球増多症（本態性，二次性）

球容積（MCV）（正常値83〜100）により，小球性，正球性，大球性に分けられる．消化管急性出血は正球性貧血，慢性出血は小球性貧血となる．肝硬変は通常正球性貧血であるが，アルコール性では大球性貧血を呈する．有棘赤血球貧血は重症アルコール肝硬変に認められ，予後不良である．

血小板：正常値は $15〜35 \times 10^4/\mu l$．血液疾患（白血病，悪性リンパ腫，再生不良性貧血，骨髄異形成症候群，特発性血小板減少性紫斑病，DIC，TTP，HUSなど），肝硬変，薬剤，SLEなどの自己免疫異常で低下する．肝硬変に伴う脾機能亢進症では3系統（白血球，赤血球，血小板）とも減少する（汎血球減少）．中等度の血小板増加（$35〜100 \times 10^4/\mu l$）は感染などで反応性に認められる．$100 \times 10^4/\mu l$以上は本態性血小板血症か慢性骨髄性白血病を疑う．

2 凝固機能検査

PTは対照より2秒以上の延長を異常とする．秒表記以外にPT活性（％），国際標準化比（INR）でも表示される．INRの正常値は0.85〜1.15である．APTTは対照より10秒以上の延長を異常とする．凝固因子は13種類あり，PTは外因系（Ⅶ因子欠乏）と共通系（肝障害，DIC），APTTは内因系（血友病，von Willebrand病）と共通系凝固因子を反映する（図）．第Ⅲ因子（組織因子）と第Ⅷ因子以外はすべて肝で産生されるため，肝疾患ではPT，APTTとも延長する．

閉塞性黄疸，肝障害，ワルファリン内服ではビタミンKが欠乏し，ビタミンK依存性凝固因子（Ⅱ，Ⅶ，Ⅸ，Ⅹ）が低下し，PIVKA（ビタミンK依存凝固因子前駆物質）が増加する．第Ⅱ因子の前駆物質であるPIVKA-Ⅱは肝細胞癌の腫瘍マーカーでもある（**第4章-12, 参照**）．

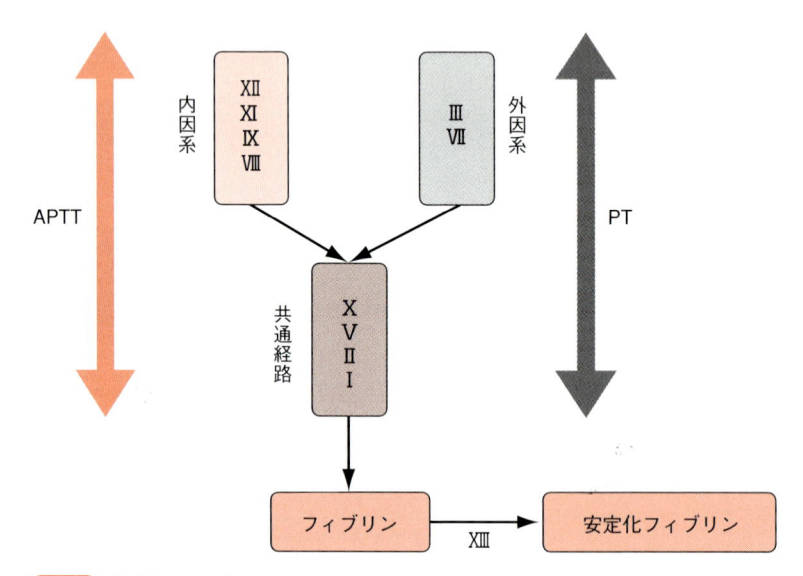

図　血液凝固と凝固因子
PTは外因系と共通経路，APTTは内因系と共通経路の凝固因子を反映する．

---

memo

健常人の血小板低値は抗凝固剤であるEDTAによる偽性血小板減少症を疑う必要がある．EDTAにより血小板が凝集するためであり，塗沫標本で確認できる．EDTAをクエン酸Naに変えて測定すれば正常である．

第3章 検査と基本手技へのアプローチ

10）肝機能検査

柴田　実

> **ポイント**
> - 肝機能検査の解釈は病態との関係を考えて行う
> - AST，ALT は肝炎の活動性を，ALP，γ-GTP は胆汁うっ滞を反映
> - T-Bil，Alb，Ch-E，PT 時間は肝予備能を反映

目的・適応・禁忌

肝機能検査の目的は肝疾患のスクリーニング，診断，病態把握および重症度判定などである．一般肝機能検査（後述する 1 〜 9 ）はすべての疾患のスクリーニングの適応となる．禁忌はないが，頻回，多項目に測定することは不経済である．

方法

静脈から採血し，血清を分離し，自動分析装置で測定する．食事の影響があり**空腹時採血**が必要なのは，血糖，中性脂肪，アミノ酸分析，ICG 負荷試験，アンモニア，総胆汁酸，血清鉄，ALP（血型 B，O）である．

結果の解釈と臨床へのフィードバック

肝機能検査の解釈は病態との関係を考えて行う（図）．わが国では日本消化器病学会（表1）[1]，海外では米国消化器病学会[2,3]および米国臨床化学学会と米国肝臓学会のガイドライン[4,5]がある．

1 AST（GOT），ALT（GPT）

トランスアミナーゼと呼ばれる最も一般的検査であり，**肝細胞の変性・壊死**で上昇する．AST/ALT 比は鑑別に役立つ（表2）．AST の半減期は 12 時間，ALT は 40 時間である．

2 γ-GTP

胆汁うっ滞，限局性肝障害（肝癌，肝膿瘍），飲酒，薬剤性肝障害で上昇．通常 ALP と共に上昇．γ-GTP のみの上昇は**アルコール性肝障害**あるいは**抗てんかん薬**などによる酵素誘導を疑う．大酒家でもγ-GTP が上昇しないノン・レスポンダーが約 3 割存在する．γ-GTP 以外で大量飲酒を示す所見は，AST ＞ ALT，MCV ＞ 100，IgA 上昇，肝腫大，肝脂肪化，毛細血管拡張である．

3 ALP

胆汁うっ滞で上昇（$ALP_{1, 2}$）．限局性肝障害，浸潤性肝病変（白血病，リンパ腫），肉

では，血中ICGキャリアタンパクがビリルビンで阻害されるため測定不能となる．きわめて稀に過敏反応が起こるため，必要性が高い例に限るべきである．

11 タンパク分画

電気泳動でアルブミン，$\alpha 1$，$\alpha 2$，β，γ-グロブリンの5分画に分けられる．**自己免疫性肝炎，肝硬変**でγグロブリンが増加．セルロプラスミンは$\alpha 2$-グロブリン分画であり，Wilson病で低下する．

12 血中アンモニア

肝硬変に伴う**肝性脳症**で上昇する（**第4章-12，参照**）．先天性代謝異常（先天性高シトルリン血症）や門脈・大静脈短絡でも上昇する．

13 分枝鎖アミノ酸（BCAA）／芳香族アミノ酸（AAA）比

BCAAはバリン，ロイシン，イソロイシン，AAAはフェニルアラニン，チロシンであり，**肝硬変**の重症度に応じてBCAA/AAAのモル濃度比（Fisher比）が低下する．BCAA/チロシン比（BTR）はBCAA/AAAの約2倍で，BCAA/AAAの代わりに利用できる．

14 総胆汁酸

肝内，肝外胆汁うっ滞を鋭敏に反映して高値を示す．食後は胆汁酸の腸肝循環で高値を示す．

15 鉄，総鉄結合能

血清鉄は**ヘモクロマトーシス，急性肝炎，肝細胞壊死**で高値を示す．

16 血清銅，セルロプラスミン

Wilson病で低下．血清銅は**原発性胆汁性肝硬変**などの胆汁うっ滞で上昇．

17 LAP

胆汁うっ滞で上昇．ALPとγ-GTPに解離を認めたら測定する．ALPのように骨生成性骨疾患で上昇することはない．

18 LDH

肝細胞障害，転移性肝癌，伝染性単核球症，うっ血肝で上昇．肝疾患以外では悪性リンパ腫，溶血，心筋梗塞，悪性貧血，筋疾患で上昇する．肝疾患では$LDH_{4,5}$が，血液疾患，心筋梗塞，甲状腺機能低下症では$LDH_{1,2}$が上昇．

19 肝線維化マーカー

Ⅲ型プロコラーゲンペプチド（PⅢP），Ⅳ型コラーゲン，ヒアルロン酸などがあり，**慢性肝炎，肝硬変**で上昇．肝炎，関節リウマチ，甲状腺機能亢進症，腎不全，肺線維症などでも上昇する．ヒアルロン酸200ng/ml以上は肝硬変の可能性が高い．

文献・参考図書

1) 日本消化器病学会肝機能検査班：肝機能検査法の選択基準（6版）．日消誌，98：200-205，2001
   ≫≫わが国の肝機能検査のガイドライン．

2) American Gastroenterological Association：American Gastroenterological Association medical position statement: evaluation of liver chemistry tests. Gastroenterology, 123：1364-1366, 2002
   ≫≫AST/ALT 上昇，ビリルビン上昇，ALP 上昇の診断アルゴリズムあり．

3) Green, R. M. & Flamm, S.：AGA technical review on the evaluation of liver chemistry tests. Gastroenterology, 123：1367-1384, 2002
   ≫≫肝機能検査による診断の進め方，さらに肝生検の適応まで記載されている．14,000 編の文献の総括的レビューであり，一読する価値がある．

4) Dufour, D. R. et al.：Diagnosis and monitoring of hepatic injury. I. Performance characteristics of laboratory tests. Clin. Chem., 46：2027-2049, 2000
   ≫≫肝機能検査，肝炎ウイルス検査，肝疾患の診断，スクリーニングを解説，EBM に則った最高のガイドライン．

5) Dufour, D. R. et al.：Diagnosis and monitoring of hepatic injury. II. Recommendations for use of laboratory tests in screening, diagnosis, and monitoring. Clin. Chem., 46：2050-2068, 2000
   ≫≫最高のガイドライン．文献 4 とともに通読を推奨する．

memo

毛細胆管膜の機能障害による黄疸は，ALP 上昇，γ-GTP 正常となる．良性反復性肝内胆汁うっ滞（Summerskill 病），Byler 病などがあり，通常の胆汁うっ滞は ALP_1 と ALP_2 が増加するが，これらの疾患では高分子の ALP_1 は検出されず，低分子の ALP_2 のみが上昇する．

第3章 検査と基本手技へのアプローチ

到達目標

11）肝炎ウイルス検査

柴田　実

ポイント

▶ 肝炎ウイルスマーカーは抗原・抗体検査と遺伝子検査に分類される
▶ 急性肝炎のスクリーニングは IgM 型 HA 抗体，HBs 抗原，HCV 抗体で行う
▶ 慢性肝炎のスクリーニングは HBs 抗原，HCV 抗体で行う
▶ スクリーニング陽性例は，さらなる検査を追加する

目的・適応・禁忌

ウイルス肝炎の診断，治療法の選択および治療効果判定の目的で測定する．適応はウイルス肝炎のスクリーニングおよび精査である．禁忌はないが，必要以上に測定することは不経済である．

方法

静脈から採血し，血清を分離して測定する．肝炎ウイルスマーカーは抗原・抗体検査と遺伝子検査に分類され，日本消化器病学会のガイドラインを参考に選択する（表1）[1]．急性肝炎のスクリーニングは IgM 型 HA 抗体，HBs 抗原，HCV 抗体，慢性肝炎のスクリーニングは HBs 抗原，HCV 抗体で行う．

結果の解釈と臨床へのフィードバック

診断のアルゴリズムを図1に，結果の解釈を図2[1]に示す．

1 A型肝炎ウイルス（HAV）

HA抗体（IgG型HA抗体）：陽性は HAV 既往感染あるいは HA ワクチン接種後に認められ，感染防御抗体として機能する．

IgM型HA抗体：A型急性肝炎で陽性．

2 B型肝炎ウイルス（HBV）

HBs抗原：HBV の外被タンパク（表面抗原）であり，感染状態を意味する．B型肝炎のスクリーニング検査である．

HBs抗体：HBV の既往感染あるいは HB ワクチン接種後，高力価 HBs 抗体含有ヒト免疫グロブリン投与後に検出され，感染防御抗体として機能する．ワクチン接種で HBs 抗体が一度 10mIU/ml 以上となれば，その後低下しても追加接種は不要とされている．

表1 肝炎ウイルスマーカーの選択基準（2000年）

肝炎ウイルスマーカー ＼ 病態	急性肝炎の型別診断	B型急性肝炎 経過観察	B型急性肝炎 治癒判定	C型急性肝炎 経過観察	C型急性肝炎 治癒判定	慢性肝疾患の型別診断	慢性肝炎の急性増悪期	B型慢性肝炎 経過観察	B型慢性肝炎 抗ウイルス剤の適応判定	C型慢性肝炎 経過観察	C型慢性肝炎 抗ウイルス剤の適応判定	無症候性キャリアの経過観察 B型	無症候性キャリアの経過観察 C型	HBワクチン接種対象者選別	集検・ドックなどのスクリーニング
IgM・HA抗体	◎						◎								
HBs抗原	◎	◎	◎			◎	◎	◎	◎			◎		◎	◎
HBs抗体			◎											◎	
HBc抗体定性判定						◎								◎	
HBc抗体高抗体価判定						◎									
IgM・HBc抗体	◎						◎								
HBe抗原		◎					◎	◎	◎			◎			
HBe抗体		◎						◎				◎			
HBVDNA/DNA-p		○					○	○	◎			◎			
HCVセロタイプ（ゲノタイプ）											◎				
HCVコア抗体				○	◎					○	◎				
HCV抗体	◎					◎									◎
HCVRNA，HCVコア抗原	◎			○	○	◎	○			◎	◎		◎		
HD抗体	○					○	○								
HE抗体	○														

◎ 必須，○ 必要に応じて行う

IgM型HBc抗体：2.5〜5 s/co（sample/cut off）以上ならB型急性肝炎と診断してよい．B型慢性肝炎の増悪期にまれに低力価陽性となる．

HBe抗原：HBV増殖が活発で感染性が高い．慢性肝炎例では肝炎が活動性であり，無症候性キャリアでは肝炎を発症する可能性がある．

HBe抗体：HBVの増殖が低下し，肝炎は治癒に向かう．HBe抗原が消失し，HBe抗体が検出されることをセロコンバージョンという．

HBc抗体：HBX感染で陽性となる．急性感染では10s/co未満陽性，慢性感染では10s/co以上となる（CLIA法）．

HBV DNA：HBV増殖を反映し，ハイブリダイゼーション法，プローブ法，TMA法，PCR法で測定する．慢性肝炎でHBV DNAが6.0 copies/ml（TMA法6.0 LGE/ml）以上は肝炎が活動性のことが多く，5.0 copies/ml（TMA法5.0 LGE/ml）未満は臨床的にHBV増殖が停止と判断する（**第4章-11，参照**）．

血清型，遺伝子型：血清型は4種類（adr, adw, ayr, ayw），遺伝子型は7種類（A〜G）存在し，わが国はadrとC型が多い（85％）．

3 C型肝炎ウイルス（HCV）

HCV抗体：HCV感染状態もしくは既往感染を意味する．

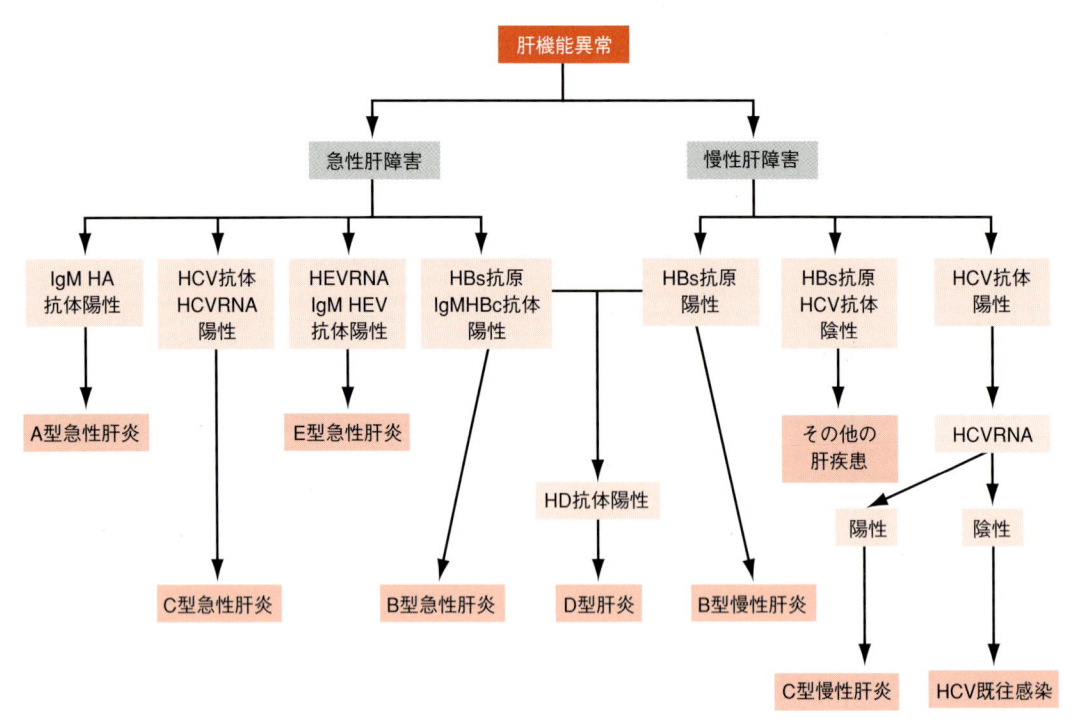

```
                        肝機能異常
                    ┌──────┴──────┐
                 急性肝障害        慢性肝障害
       ┌────┬────┼────┐      ┌────┼────┐
   IgM HA  HCV抗体 HEVRNA  HBs抗原  HBs抗原  HBs抗原  HCV抗体
   抗体陽性 HCVRNA IgM HEV IgMHBc抗原 陽性   HCV抗体  陽性
           陽性   抗体陽性  陽性            陰性
     │      │      │      │      │      │      │
  A型急性  C型急性 E型急性        HBs抗原  その他の  HCVRNA
   肝炎    肝炎    肝炎          陽性     肝疾患
                               │              ┌──┴──┐
                          HD抗体陽性          陽性   陰性
                           │     │            │      │
                         D型肝炎 B型慢性肝炎  C型慢性肝炎 HCV既往感染
                    B型急性肝炎
```

図1 ウイルス肝炎の診断の進め方
急性肝炎のスクリーニングは IgM 型 HA 抗体，HBs 抗原，HCV 抗体で，慢性肝炎のスクリーニングは HBs 抗原，HCV 抗体で行い，図のように診断を進める

HCV RNA：HCV 感染状態を意味する．通常はアンプリコア法で測定する．アンプリコア法定性の最低検出量は 0.05KIU/ml（50copies/ml）であり，C 型急性肝炎の診断，インターフェロン治療後の HCV 排除の診断に有用．アンプリコア法定量の測定範囲はオリジナル法が 0.5〜500KIU/ml，ハイレンジ法が 5〜5,000KIU/ml であり，慢性肝炎の診断および治療効果予測に有用．プローブ法の最低検出量は 0.5Meq/ml（$10^{5.3}$copies/ml）である．

HCV コア抗原：HCV 定量法．最低検出量は 50fMol/l（1,000 copies/ml）．

ウイルス型：遺伝子相同性から分類したゲノタイプと，型特異抗原に対する抗体反応で分類したセロタイプがある（表2）．インターフェロン治療効果と関連し，タイプ 1 は治療効果が悪く，タイプ 2 は治療効果がよい．

4 D 型肝炎ウイルス（HDV）

HDV は外被タンパクを産生できず，HBs 抗原を自らの外被タンパクとするため，HBV との共存状態でしか増殖できない．診断は HD 抗体で行う．

5 E 型肝炎ウイルス（HEV）

診断は IgM 型 HEV 抗体陽性で行う．PCR 法による血清，便中 HEVRNA の検出も行われる．

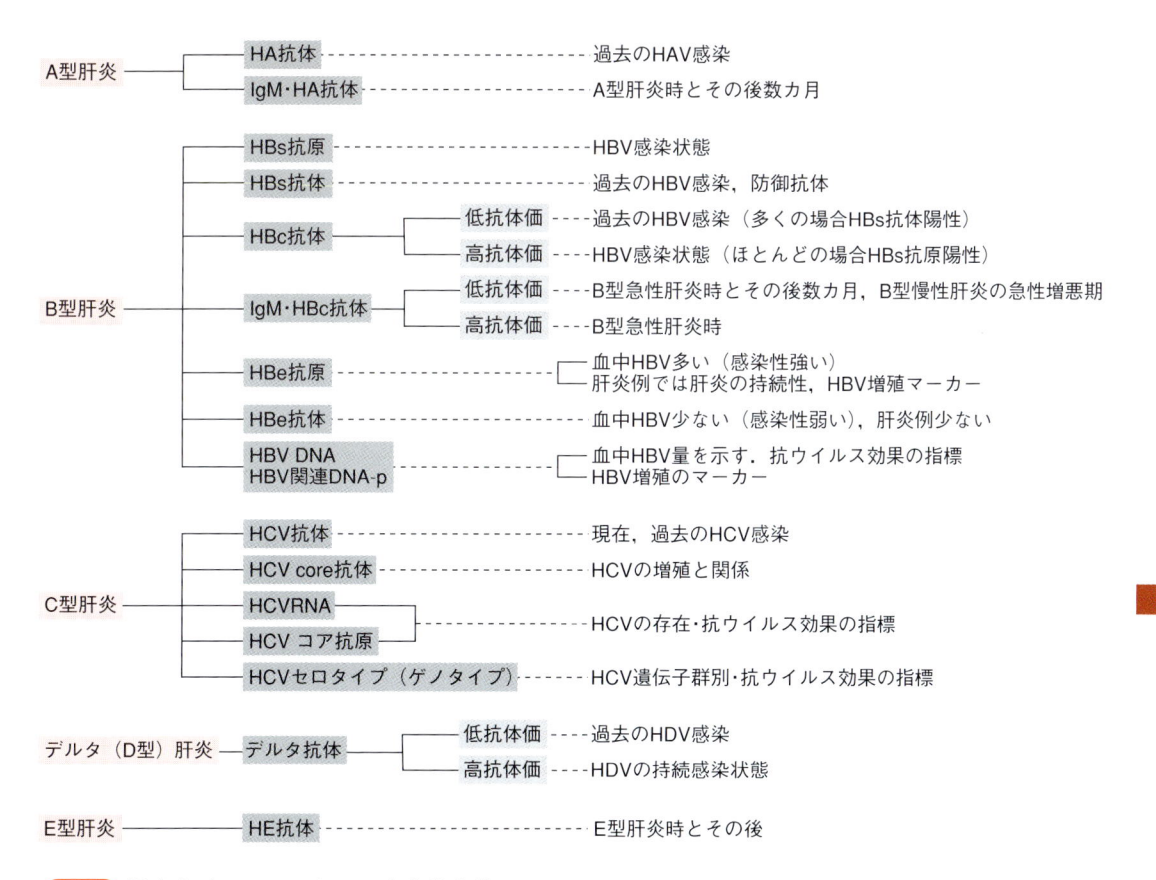

```
A型肝炎 ─┬─ HA抗体 ················· 過去のHAV感染
         └─ IgM・HA抗体 ············ A型肝炎時とその後数カ月

B型肝炎 ─┬─ HBs抗原 ················ HBV感染状態
         ├─ HBs抗体 ················ 過去のHBV感染，防御抗体
         ├─ HBc抗体 ─┬─ 低抗体価 ···· 過去のHBV感染（多くの場合HBs抗体陽性）
         │          └─ 高抗体価 ···· HBV感染状態（ほとんどの場合HBs抗原陽性）
         ├─ IgM・HBc抗体 ─┬─ 低抗体価 ···· B型急性肝炎時とその後数カ月，B型慢性肝炎の急性増悪期
         │                └─ 高抗体価 ···· B型急性肝炎時
         ├─ HBe抗原 ··············┬─ 血中HBV多い（感染性強い）
         │                        └─ 肝炎例では肝炎の持続性，HBV増殖マーカー
         ├─ HBe抗体 ················ 血中HBV少ない（感染性弱い），肝炎例少ない
         └─ HBV DNA          ┬── 血中HBV量を示す．抗ウイルス効果の指標
            HBV関連DNA-p     └── HBV増殖のマーカー

C型肝炎 ─┬─ HCV抗体 ··············· 現在，過去のHCV感染
         ├─ HCV core抗体 ·········· HCVの増殖と関係
         ├─ HCVRNA          ┐
         │  HCV コア抗原    ├······ HCVの存在・抗ウイルス効果の指標
         └─ HCVセロタイプ（ゲノタイプ）····· HCV遺伝子群別・抗ウイルス効果の指標

デルタ（D型）肝炎 ── デルタ抗体 ─┬─ 低抗体価 ··· 過去のHDV感染
                                  └─ 高抗体価 ··· HDVの持続感染状態

E型肝炎 ── HE抗体 ················· E型肝炎時とその後
```

図2 肝炎ウイルスマーカーの臨床的意義
左に各肝炎ウイルスマーカー，右にその臨床的意味を示す

表2 HCVの血清型と遺伝子型

セロタイプ （HCV群別血清型）	ゲノタイプ 遺伝子型	頻度（日本）
グループ 1	Genotype 1a	0%
	Genotype 1b	70%
グループ 2	Genotype 2a	20%
	Genotype 2b	10%

文献・参考図書

1) 日本消化器病学会 肝機能研究班：肝疾患における肝炎ウイルスマーカーの選択基準（3版）．日消誌，98：206-213，2001

memo

肝炎ウイルスの診断に関する海外のガイドラインは，国際ガイドライン情報センター（NGC）の2468, 2680, 2746, 2469, 2672, 2642, 3046に掲載されている．インターネットで http://www.guideline.gov/ にアクセスし，検索ボックスに番号を入力すれば見ることができる．

第3章 検査と基本手技へのアプローチ

12）①画像検査（単純写真）

那須政司，今井　裕

ポイント
- ▶ 胸部写真での腹部情報の読影について理解する
- ▶ 腹部単純写真での所見の捉え方を整理する

目的・適応・禁忌

　単純写真は入院時にルーチン検査として撮影されることが多い．結核などの肺感染性疾患や心疾患の除外目的で撮影されることが多いが，消化器疾患の診断にもしばしば有用である．せっかく撮影した写真なので，有効に活用し診断・治療に役立てて欲しい．

オーダーの前に

　単純写真に限ったことではないが，依頼票を起票する際には患者情報，撮影目的を明確に記入する．ここが曖昧であったり，記載がなかったりすると，正しい検査ができない場合もある．また，放射線科医が行なう読影にも支障がでる．

読影のポイント

- **心陰影**：心胸郭比50％以下（立位・PA像）臥位，AP像では心陰影は拡大する．
- **胸水**：臥位で撮影されている場合には立位より見えにくい．半座位撮影でわかる場合もある．
- **横隔膜の位置**：無気肺，腹腔内圧増加で上昇する．消化管ガス像，腹部所見を参考にする．腹腔内free airは撮影角度の関係上、胸部立位単純写真で明瞭になる場合がある．
- **腹水**：傍結腸間隙（腹壁の脂肪層と腸管ガスの距離）の拡大を呈する．単純写真でも腹腔内脂肪と液体の濃度差は確認できることが多いので、注意深く観察することにより貯留する液体の局在を確認することがある程度は可能である．詳細は参考図書を参照のこと．
- **骨格，軟部組織**：部位によっては胸部・腹部写真ではわかりにくいので，検査目的・部位を明示して依頼する．撮影が可能かどうかは放射線科の技師や医師に確認する．
- **腹部**：腹部実質臓器の輪郭，消化管ガスの位置，石灰化の位置などで判断する．現在では腹腔内free airを示す各種のサインを暗記する必要はないが，ガス像の異常分布はイレウスや消化管穿孔、重症な炎症性疾患を示す場合が多いので、引

き続き超音波検査やCTを行い病態の把握が必要である．
- **異常ガス像**：詳細はCTにての精査が必要である．この際，肺野条件や骨条件と同様のwide window画像を作成しないと腹腔内脂肪との区別がつきにくい．以下に代表的なガス像を列記する．詳細については参考図書を参照してほしい．

代表的な異常ガス像

- 腹腔内 free air ：立位、デクビタス位（左側臥位）での撮影により横隔膜下、肝臓周囲ガスの有無を確認する．少量の場合には確認できないこともある．
- 後腹腔内 free air ：後腹膜臓器周囲を縁取るような独特な所見を呈する．
- 腸管内ガス ：イレウスの初期では腸管拡張により立位で鏡面像を呈する．背臥位や進行した症例ではガスが分散してわかりづらいことがある．
- 小腸ガス ：正常でも少量は存在して良い．腸管拡張を伴っている場合には異常を疑う．
- 腸管壁拇指圧痕像：大腸の虚血性病変の注腸検査所見で有名なものだが、上腸間膜動脈閉塞症などで小腸ガスの貯留とともに見られることがある．
- 腸管壁ガス像 ：消化管疾患や膠原病で消化管内圧が亢進した場合に見られることがある．腹膜炎を伴わない腹腔内 free air の原因ともなる．CT所見と原疾患の確認が必要．まれに腸管壊死で見られることもある．
- 肝内門脈内ガス ：上腸間膜動脈閉塞症などの消化管壊死で見られることが多い．肝の末梢に分布することが多い．
- 肝内胆管内ガス ：肝門部よりの胆管内に見られることが多い．胆道系の手術後に多く見られ、臨床的意義は少ない．門脈内ガスとの鑑別が重要．
- 腹腔内腫瘤 ：消化管ガスの偏在や透過性の変化などで腫瘤性病変の確認が可能な場合がある．

📖 文献・参考図書

◇「腹部単純X線写真のよみ方」（大場 覚 著），中外医学社，1991
　　≫≫ CT発達前の古典的な教科書であるがそれ故に細かい読影まで解説してある．放射線科医向き．

12）②画像検査（CT検査）

那須政司，今井　裕

> **ポイント**
> ▶ 造影剤使用時の禁忌を熟知する（禁食・延食）
> ▶ 造影剤投与と撮影タイミングによる画像の違いを知る

目的・適応・禁忌

- 器質的疾患が疑われるほぼすべての疾患が適応である．特に悪性疾患の臨床病期の決定や部位診断，膿瘍など炎症性変化の進達範囲の診断に有用である．
- 放射線を使用する検査のため妊娠初期には検査を避けた方がよい．また心臓ペースメーカの一部の機種に検査中，異常動作を起こすものがあり注意が必要である．
- 造影剤は血管や病変にコントラストをつけるため使用される．投与はインジェクターで100mlを数十秒〜数分以内に急速静注することが多い．注射漏れがあると巨大な水腫・浮腫ができる可能性があるので確実に留置する．造影剤には軽度の血管刺激性があるため投与部位から全身にかけて熱感または軽度の疼痛を感じる．また嘔気を感じる場合も少なくない．
- 検査前は禁食・延食が基本．造影剤の副作用発現防止や嘔吐時の事故防止が主目的だが，食後だと胆囊の収縮や胃の伸展が見られたりするため，診断能が低下する場合がある．

読影のポイント

　　画像アトラスなどを見て横断解剖をよく理解することが第一である．基本は軸位断（Axial像）であり，多画像で連続する各臓器の位置関係を理解する必要がある．

　　造影剤の体内動態の変化は画像に大きく影響し，この違いは診断に非常に有用である．例として，肝細胞癌（HCC）は血管成分が多く急速静注直後の動脈相では強い染まりがみられ，間質相では正常肝実質と同等になる（図）．また膵は動脈相では膵腺癌は染まらず低吸収を示し，間質相で実質と同等の造影がなされる．このような違いは血管分布や組織密度で異なってくるため，腫瘍の性質がわかれば画像所見の理解も容易である．

　　消化管腫瘍の同定の際には蠕動運動による壁厚の変化との区別が必要である．腹腔内脂肪が多い場合には比較的同定が容易である．脂肪組織の濃度上昇は炎症や腫瘍の進展などを示すが，部分容積効果に注意が必要．

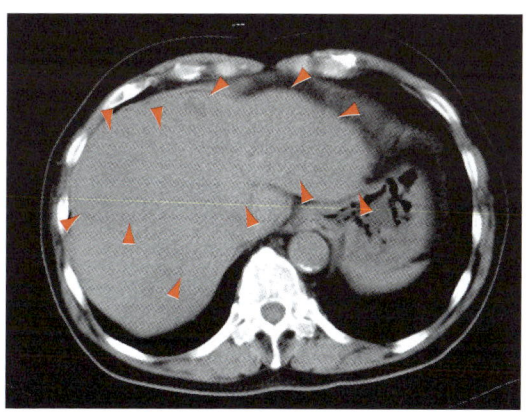

1）単純CT

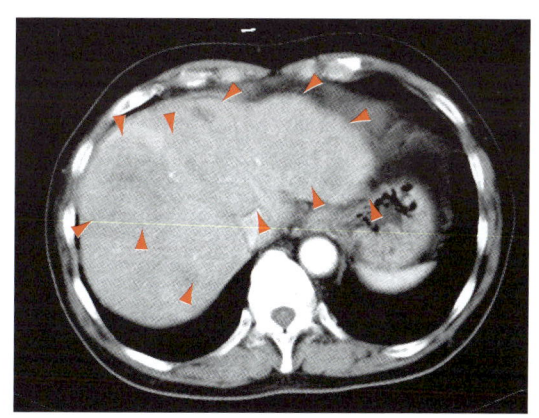

2）急速静注造影CT（動脈相）

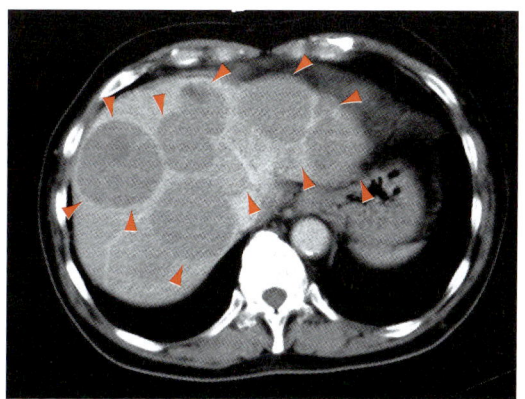

3）平衡相造影CT

図 肝細胞癌CT像（非典型例）
1）単純CTでは肝実質内に比較的限局して低吸収域（矢印）が見られる．
2）急速静注造影CT（動脈相）：肝内は不均一な増強効果を示す多発性の腫瘤性病変（矢印）が見られる．
3）平衡相造影CT：動脈相で見られた不均一な増強効果を示す領域（矢印）からは造影剤が早期からwashoutされて，多発性の低吸収域となっている．この画像のみでは転移性肝腫瘍との鑑別が困難だが，肝細胞癌が動脈成分の多い腫瘍で造影早期に染まる腫瘍であることを理解していれば動脈相の所見と合わせて診断が可能である．

文献・参考図書

◇「腹部CT診断120ステップ改訂2版」（荒木　力 著），中外医学社，2002
◇「腹部のCT」（平松京一　編），メディカルサイエンスインターナショナル，2001
　≫≫いずれも最新の機器での写真が多く掲載されている．辞書的にも使用可．
◇「CT/MRI画像解剖ポケットアトラス〈2〉胸部・腹部・骨盤」（Torsten B. Moller, Emil Reif，町田　徹　訳），メディカルサイエンスインターナショナル，2001
　≫≫比較的小さな本で持ち歩きに便利．迷った時にすぐ参照できるのが良い．

memo MDCT

multi detector low CTの略で多数列の検出器をもち，一度に多断層像を撮影することが可能な機械である．短い検査時間で詳細な情報が得られ，コンピュータ処理で任意の断面や3D画像の作成が可能である．また造影剤の急速静注を併用して血管撮影に近い画像も作成可能である．

memo 部分容積効果（Partial volume effect）

CTのスライスのうち一部分だけ実質臓器が入っていると画像上は平均値で表示されるため輪郭が不明瞭な中間調の陰影となる．場合によっては脂肪組織内の炎症と区別がつきにくいことがあるので読影時に注意がいる．

第3章 検査と基本手技へのアプローチ

12) ③画像検査（ヨード造影剤）

那須政司，今井　裕

ポイント
- ▶ 適応・禁忌を理解する
- ▶ 体内の代謝動態を理解する
- ▶ 即時性副作用，遅発性副作用の理解をする

目的・適応・禁忌

CT，血管撮影などX線を使用する検査の造影剤としてバリウムを使う消化管以外，ほぼすべての検査に使用される．

- **禁忌**：過去の造影剤のアレルギー歴．重篤な甲状腺疾患．
- **原則禁忌**：気管支喘息．マクログロブリン血症，多発性骨髄腫，褐色細胞腫，腎機能障害など．

投与は嘔吐の危険を避けるため空腹状態で行なう．ただし脱水状態だと副作用が増えるので水分制限は行なわない．

構造・代謝

ベンゼン環の周囲にヨード（放射線非透過性）を付けた構造をしている．浸透圧は血液の約3倍で．これが血管刺激性の原因となる．常温での粘稠度は高いが，加温により低下する．

血管内投与された後，濃度差により間質に移行し平衡状態となる．排泄は主に腎排泄．通常1時間で約50％，24時間で95％が排泄される．一部胆汁排泄され胆囊内に濃縮される場合もある．

副作用

- **即時型反応**：瘙痒感，皮疹や消化器症状（嘔気・嘔吐など）などの軽度のものよりショックを呈するものまでさまざま．
- **遅発性反応**：投与後1時間～48時間以上経過して発症する．皮疹が多いが稀に血圧低下の報告もある．医師の観察範囲外で生じることがあるので注意が必要．

副作用発現時には輸液でvolume負荷と早期のwashoutが基本となる．使用する輸液は乳酸リンゲル液（ラクテック®），アセテートリンゲル液（ヴィーンF®）などがよいが，患者の状態によってほかの製剤も適宜使い分ける．使用量は心機能などに問題がなければ血圧が回復するまで点滴を全開にして行なう（入れすぎに注意）．造影剤を使用

した点滴ルートから輸液する場合にはルート内に残存している造影剤を必ず除去してから行なう．

　嘔気，皮疹などの症状については対症療法で対応する．腎不全が急速に進行した場合には緊急透析を行なうが，半量程度の排泄しか期待できない．

　過去の造影剤の副作用歴がある場合、禁忌項目に該当するため，原則的に投与してはならないが、過去の反応が軽微であったり、臨床上相対的に必要であったりしたときに、やむを得ず使用される場合がある．このような時には予防的に前投薬が使用される．この効果については現在でも議論が多く，エビデンスは得られていない．ワシントンマニュアル（原書第30版）によると検査開始前13，7，1時間前にプレドニゾロン50ｍｇを経口投与し，1時間前にジフェンヒドラミン（レスタミン®）50mgまたはH_2ブロッカーを経口投与すると副反応が減らすことができる，とされている．しかし，この場合でも副作用の可能性があるため、充分なインフォームド・コンセントと厳重な注意が必要である．

文献・参考図書

◇「造影剤便覧」（日本シェーリング社　非売品）
　≫≫造影剤メーカーより毎年改訂・発行されているガイドブック．全社の造影剤の解説以外に，一般的な副作用およびその対策，代謝，大規模調査の結果なども記載されている．

◇「ワシントンマニュアル 第10版」（和田 攻 著，高久史麿 訳），メディカル・サイエンス・インターナショナル，2005

memo

第3章 検査と基本手技へのアプローチ

12）④画像検査（MRI検査）

那須政司，今井　裕

ポイント
- ▶ 腹部領域での検査適応・禁忌を知る
- ▶ 基本的な撮像シークエンスの理解
- ▶ 造影剤の効果の理解

目的・適応・禁忌

　CTと似た横断像が得られるが空間分解能が比較的低く，撮影時間も比較的長く，動きに弱いので病変の質的診断に向いている．特にスライス方向が自由に設定可能なことより，病変や臓器に最適なスライス断面が選択できる．機器の違いによる診断能も大きく異なるため，検査にあたっては診断医や技師によく相談する必要がある．

　消化器内科領域では肝や膵の腫瘍性病変，膵・胆道系（MRCP），腹部血管（MRA）の診断などに使われることが多い．また消化器癌の転移（脳，椎体）診断などにも有用．

　近年高速撮像法の発達で呼吸停止下の撮像が多くの施設で可能となってきている．造影剤の急速静注を組合わせることにより，CTと同様のdynamic像が撮像可能となった．これによりCTでは検出できない肝細胞癌（HCC）の診断も可能な場合がある．

　膵臓も消化管陰性造影剤（後述）を併用することで比較的明瞭に描出可能．特に腫瘍性病変，囊胞性病変の各種鑑別に威力を発揮する．

　高速撮像法では動画作成も可能である．蠕動運動の有無はイレウスの診断に有用である．

　強い磁気を使用するため磁性体金属をもつ人は検査室に入室できない．特に心臓ペースメーカ，古い脳動脈瘤クリップなどをもつ人の検査は禁忌である．MR検査が一般化した後に行われている動脈瘤クリップはほとんどがチタン製で問題はないが，誤って古い在庫分が使われている場合もあるので安易な判断は避けるべきである．

　また付添いで検査室内に入る場合，鉄などの磁性体持ち込みに注意する．強い磁場に引き寄せられ機械内の患者に向かい飛んでゆく場合がある．近年米国で小さな酸素ボンベが検査中の小児の頭部を直撃し，死亡事故が起きている．磁気カードなどは情報が消え使用不能となるので要注意．

読影に必要な基礎知識（例外が多いので成書を参考のこと）

- T1強調画像：水は黒く，脂肪は白く描出される．膿瘍などタンパク成分の多い液体はグレー．
- T2強調画像：水，血液とも白．これらの組合せで囊胞，膿瘍，血腫の鑑別が可能．

- **MRCP**：水が白く出る T2 強調画像の原理で膵管・胆道を描出し ERCP 様の画像を作成する．
- **MRA**：血液の流れのみを画像化して造影剤を使用せずに画像情報を得ることができる．
- **拡散強調画像**：水分子の拡散しやすさを見る．組織の密度をあらわす．腫瘍診断に有用．

それぞれの検査法にもいろいろなバリエーションがあり，脂肪信号のみを抑え，病変と脂肪の境界を明瞭にする脂肪抑制画像などは比較的一般的な手法である．

そのほかに多くの撮像方法があり，限られた検査時間の中で有効な検査を行う場合には撮影する部位や病変，目的などを検査担当者や放射線科医にしっかり伝える必要がある．"腹部ルーチン検査"と書いてある検査依頼票だけでは検査は行えない．

MR 造影剤

- **ガドリニウム造影剤**：T1 強調画像で CT のヨード造影剤と同様の増強効果を示す．肝細胞癌の診断では急速静注を行う dynamic 撮影が有用．
- **鉄系造影剤**：T2 強調画像で取り込まれた部位を黒くする効果がある（陰性造影剤）．SPIO と呼ばれる造影剤は正常の肝網内系のみに取り込まれ，正常肝の濃度を下げることにより転移性肝癌を良好に描出する．経口造影剤（消化管陰性造影剤）では腸管内の水の信号を消すことができるので膵臓や肝臓の T2 強調画像の撮影には必須の薬剤である．

CT と比べ投与の絶対量が少ないため（ガドリニウム造影剤では造影剤で体重 5 Kg あたり 1 ml）副作用の発現や腎臓への負荷が比較的少ない．しかしゼロではないので慎重な対応が必要であることには変わりない．

文献・参考図書

◇「腹部の MRI」（荒木 力 著），メディカルサイエンスインターナショナル，2000
　≫≫専門的な記載，本の Volume ともに多いが，正しく理解するにはこれくらい必要．

第3章　検査と基本手技へのアプローチ

12）⑤画像検査（血管造影検査）

那須政司，今井　裕

ポイント
▶ 適応，手技の基本の理解
▶ 救急対応を含めた IVR の理解

目的・適応

　血管解剖を見ることにより病変の性状・進展範囲・術前の解剖情報などを知ることができる．動脈を穿刺し太いカテーテルを刺入する比較的侵襲の大きな検査であり，外来検査で行われることは比較的稀．近年 CT などの発達により診断目的のみで行なわれることは少なくなり，血管塞栓術など治療を含めた検査（Interventional Radiology：IVR）がなされることが多くなっている．

　消化器領域では肝細胞癌（HCC）の塞栓術が比較的ポピュラーな IVR である．これは hyper vascular tumor である HCC に対し，ゼラチンスポンジや金属コイルなどで血流を遮断し，成長を止める手法である．塞栓効果を高めるために抗悪性腫瘍薬の経カテーテル動注を併用する場合もある．この場合，油性造影剤であるリピオドールを混注し，塞栓効果の確認に利用することが多い．効果は一時的であり半年〜1年間隔で繰り返し治療が必要．

　また HCC rupture による腹腔内出血に対しても塞栓術は緊急止血として有用な手法である．この場合には抗悪性腫瘍薬やリピオドールは使用しない．

　その他消化管出血の塞栓術，門脈圧亢進症に対する減圧術（TIPS），や静脈瘤の閉塞術（BRTO）などが行なわれることが比較的多い．

　経動脈的に処置を行なう場合，大腿動脈にカテーテルを刺入するので3〜24時間の刺入部の局所圧迫と安静が必要．特に肝硬変では凝固機能が低下している場合が多く注意が必要．また過度の圧迫は下肢静脈血栓，肺塞栓の原因となりえるので注意が必要．

文献・参考図書

◇「IVR マニュアル」（打田日出夫，山田龍作　編），医学書院，2002
　》》手技の解説から簡単な解剖まで記載された比較的コンパクトな本．
◇「腹部血管造影診断の基本と実際」（平松京一　編），金原出版，1997
　》》手技，読影についての詳細な解説がある．血管解剖についても詳しい．

12) ⑥画像検査（核医学検査）

那須政司，今井 裕

ポイント
- 使用されるアイソトープの種類および適応
- 検査イメージの意味の理解
- PET 検査の理解

種類・目的・適応

核医学検査は放射性同位元素を含むトレーサーを投与し，その体内分布から各臓器の機能などを見る検査である．心臓や神経，内分泌系の検査に有用なものも多いが消化器分野でも多くの検査がある．

- **消化管出血**：標識自家赤血球を用い，血管外へ漏出する血球成分を確認する（図）．1時間程度連続して撮影することが可能なので間歇的な消化管出血でも検出可能である．$^{99m}TcO_4^-$を使用して異所性胃粘膜を有するメッケル憩室や重複腸管など，消化管出血の原因疾患の同定も可能．
- **肝レセプターシンチ**：肝細胞に特異的に集積するトレーサーを使用することにより肝容量の測定が可能．肝機能の精査や肝切除術前の評価に使用される．
- **胆道シンチ**：胆汁排泄性の標識薬剤を投与して直後より約1時間撮影する．外傷や術後合併症，先天性胆道疾患などの胆道疎通性，胆道外漏出の診断ができる．
- **タンパク漏出シンチ**：標識アルブミンを投与後，約1時間連続撮影．消化管内への漏出を画像上確認できれば診断可能．この薬剤は消化管出血の診断にも使用可能．
- **ガリウムシンチ**：悪性リンパ腫，悪性黒色腫などに比較的強い集積を示す．悪性リンパ腫の病期診断，再発診断に有効．また膿瘍への集積もあり，不明熱での病巣診断に有効な場合もある．注射後約48〜72時間で撮影するので緊急検査には向かない．
- **骨シンチ**：各種悪性腫瘍の骨転移の検査に有用．前立腺癌や乳癌など骨形成を示す腫瘍で特に多用される．

PET 検査

^{18}FDG を使用しグルコース代謝の亢進している領域を診断する．健診目的での使用が話題になることが多いが，保険適応は一部の癌の病期診断・再発診断に限られている．

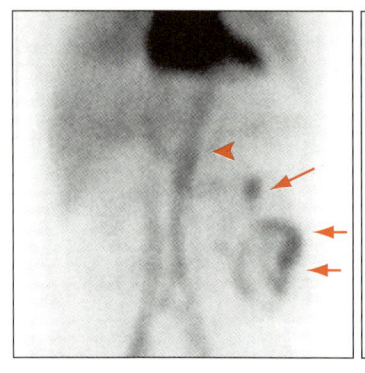

| 1）静注後 10分 | 2）静注後 15分 | 3）静注後 30分 |

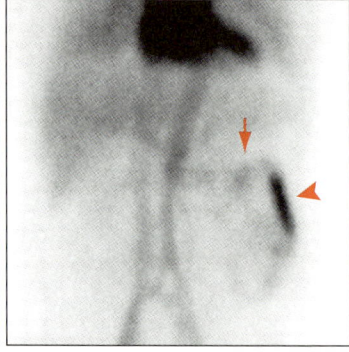

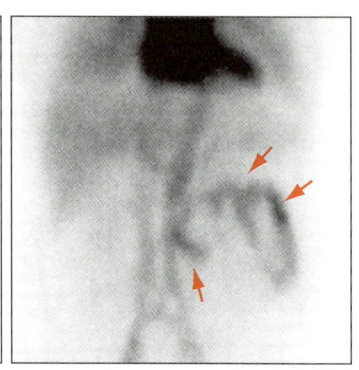

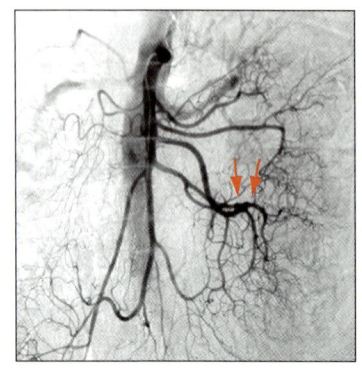

図 小腸出血シンチグラフィー（^{99m}Tc 標識赤血球）

1) 静注後10分の画像で左上腹部にループ状の集積が多数認められる（矢印）．集積の程度は大血管のプール像（矢頭）とほぼ同等．
2) 静注後15分では蠕動運動により集積部位の変化が見られる．また新たな強い集積（矢頭）は，間欠的な出血による集積を示す．
3) 30分後には集積が腹部正中方向に拡散し，上部空腸からの出血が疑われた．
4) 引き続き施行された腹部血管撮影では明らかな出血は確認できなかったが，空腸枝の一部に拡張，蛇行が見られ（矢印），この枝からの出血が疑われた．ゼラチンスポンジ（ゼルフォーム®）による塞栓術が行われ，止血が得られた．

4）腹部血管撮影
（上腸間膜動脈造影）

胃癌，食道癌，婦人科癌は現時点で保険適応外．多くの癌の診断に有用だが原発性肝癌，前立腺癌などでは代謝が異なるため検出しにくい．腎排泄性のため尿路疾患も同定しづらい．消化管には蠕動運動による糖代謝亢進（集積）が見られ，偽陽性がでることが多い．

文献・参考図書

◇「核医学ノート」（久保敦司，木下文雄 著），金原出版，2004
　　≫≫コンパクトにまとめて解説されている

第3章 検査と基本手技へのアプローチ

12) ⑦画像検査（超音波検査）

那須政司，今井 裕

ポイント
▶ 超音波検査の原理の理解
▶ 描出可能な臓器・病変の理解
▶ 超音波検査時の解剖の理解

原理・目的・適応・禁忌

　人間の可聴範囲外の波動（音波）を利用した検査．音響インピーダンス（主に組織の物質密度）の異なる臓器の境界で出る反射波を見て断層像を作成する．反射波を見るので自由な断層が作成可能．しかし正確な診断をするためには断層解剖の理解が必須である．

　腹部実質臓器病変のほとんどが適応だが，空気や骨があると信号（音波）が届かず検査不能．ドプラー法を利用すると血流の方向が同定可能である．またこれを利用して腫瘍の血流の有無も測定可能である．最近は小型化した機器もあり，外来診察室での利用も可能．救急疾患を含めた多くの疾患の鑑別が可能であるため，習得すべき検査の1つである．

　消化器疾患では肝臓の形態，腫瘍の有無およびその性状，胆嚢，脾疾患，膵疾患（多少の熟練が必要），腎疾患，消化管の腫瘤性病変，血管およびリンパ節の形態などが診断可能である．

　また，超音波ガイド下に穿刺針を使い生検や腹水・血腫の吸引をする場合もある．この場合専用のプローブと穿刺針があると使いやすい．超音波検査のみでは禁忌になる疾患は無いが，このような穿刺などを行なう場合は出血や誤穿刺などの合併症に注意が必要である．

臨床へのフィードバック

　超音波検査は手軽にできる反面，術者により描出能が異なる．手技，読影に不慣れなうちは熟練者の意見を謙虚に受け止める必要がある．

文献・参考図書
◇「実践エコー診断 日本医師会生涯教育シリーズ」（跡見 裕 他編），日本医師会，2001
　》》簡単な診断シェーマから実際の症例まで豊富な画像で解説されている

第3章 検査と基本手技へのアプローチ

到達目標

13）消化管造影X線検査

今井　裕

ポイント

▶ 消化管穿孔や腸閉塞が疑われる際には，バリウムを用いた造影検査は禁忌

▶ 病変の描出には，造影剤を溜める・はじくなどの操作と造影剤を流し切って撮影する方法がある

▶ 病変の鑑別には，隆起であるか陥凹性病変か，病変の数・分布，大きさ，肉眼型，陰影欠損や変形の有無の描出が重要

目的・適応・禁忌

腹痛，悪心嘔吐などの消化器症状，消化管出血や腹部腫瘤，貧血などを訴え，消化管病変が疑われる症例では造影X線検査の適応となる．ただし，腹部単純X線写真やCT検査にて腹腔内遊離ガスがみられ消化管穿孔が疑われる症例や腸閉塞が疑われる症例では，バリウムを用いた造影検査は禁忌である．このような症例では滅菌した水溶性造影剤（ガストログラフィン®）を用い，腸閉塞が疑われる症例では，イレウス管を挿入して減圧した後にイレウス管から水溶性造影剤を用いて閉塞部位および原因の検査を行う．

方法

1 上部消化管検査（表1）

A）造影剤および前処置

検査には，造影剤として硫酸バリウム製剤と炭酸ガスを発生する発泡剤が主に用いられる．硫酸バリウム製剤には多くの種類があるが，上部消化管検査には，高濃度低粘性バリウム（200〜240 w/v％）が一般的に用いられ，沈澱を防ぐために使用する直前に水を加えて調整，あるいは専用の攪拌器を使用する．また，検査開始の約5分前に鎮痙薬（抗コリン薬，あるいはグルカゴン製剤）を筋注している．胃内へのガスの注入には，発泡剤を少量の水で服用させる，あるいは経鼻ゾンデを用いて空気を胃内に注入する方法があり，後者は空気量を調節できる利点を有する．

B）食道の撮影手技

食道撮影は，フィルムを2〜3枚に分割して連続撮影が可能なフィルムスクリーン装置と秒間1〜7枚までの連続撮影（図1）ができるデジタル撮影装置が市販されている．撮影方法は，**下咽頭から頸部食道では正面と強い第二斜位，胸部食道は出来るだけ椎体との重なりをなくした第一斜位と第二斜位での撮影が基本**であるが，どちらか一方向の

表1 上部消化管X線撮影法

1. 上部食道（正面および強い第二斜位）
2. 中下部食道（第一斜位，第二斜位）
3. 立位充盈像
4. 腹臥位充盈像
5. 腹臥位二重造影像
   a) 幽門部〜胃体下部
   b) 胃体下部〜胃体中部
   c) 胃体上部〜穹窿部
6. 背臥位二重造影像
   a) 正面
   b) 第一斜位
   c) 正面〜第一斜位（4分割や拡大撮影）
   d) 第二斜位〜右側臥位（4分割や拡大撮影）
7. 右側臥位二重造影像（半立位）
8. 立位圧迫検査
9. 第一斜位二重造影像（半臥位）
   幽門部〜十二指腸球部
10. 左側臥位二重造影像
    a) 胃体下部〜胃体中部大弯
    b) 胃体上部〜穹窿部大弯

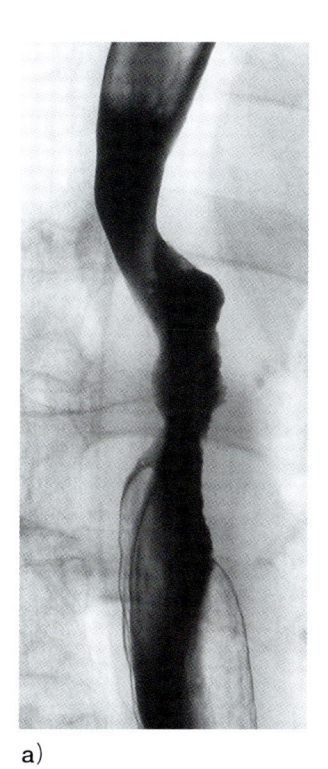

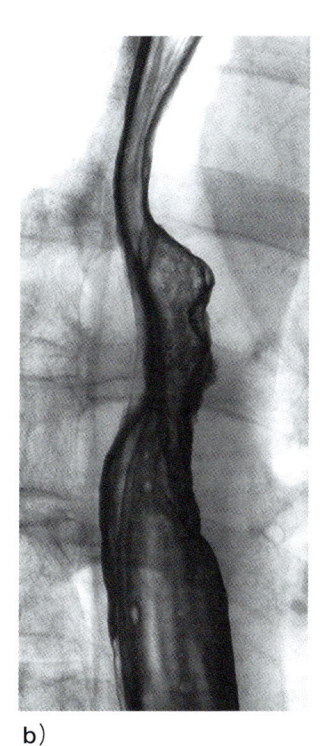

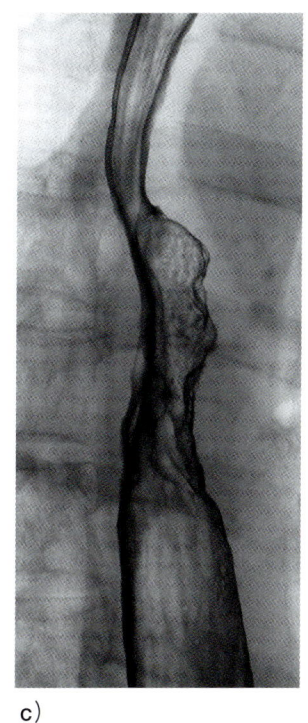

a)　　　　　　　b)　　　　　　　c)

図1 連続撮影による食道造影像
　1回の造影剤の服用にて，充盈像（a）から二重造影像（b，c）まで一度に撮影できる．

13）消化管造影X線検査　　127

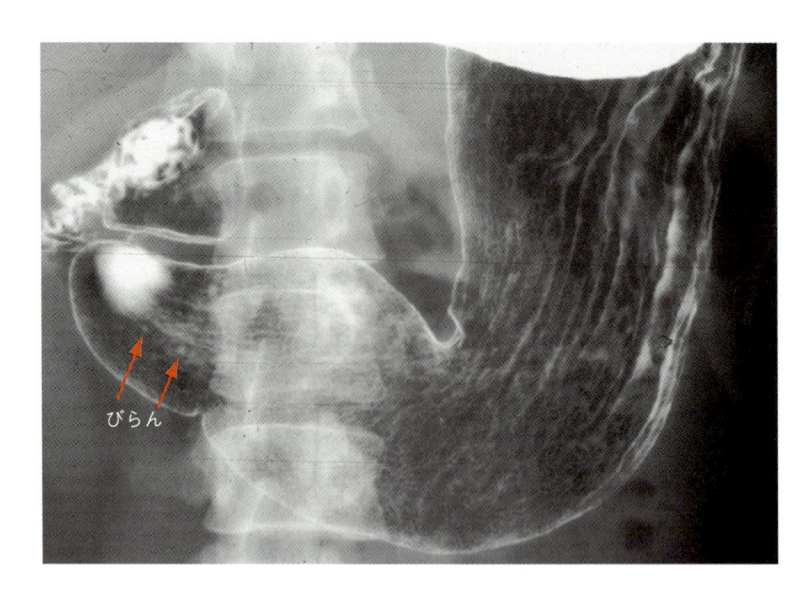

図2 360度廻転の体位変換後に撮影した二重造影像
造影剤は粘膜面に均一に附着し,胃小区や多発びらんも明瞭に描出される.

撮影であれば第一斜位を撮影する．造影剤の投与には 30 ～ 40ml の造影剤を口に含んでもらい一気に嚥下させる方法と 70 ～ 90ml の少し多めの造影剤を連続して飲ませる方法がある．前者は，二重造影像の撮影タイミングは取りやすいが，造影剤が食道粘膜全周に対して均等に分布しない可能性がある．後者は，充盈となっている状態が長いため，良い二重造影像を撮影するタイミングに個人差があって難しい場合がある．また，食道全長が充分に伸展し，広い範囲が二重造影像となっている状態を撮影するには，多少多めの発泡剤量を服用させる，あるいは造影剤の嚥下時に経鼻ゾンデから空気を注入して撮影する方法がある．

C）胃の撮影手技

　胃の撮影では，まず立位と腹臥位の充盈像を撮影するが，立位充盈像では病変の多い胃角部が自然な形で描出されるように撮影し，腹臥位充盈像では幽門部が充分に充盈するような体位で撮影する．また小弯および大弯線に陰影欠損や変形がみられる場合，あるいは腹臥位で圧排されて透亮像が観察された際には，これらの所見が明瞭となる体位で撮影する．最近では透視像が良くなったこともあり，異常所見がなければ腹臥位充盈像のみを撮影することが多くなった．

　良い二重造影像を撮影するには，まず造影剤を粘膜に均一に附着させる必要性があり，これにはまず 360 度廻転による体位変換が有効で，通常は背臥位から右側臥位および腹臥位に，さらに左側臥位から背臥位にする（図 2）．また，前壁の撮影には，腹臥位にて上腹部に布団を挿入し，頭低位（逆傾斜）として幽門部から胃体下部を撮影，続いて寝台を起こして半立位にすると胃底部から胃体部の前壁が二重造影像となる（図 3）．後壁の撮影には，右側臥位から背臥位，さらに左側臥位から背臥位にする体位変換を行

逆傾斜位　　　　　　逆傾斜位　　　　　　半立位
　　　布団

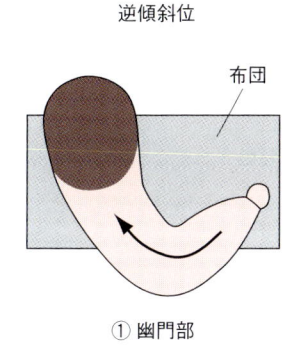

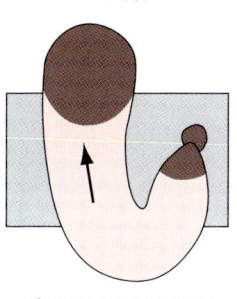

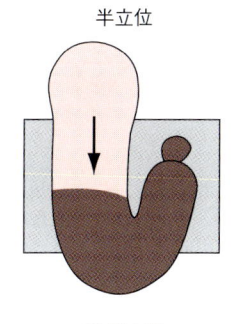

① 幽門部　　　　② 胃角から胃体下部　　　③ 胃上部

図3 **腹臥位での胃前壁撮影の手技**
①右腰を上げ造影剤を幽門部から胃体下部へ移動させ，頭低位にて撮影．②腹臥位正面位のまま頭低位にて撮影．③寝台を起こして，半立位にて胃上部を撮影．

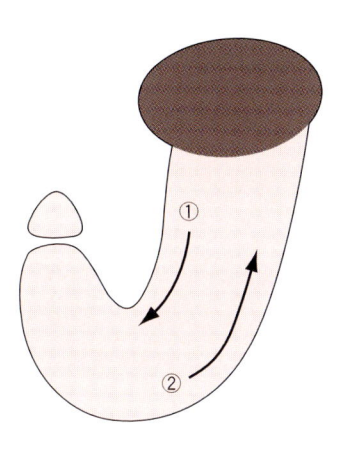

図4 **背臥位での体位変換による造影剤の流れ方**
①正面から右側臥位にすると造影剤は小弯寄りを流れる．②右側臥位から正面位にすると造影剤は大弯寄りを流れる．

うが，その際の造影剤の胃内での流れの原則（図4）を理解しておく必要があり，造影剤の量，体位変換の速度や角度により造影剤が分布する粘膜面を調整する．体位変換が速ければ，より小弯，あるいは大弯寄りに造影剤は分布する．また，この体位変換により粘膜に造影剤を附着させると同時に，造影剤の流れをみて病変を探すことが大切である．

次に，病変の表面の性状を描出するための二重造影像には，**病変部に造影剤を溜める，あるいは造影剤をはじくような体位で撮影する二重造影法Ⅰと完全に造影剤を流し切った状態で撮影する二重造影法Ⅱ**がある．前者は，造影剤が病変全体を充分に流れ，撮影する際には粘膜面ができるだけ水平位となり造影剤が均一に分布するような体位で撮影する必要がある．後者は，充分に造影剤が粘膜面に附着していれば，進行癌の周囲にみられる随伴Ⅱcの診断や表層拡大型のⅡcの進展範囲の診断に有用である．

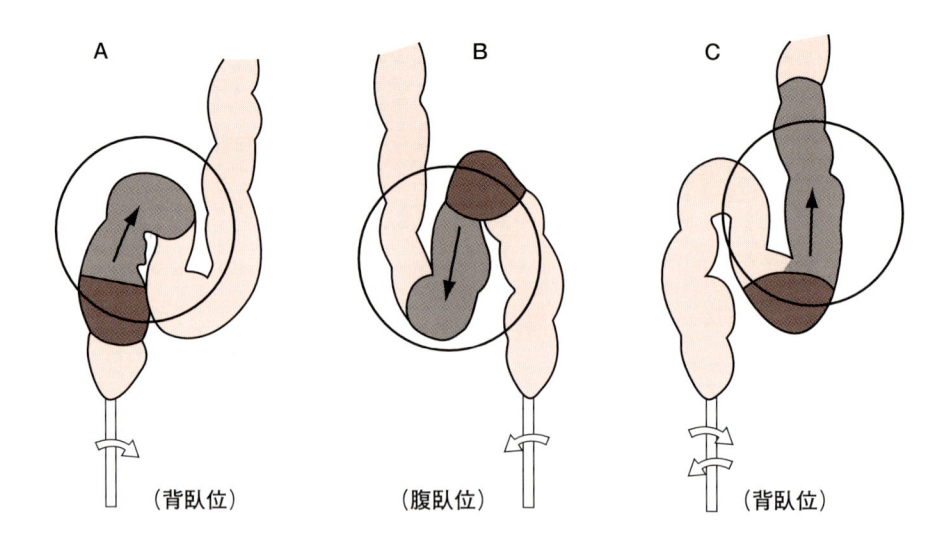

図 6 透視下での観察の要点
A) 背臥位の状態から左下さらに腹臥位にすると，造影剤は直腸からS状結腸へ移動する．この際に円印の区域のみの造影剤の動きに注目する．B, C) 次の口側の腸管に関心領域を設定して順番に観察していく（■で示す部位は造影剤の溜まり，■は口側の腸管，円印は検者の関心領域を示す）．

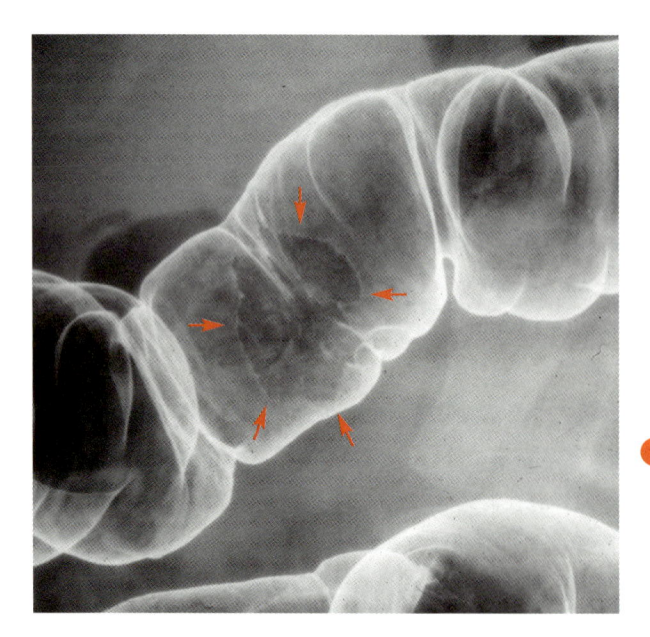

図 7 表面型腫瘍のX線像
横行結腸には，透視中に丈の低い表面型腫瘍が発見され（矢印），周囲に造影剤を集め充分に粘膜に附着させた後に撮影した二重造影像である．

⚠ 結果の解釈と臨床へのフィードバック

消化管腫瘍の診断には，**病変の大きさと肉眼型の描出が重要**である．肉眼型は，まず隆起と陥凹性病変に分類され，隆起では表面の性状から上皮性腫瘍か，粘膜下腫瘍かを診断し，陥凹性病変では，浅い陥凹なのか，あるいは深い潰瘍形成であるかを診断しな

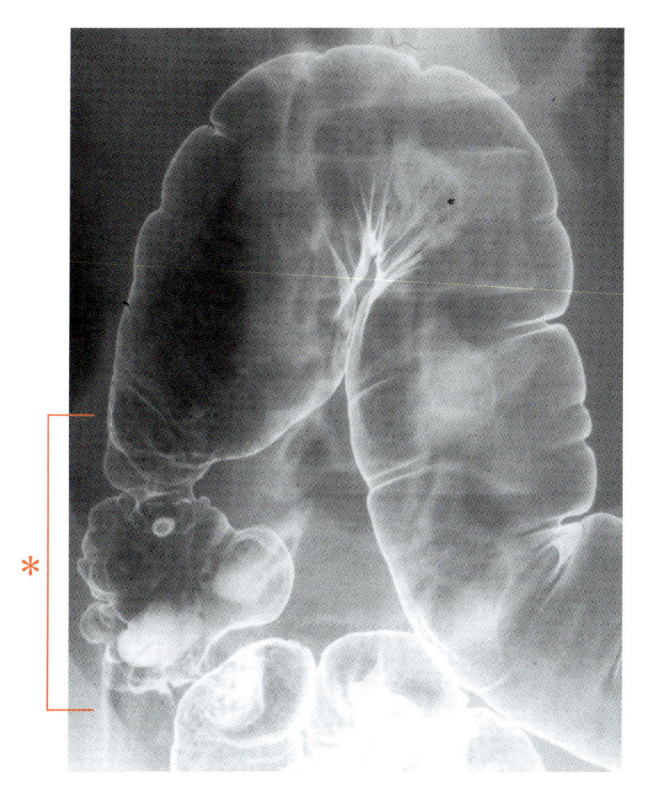

図8 陳旧性腸結核のX線像
上行結腸から盲腸は短縮し，粘膜面には粘膜集中を伴う多発潰瘍瘢痕と偽憩室様形成が認められ，陳旧性腸結核と診断される（＊）．

ければならない．一般的に癌の診断では，腫瘍径が大きいほど，さらに陥凹や潰瘍形成を有する腫瘍ほど深達度の深い癌を考える．また病変の数も重要であり，原則として胃のびらんも含めて単発病変は腫瘍を考える．一方，多発病変では炎症性疾患を第一に考え，もし腫瘍とすれば悪性リンパ腫を念頭に置く．

充盈像にて消化管の辺縁像にみられる明らかな陰影欠損は進行癌を示唆し，さらに陰影欠損中の添加像は，2型，あるいは3型の潰瘍形成を有する進行癌を示す所見である．また二重造影像にて浅い陥凹を示す陰影斑の有無は，Ⅱc病変か，良性の潰瘍瘢痕かを鑑別する際に重要であり，とくにⅡcの診断では陥凹縁や底の所見より，周囲粘膜と異なるある一定の面を有する領域を探す必要がある．また，炎症性腸疾患の診断では，びらんや潰瘍の形状，分布，さらに瘢痕に伴う腸管の変形が鑑別の決め手となる（図8）．

文献・参考図書

◇ 杉野吉則，今井 裕，熊倉賢二：1．上部消化管X線造影検査法の検討．造影手技のポイント「Ⅴ．消化管造影検査手技」（平松京一 編），pp280-293，秀潤社，1993
◇ 今井 裕，杉野吉則，熊倉賢二：2．小腸・大腸造影検査．造影手技のポイント「Ⅴ．消化管造影検査手技」（平松京一 編），pp294-305，秀潤社，1993
◇ 今井 裕，杉野吉則，熊倉賢二，他：小さな表面型（Ⅱ型）大腸上皮性腫瘍—見つけ方と処置．胃と腸，25：789-799，1990

第3章 検査と基本手技へのアプローチ

必修項目 到達目標

14）内視鏡検査

船越信介

ポイント

- ▶ 各種内視鏡検査の適応・禁忌を把握したうえで検査を行う
- ▶ 被検者に内視鏡の必要性，前処置および方法，偶発症，対処法（輸血，手術）などを説明するとともに文書で同意を得る
- ▶ 偶発症を防ぐために常に検査前・中の状態，苦痛の訴えに注意し，自分の内視鏡技術を見極めて危険と判断した場合は潔く撤退することが大切である

目的・適応・禁忌

1 上部消化管内視鏡検査

目的は，咽頭，食道，胃，十二指腸下行脚の領域の疾患の有無の確認，観察，組織採取による確定診断，治療および治療後の質的評価にある．上部消化管内視鏡検査の適応を表1に示す．上部消化管内視鏡検査の禁忌を表2に示す．循環動態が不安定な場合は酸素投与，血圧管理，輸血などでできるだけ状態を安定させてから検査を行うのが望ましい．内視鏡的粘膜切除術後に消化管穿孔が明らかな場合などは穿孔部位の確認あるいは穿孔部位のクリップ縫縮術を行う場合があり，同時に減圧・ドレナージのため胃管チューブを挿入することが大切である．イレウスチューブ挿入困難例でガイドワイヤー法や把持鉗子を用いる方法，イレウスエイド法で内視鏡を使用することがある（第3章-5，参照）．いずれの場合も内視鏡検査を行う有用性が危険性を上回る場合は行ってもよい．

2 下部消化管内視鏡検査

目的は，肛門，直腸，結腸，終末回腸の領域の疾患の有無の確認，観察，組織採取による確定診断，治療および治療後の質的評価にある．下部消化管内視鏡検査の適応を表3に示す．下部消化管内視鏡検査の禁忌を表4に示す．内視鏡の場合，生検，治療ができることや高齢者で体位変換が困難な患者においても施行できることが利点である．しかし高度の腸管の癒着や高度狭窄例，腸管外からの大腸への炎症の波及，瘻孔例など内視鏡挿入が困難な症例では注腸造影検査をうまく利用するのが得策である．

3 内視鏡的逆行性胆道膵管造影（ERCP：endoscopic retrograde cholangiopancreatography）

目的は，側視鏡を用いて十二指腸乳頭部から胆道，膵臓領域の疾患の有無の確認，膵管・胆管の走行，狭窄などの観察，組織，膵液，胆汁採取による確定診断，治療および治療後の質的評価にある．ERCPの禁忌を表5に示す．

ERCP時には必要に応じ管腔内超音波断層法（IDUS），経口膵胆道鏡検査（PCS，

表1　上部消化管内視鏡検査の適応

① 上部消化管疾患の有無の確認
② 吐血・下血患者に対する緊急内視鏡検査および止血術
③ 早期癌に対する内視鏡的粘膜切除術
④ PEG（percutaneous endoscopic gastrostomy：経皮内視鏡的胃瘻造設）
⑤ 各種癌のステント挿入
⑥ イレウスチューブ挿入
⑦ 超音波内視鏡

表2　上部消化管内視鏡検査の禁忌

絶対的禁忌

検査の同意が得られない場合

相対的禁忌

循環動態が不安定な場合（できるだけ状態を安定させてから検査を行う）
消化管穿孔が明らかな場合（穿孔部位の確認あるいは穿孔部位のクリップ縫縮術を行う場合がある）
イレウス（イレウスチューブ挿入困難例で内視鏡を使用することがある）
意識障害
耳鼻科領域の疾患で，スコープが通過困難な場合
検査当日の身体の具合が悪くかつ緊急性を要しない場合

表3　下部消化管内視鏡検査の適応

① 下部消化管疾患の有無の確認
② 下血患者に対する緊急内視鏡検査および止血術
③ 大腸ポリープ，早期癌に対する内視鏡的粘膜切除術
④ 各種癌のステント挿入
⑤ 経肛門的イレウスチューブ挿入
⑥ 超音波内視鏡
⑦ S状結腸軸捻転症における捻転解除

表4　下部消化管内視鏡検査の禁忌

絶対的禁忌

・検査の同意が得られない場合
・消化管穿孔が明らかな場合
・急性腹膜炎

相対的禁忌

・循環動態が不安定な場合（できるだけ状態を安定させてから検査を行う）
・意識障害
・炎症性腸疾患に伴う中毒性巨大結腸症
・検査当日の身体の具合が悪くかつ緊急性を要しない場合

PPS）が施行される．閉塞性黄疸で緊急減黄術を行う場合は経乳頭的胆管ドレナージ術または経皮経肝的胆管ドレナージ術が必要となる．

方法

1 インフォームド・コンセント

- 偶発症の説明，既往歴，薬剤アレルギー（キシロカイン，ヨード），内服薬（抗凝固薬，抗血小板凝集薬）の医療面接，感染症の検査の必要性

- 抗凝固薬，抗血小板薬は各薬剤の半減期を考慮し1週間から10日前より中止する．ただし脳梗塞，心筋梗塞などの疾患を有するものの中でもハイリスク群では抗凝固薬，抗血小板凝集薬を内服させたまま，内視鏡観察のみを行い生検は行わない場合もある．
- 被検者に内視鏡の必要性，前処置および方法，偶発症，対処法（輸血，手術）などを説明すると共に文書で同意を得る．

2 前処置

A）上部消化管内視鏡検査

- 検査前日夜9時以降は絶食とする．
- 検査直前に，胃内消泡剤，塩酸リドカイン（キシロカイン®）ビスカスによる咽頭麻酔を行う．塩酸リドカインの副作用としてショック，急激な体温上昇，筋硬直，過呼吸，発汗，アシドーシス，高カリウム血症，ミオグロビン尿，振戦，痙攣，眠気，不安，過敏症などがある．鎮痙薬（消化管蠕動抑制薬）の使用禁忌を表6に示す．副交感神経遮断薬（臭化ブチルスコポラミン）を使用する際は緑内障，心疾患，前立腺肥大などの有無を必ず確かめ，疑われる時はグルカゴン製剤（グルカゴンG・ノボ®）を使用する．グルカゴンの禁忌は褐色細胞腫である．糖尿病患者ではグルカゴン使用による反応性の低血糖（インスリン分泌促進により投与後1〜2時間後に起こる）に注意を要する．臭化ブチルスコポラミンでは眼の調節障害，めまい，眠気などが起こることがあり，患者さんが不安を訴えることがあるためよく説明してあげることが大切で，車の運転は危険である．

B）下部消化管内視鏡検査

前処置の例を下記に示す．前処置が悪いと検査時間が長くなり観察が不完全となるため，検査前の排便の状態を患者からよく聞いて場合によっては高圧浣腸などを追加することが大切である．

表5 ERCPの禁忌

検査の同意が得られない場合
全身状態が著しく不良
造影剤過敏症，特にアナフィラキシーショック
急性膵炎（胆石症を除く）
慢性膵炎急性増悪

表6 鎮痙薬（消化管蠕動抑制薬）の使用禁忌

臭化ブチルスコポラミン	グルカゴン製剤
前立腺肥大による排尿障害 重篤な心疾患 緑内障 出血性大腸炎 麻痺性イレウス 細菌性下痢 臭化ブチルスコポラミンに対する過敏症の既往歴	褐色細胞腫

- ゴライテリー法
    - PEG-ELS（ニフレック®）1包 ＋ 水2,000 ml
- クエン酸マグネシウムを用いた方法
    - クエン酸マグネシウム（マグコロールP®）100g ＋ 水1,800 ml
    - ゴライテリー法に比べると洗浄力でやや劣るが，水分量，味覚の点で優れている．
- Brown変法
    - 強い狭窄がある場合はBrown変法を選択する
    - 検査食を用いた前処置
    - 腸管洗浄効果が劣る
- 無処置あるいは浣腸
    - 炎症性腸疾患で高度の炎症がある時期，大腸癌による腸閉塞

C) ERCP

原則として前処置は上部消化管内視鏡検査と同じである．検査前より輸液ラインを確保し，補液する．検査時には鎮静薬を使用する．

3 モニタリング

苦痛のない内視鏡検査を行うため鎮痛薬，鎮静薬を用いる施設が多くなってきたが，これらの薬剤を用いて検査を受ける被検者には，パルスオキシメーターが必要である．心疾患，重症患者では必要に応じて血圧測定と心電図モニター管理を行い，呼吸抑制と血圧低下に充分注意する．

4 検査後処置

患者の全身状態に注意し，検査台より降りてもらうが，鎮静薬などを使用した場合は車椅子で他のベッドに移動して休憩してもらう．vital signをチェックし異常を確認する．検査後の注意として，前処置に使用した薬剤による副作用に対する注意，検査後1～2時間の飲食の禁止（誤嚥防止），車の運転の禁止があげられる．生検を施行した場合は出血を起こす可能性があるため，吐血，下血などの症状が出現した場合はすぐに病院に連絡するよう説明するとともに文書を明記して手渡す．また抗凝固薬，抗血小板凝集薬の再開の時期を説明する．

原則としてERCP時にはタンパク分解酵素阻害薬を投与しておく．ERCP終了後2～3時間後に血算，血清アミラーゼ値を測定し，貧血の進行の有無と血清アミラーゼ値が正常値の2倍未満で腹痛のないことを確認して安静解除し，飲水を再開する．血清アミラーゼ値が2～3時間後に比べて5時間後で上昇している場合や腹痛が持続している場合は術後急性膵炎を疑い，絶飲食を続行しタンパク分解酵素阻害薬，抗菌薬を投与する．腹痛消失，アミラーゼ値低下を確認してから食事を再開する．

5 偶発症

内視鏡検査に伴う偶発症を表7に示す．日本消化器内視鏡学会偶発症対策委員会の'93年より'97年までの消化器内視鏡関連の偶発症に関する第3回全国調査報告[1]では，前処置における偶発症の発生頻度は0.0014％（約70,000検査に1人），死亡頻度は

表7	内視鏡検査に伴う偶発症

- リドカインによるアレルギー（声帯浮腫, 気道閉塞）
- 副交感神経遮断薬によるショック, 眼の調節障害, めまい, 眠気
- グルカゴン製剤によるショック, 低血糖症状
- 穿孔：食道入口部が最も多い. 最近では内視鏡的粘膜切除（EMR）後の穿孔が増加
  スライディングチューブ挿入時, ERCPにおける十二指腸穿孔
- 出血：生検時やEMR時, 過度な送気によるMallory Weiss症候群,
  スライディングチューブ挿入時
- 下剤：悪心, 嘔吐, 脱水, 血圧低下, イレウス, 腸管穿孔
- ERCP後急性膵炎, 急性胆管炎

0.0001％, 上部消化管内視鏡検査における偶発症の発生頻度は0.007％であった. 大腸内視鏡検査における偶発症の発生頻度は0.04％, 死亡頻度は0.00081％であった. ERCPにおける偶発症の発生頻度は0.1％であった.

6 施行方法

施行方法は消化器内視鏡ガイドラインや他の成書に譲る.

結果の解釈と臨床へのフィードバック

病変を見つけたら, 診断は何か, 治療法は何を選択すべきか常に念頭において検査を行う.

文献・参考図書

1) 日本消化器内視鏡学会偶発症対策委員会（金子栄蔵　他）：消化器内視鏡関連に関する第3回全国調査報告 -1993年より1997年までの5年間. Gastroenterol Endosc., 42：308-313, 2000
◇「消化器内視鏡ガイドライン第2版」（日本消化器内視鏡学会監修）, 医学書院, 2002
◇ 松田浩二　他：上部消化管内視鏡検査. medicina, 40：262-266, 2003
◇ 五十嵐正広：大腸内視鏡検査. medicina, 40：268-273, 2003
◇ 日本消化器内視鏡学会偶発症対策委員会（金子栄蔵　他）：内視鏡的逆行性膵胆管造影検査（ERCP）の偶発症防止のための指針. Gastroenterol Endosc., 42：2294-2301, 2000

memo

鎮静薬を使用した被検者に検査終了時に拮抗薬を使用した場合でも休憩場所で1〜2時間休める必要がある. 拮抗薬の半減期が鎮静薬より短い場合, 再鎮静し転倒, ふらつき, 呼吸抑制が起こることがあるため注意が必要である.

第4章

疾患マネジメントの実際
～診断のポイントと治療の基本

1) 消化管出血	140
2) 胃食道逆流性疾患（GERD）	146
3) 消化性潰瘍	151
4) 胃癌	156
5) イレウス	162
6) 炎症性腸疾患（潰瘍性大腸炎とCrohn病）	166
7) その他の腸の炎症性疾患（感染性腸炎,憩室症など）	175
8) 急性虫垂炎と急性腹症	180
9) 大腸癌	186
10) 急性肝炎	191
11) 慢性肝炎	194
12) 肝硬変・肝癌	203
13) アルコール性肝障害と脂肪肝	212
14) 自己免疫性肝疾患（自己免疫性肝炎と原発性胆汁性肝硬変）	218
15) 薬剤性肝障害	225
16) 急性膵炎	229
17) 慢性膵炎	237
18) 胆石症・急性胆嚢炎・胆管炎	240

第4章 疾患マネジメントの実際 〜診断のポイントと治療の基本

必修項目 到達目標

1）消化管出血

小林健二

> **ポイント**
> ▶ 急性消化管出血の患者に対する初期対応で重要なことは，出血の重篤度の把握，予後に関して高危険群を同定すること，および速やかに血行動態を安定させることである
> ▶ 病歴聴取は簡潔に，しかし重要事項をもらさずに聞くことが大事であり，並行して血行動態を改善するための治療を必要に応じて行う

病態

消化管出血は大きく，吐血，下血，血便など臨床上明らかな**顕性出血**（overt bleeding）と，鉄欠乏性貧血や便潜血検査陽性で発見される**不顕性出血**（occult bleeding）に分けられる．さらに，出血源が明らかにできない消化管出血を obscure bleeding と呼ぶ．obscure bleeding は顕性出血の形をとるものと不顕性出血の形をとるものがある．本稿では，顕性出血のうち**急性消化管出血**について解説する．

急性消化管出血とは，鮮血またはコーヒー残渣様の血液を口から吐く（吐血），または肛門から排出する病態である．トライツ靭帯より口側および肛門側からの出血は，それぞれ上部消化管出血，下部消化管出血と定義される．上部消化管出血では一般にタール便（メレナ）や吐血を伴う．一方，下部消化管出血では鮮血または暗赤色の血液あるいは凝血塊が肛門から排出される（血便，hematochezia）．消化管出血における便の性状は，出血部位を推測する1つの手掛かりに過ぎず，上部消化管出血でも大量出血の場合は鮮血便をきたしうるし，近位小腸からの出血ではしばしば黒色便を認める．これらの症状に加え，出血の程度により頻脈，血圧低下を認めることもあり，大量出血の場合はショックに陥る．

診断の進め方

急性消化管出血は通常，**吐血**，**下血**などを主訴に来院するため診断は比較的難しくない．重要な点は出血量の推定，併存疾患の有無，高危険群の同定を，診断・治療と並行して行うことである．これは上部消化管出血，下部消化管出血にかかわらず必ず行わなければならない．病歴聴取，診察では次に述べることに注意する．

1 病歴（表1）

急性消化管出血の場合，後述する処置と並行し，的を絞り簡潔に病歴を聴取する．消化管出血の既往の有無や以前出血をきたしたときの診断は，原因疾患を推定するうえで

表1 急性消化管出血症例において病歴聴取で聞くべき重要事項[1]

- 年齢
- 消化管出血の既往
- 消化器疾患の既往
- 手術歴
- 内科的合併症（肝疾患，虚血性心疾患，肺疾患など）
- NSAID／アスピリン服用歴
- 腹痛
- 排便習慣の変化
- 体重減少／食欲低下
- 口咽頭疾患の既往（消化管以外からの出血の可能性を除外するため）

役に立つ．アルコール摂取歴や肝疾患の有無は，食道静脈瘤出血の可能性を判断するために重要な情報となる．内服薬については特に抗凝固薬やNSAID，アスピリンの服用歴がないかを聞く．以前の手術歴は内視鏡検査を行うにあたって解剖を把握するためにも重要である．そのほか，体重減少，食欲低下，排便習慣の変化が最近認められた場合は悪性腫瘍の存在を疑う．

2 身体所見

静脈瘤出血は致死率が高いため，疑われた場合は内視鏡検査および治療を緊急に行う必要がある．したがって，身体所見においても肝硬変を疑わせる所見（**クモ状血管腫，手掌紅斑，黄疸，脾腫，腹水**など）の有無に留意する．それ以外に，腹部の診察においては手術痕，腫瘤，圧痛の有無を忘れずに観察する．また，急性消化管出血の症例では必ず直腸指診を行う．痔疾，直腸腫瘍の有無はもちろん，便の性状の観察は出血部位，出血量を推測するうえで重要である．

3 検査

まず行う検査として，**血算，凝固（PT，APTT），生化学（肝機能，BUN，クレアチニンを含む），血液型，クロスマッチ**があげられる．出血から間もないうちに採取された血算では，ヘマトクリット値が実際に失われた血液量を反映せずに，高めに出る．そのため，出血量を予測する際には臨床所見も含めて総合的に判断する必要があり，出血直後のヘマトクリット値のみを用いて，出血量を過小評価しないようにする．また経時的な変化をみることも重要である．

上部消化管出血の場合，消化管内へ流出した血液中のタンパクが腸管内の細菌により分解され尿素が生成され，これが腸管より吸収されるために血清クレアチニンに比し尿素窒素（BUN）の上昇が大きくなる．出血により糸球体濾過率が低下し，BUN／クレアチニン比がやや上昇することがあるが，前述の要素も加わりBUN／クレアチニン比の上昇は上部消化管出血でよく認められる．

身体所見で腹部に反跳痛を認める場合，消化管穿孔も考慮しなければならない．消化管穿孔がある場合の内視鏡検査は禁忌であり，穿孔が疑われる場合はまず単純X線や

CT検査などで遊離ガスの有無を確認する．

以上の処置を行った後に診断目的の検査を行う．消化管内視鏡技術の発達に伴い診断と同時に治療が行われる場合が多くなった．消化管出血の場合，内視鏡検査が第1選択となる場合が多いが，そのほかに，状況によっては出血シンチグラフィーや血管造影が選択されることがある．診断にあたっての検査の組み立ては，消化器専門医が行うべきことであり本稿の趣旨をはずれるため割愛する．

初期治療

病歴の聴取に並行して，出血の重篤度や患者の危険因子を把握し，できるだけ速やかに血行動態の安定をはかる．ショック状態のときは，少なくとも循環血液量の20～25％が出血により失われている（表2）．来院時の患者の血圧，脈拍数が正常範囲内の場合は，患者を背臥位より起座位または立位にし，血圧と脈拍の変動を調べる．体位を変えた直後には血圧および脈拍の生理的な変動がみられるため，1～2分待ってから血圧および脈拍を測定する．収縮期血圧の10mmHg以上の低下または脈拍の15拍/分以上の増加がみられた場合，循環血液量の10～20％（約500～1,000m*l*）の喪失を示唆すると考えられている．立位にして血圧・脈拍を測る場合，患者がめまいなどを訴えて転倒する場合もあるので充分に気をつけなければならない．

急性上部消化管出血の患者の中でも死亡率が高い群を表3に示す．高危険群ではより迅速にかつ注意深く治療に臨む必要がある．

表2　血行動態と出血量[1]

血行動態 （バイタルサイン）	出血量（％） （血管内血液量に対する割合）	出血の重症度
ショック	20～25	大量
体位変換による変化あり （起立性低血圧・頻脈）	10～20	中等度
正常	<10	少量

表3　急性上部消化管出血の高リスク群[2]

- 静脈瘤出血
- 高齢者
- 合併症のある患者
- 入院中の出血（死亡率　25％：外来患者では3.7％）
- 大きな潰瘍（>2cm）
- 来院時ショック状態の患者
- 緊急手術を要する患者

以下に急性出血患者に対して，まず行うべきことをあげる．

1 静脈路の確保

特に，低血圧で来院した患者や活動性出血のある患者では18G以上の太さのカニューレを末梢より2本挿入し静脈路を確保するか，中心静脈ラインの挿入を考慮する．

2 輸液

輸液は生理食塩液やリンゲル液などの細胞外液補充液を用い，バイタルサインの正常化と適正な尿量の確保を目標に輸液を行う．輸液量が不足し，低血圧が遷延すると多臓器不全に陥るので注意を要する．心不全や腎不全をもつ患者において必要な輸液量の判断に迷う場合はスワン・ガンツカテーテルの挿入も有用である．

3 バイタルサイン・尿量のモニター

これらを持続的にモニターし，輸液量の調節をする．再出血時には，しばしばバイタルサインの変動がみられるので，持続的なモニターが有用である．心肺疾患のある患者では中心静脈圧のモニターも有用である．

4 輸血

患者の状態・合併症を考慮し，必要であれば輸血を行う．冠動脈疾患などの合併症をもつ患者や高齢者ではヘマトクリット値30％を目標に輸血する．一方，合併症のない若い患者の場合は，ヘマトクリット値が20％を切る場合に輸血を考慮する．門脈圧亢進症の患者が食道静脈瘤出血で来院した場合，過度の輸血により再出血をきたしうるので，ヘマトクリット値が27〜28％を越えないように輸血する．

凝固障害や血小板減少を伴う場合は，それぞれ新鮮凍結血漿と血小板輸血にて補正する．

5 経鼻胃管の挿入と胃内の洗浄

経鼻胃管の挿入は上部消化管出血が疑われる場合に行う．上部消化管からの大量出血の場合でも鮮血便をきたしうるので，吐血がなくてもバイタルサインなどから上部消化管の大量出血が疑われる場合には経鼻胃管を挿入し血液が吸引されるかを確認する．また吸引された胃内容と便の色により，出血量や患者の予後をある程度予測できる．経鼻胃管から鮮血が吸引され肛門からも鮮血の排出が認められる場合には上部消化管からの大量出血を示唆し，最もリスクが高い患者である．

経鼻胃管挿入のもう1つの目的は，緊急内視鏡検査の前に胃内の残渣，血液を可能な限り除去することである．これにより内視鏡検査を行いやすくするのみならず，胃内容を誤嚥するリスクを減らすことができる．しかし，通常の経鼻胃管では胃内の大きな凝血塊を取り除くことは不可能であり，口から径の太いチューブを挿入することが必要になることもある．

経鼻胃管で胃洗浄を行う際は，患者を左側臥位とし，約300mlの水道水を注入したあとに吸引することを数回繰り返す．冷水や蒸留水などを用いる必要はない．十二指腸潰瘍からの出血の場合は血液が吸引されないこともあるが，胆汁が吸引されてかつ血液が吸引されない場合は，少なくとも活動性の十二指腸潰瘍出血の可能性は低い．

1）消化管出血

6 気道の確保

特に肝硬変患者における食道静脈瘤出血などの場合，大量出血に加え，肝性脳症による意識障害をきたすことがある．このような場合，放置すると大量の誤嚥を起こしかねないので，上記処置とともに気道を確保するために気管挿管を行う．

7 消化器専門医への連絡

急性消化管出血の診断・治療として，緊急内視鏡検査が非常に有用であるが，通常の内視鏡検査と比較し，経験と技術を要する．このような処置は専門医に任せるべきであり，内視鏡検査を行うタイミングなどの判断も含めて，消化器専門医に早めにコンサルトをする．

注意点

- 急性消化管出血の初期治療において最も重要なことは，出血量を推定し，できるだけ早く血行動態を安定させることである．バイタルサイン，尿量などを頻回にモニターしつつ輸液量を調節し，ショックを遷延させないことが大事である．
- 体位変換による変動を含めたバイタルサインの測定（もちろん，最初からショック状態の患者に体位変換によるバイタルサインの変動をみる必要はない）と直腸指診は，患者の状態把握に非常に重要であり，必ず行う習慣をつける．これらを行わないことは，胸痛があり虚血性心疾患を疑う患者に心電図を施行しないことに匹敵すると肝に銘じて欲しい．
- 高齢者，入院中の患者などの高リスク群を早い段階で見極め，特にこのグループの患者に対しては細心の注意を払い，積極的に治療を行うことが重要である．

症例（消化器出血）

症 例：	75歳 女性
主 訴：	タール便
既往歴：	糖尿病，糖尿病性腎症のため維持透析を受けている
現病歴：	約3週間前に転倒し腰部を打撲した．腰痛が続くためかかりつけの医師よりNSAIDの投薬がされていた．昨日よりタール便を自覚．本日もタール便が持続し，ふらつきもあるため来院．
身体所見：	意識清明，体温 36.8℃，血圧 110/64mmHg（仰臥位）　98/58mmHg（坐位），脈拍 106/分（仰臥位）　126/分（坐位） 眼瞼結膜は貧血様，黄疸なし，大動脈弁領域で収縮期駆出性雑音（Ⅲ/Ⅵ）を聴取．上腹部に軽度の圧痛を認めるが，反跳痛はなし．直腸診でタール便を認める．
検査所見：	WBC 9,800 /μl, Hb 5.4 g/dl, Ht 16.1%, Plt 12万/μl BUN 82mg/dl, Cr 6.2mg/dl
経 過：	同日施行した緊急内視鏡検査にて，胃体部から前庭部にかけて多発する潰瘍を認めた．露出血管を伴う潰瘍はなく，輸血およびPPIにて治療を行った．
コメント：	NSAIDに伴う潰瘍はときに腹痛はなく，貧血や吐血・下血を契機に診断されることがある．治療の原則はNSAIDを中止し，潰瘍の治療を行うことである〔第4章3）消化性潰瘍の項参照〕．

文献・参考図書

1) Rockey, D. C. : Gastrointestinal bleeding. Gastrointestinal and Liver Disease, 7th Ed, (Feldman, M. et al. eds.), pp211-248, Saunders, Philadelphia, 2002
   ≫≫消化器内科に関する代表的な英語のテキストの消化管出血に関する章

2) Elta, G. H. : Approach to the patient with gross gastrointestinal bleeding. Textbook of Gastroenterology, 3rd Ed, (Yamada, T. ed.), pp714-743, Lippincott Williams & Wilkins, Philadelphia, 1999
   ≫≫消化器内科に関する代表的な英語のテキストの1つであるが，1)に比べ基礎医学的な事項が詳細に書かれている．

◇ AGA : Technical review on the evaluation and management of occult and obscure gastrointestinal bleeding. Gastroenterology, 118 : 201-211, 2000
   ≫≫本稿ではあまり触れなかったが，出血源がわからない，あるいは不顕性出血の患者に対するアプローチが詳細に書かれている．

◇ Acute gastrointestinal hemorrhage. Digestive diseases self-educational program (DDSEP) Ⅲ (Wilcox, C. M. ed.), pp121-145, American Gastroenterological Association, Bethesda, Maryland, 2002
   ≫≫アメリカ消化器病学会（AGA）が出している生涯教育用のテキスト．2年おきに改訂されており，2004年にはDDSEP Ⅳが出た．重要事項がよくまとめられている．

memo

第4章 疾患マネジメントの実際 〜診断のポイントと治療の基本

2）胃食道逆流性疾患（GERD）

小林健二

> **ポイント**
>
> ▶ 胃食道逆流性疾患（GERD）をきたす病態には複数の因子が関与するが，そのなかでも重要なものは一過性下部食道括約筋弛緩である
>
> ▶ 典型的な症状は胸やけ，逆流であるが胸痛，咳嗽，喘息などが GERD による症状であることもある
>
> ▶ 治療の主体は H_2 受容体拮抗薬（H_2RA）やプロトンポンプ阻害薬（PPI）による酸分泌抑制である

病態

　胃食道逆流性疾患（gastroesopahgeal reflux disease：GERD）は食道上皮が胃酸に曝露されることにより，粘膜の損傷または胸やけを中心とした症状をきたすものである．胃食道逆流は生理的にも認められるが，過度の胃酸の食道への逆流，または食道における胃酸のクリアランスの低下，あるいは両者の組合わせにより GERD をきたす．

　胃から食道への逆流を防ぐメカニズムとして，①下部食道括約筋（lower esophageal sphincter：LES），②横隔膜脚による LES の外部からの圧迫，③LES の腹腔内の存在，④横隔膜食道靱帯による下部食道の横隔膜脚への固定，⑤His 角を鋭角に保つことによる flap valve 機構，が関与している．

　胃から食道への逆流が生じるメカニズムは大きく3つある．そのなかで最も大きな役割を果たすのは，一過性下部食道括約筋弛緩（transient LES relaxation：TLESR）である．残る2つは一過性に上昇した腹腔内圧が LES 圧を凌駕する場合と LES 静止圧が低いため胃酸が食道へ自然に逆流する場合である．TLESR は嚥下と関係なく起こり，蠕動を伴わない．また，横隔膜の収縮は抑制され，嚥下時と比較して長い時間（10秒〜60秒）弛緩している．TLESR は正常人でも認められ，ガスによる胃の伸展，立位，脂質を含む食事により起こる．内視鏡的に食道粘膜傷害を認めない胃食道逆流症（non-erosive reflux disease：NERD）を含む比較的軽症の GERD では，TLESR が逆流の主体となっている．より重症の GERD では食道裂孔ヘルニアなどの逆流防止バリアーの欠損が重要となる．

　GERD の病態には，食道による胃酸のクリアランスも関与する．食道は蠕動により逆流内容物を除去すると同時に，唾液により胃酸は中和される．そのほかに GERD の病態に関与する因子として，食道粘膜の防御機構，胃排出能の低下，食事（脂質を含む食事，就寝前の食事など），喫煙・アルコールなどがあげられる．

食道粘膜に異常を認めないNERDでは，約3分の1で24時間食道pHモニタリングが正常であるが，これら患者では生理的な胃酸の逆流に対して食道粘膜が過敏になり症状をきたすことが推測されている．

診断のポイント

本邦においても，GERDは比較的多く遭遇する疾患となったが，GERDを診断するにあたってのgold standardはない．**胸やけ**，**逆流**が典型的症状であるが，非典型的症状としては**気管支喘息**，**慢性咳嗽**，**胸痛**などがあげられる．

通常，典型的な症状を認め病歴からGERDが考えられる場合にはエンピリカルに治療を行ってもよい．しかし，次のような患者では精査を行う必要がある．すなわち，前述の非典型的症状を有する場合，症状の持続期間が長い場合（バレット食道を除外する目的も含む），治療により症状が改善しない場合，長期にわたる治療が予測されるとき，嚥下困難，嚥下時痛，吐血，体重減少など悪性腫瘍の合併の可能性を示唆する症状があるときには精査を行う．上述のアプローチは費用効果的に優れるが，エンピリカルな治療により胃食道の悪性疾患や消化性潰瘍などの症状をマスクする可能性も忘れてはならない．明らかなエビデンスはないものの，胃癌の罹患率が上昇する50歳以降では，投薬を長期間行う前に内視鏡検査で評価をしておくことが望ましい．

1 上部消化管内視鏡検査

診断の手段としては内視鏡検査が第一選択となる．食道胃接合部直上にびらん，潰瘍，バレット上皮を認める場合にはGERDと診断できる．内視鏡所見に関してはいくつかの分類があるが，そのなかでよく用いられるロサンゼルス分類を示す（表）．内視鏡所見の重篤度と症状の程度の相関はそれほど強くない．また，内視鏡所見が陰性かつ典型的な胸やけを訴える患者（内視鏡所見陰性のGERD，いわゆるNERD）の割合は決して少なくなく，内視鏡検査はGERDについて特異度は高いものの，感度は高くない．

表 逆流性食道炎の内視鏡所見による分類（ロサンゼルス分類）

Grade A	1カ所またはそれ以上の粘膜傷害の長径が5 mmを超えず，かつ隣り合う2条の粘膜ひだの頂上を超えて広がらないもの
Grade B	1カ所またはそれ以上の粘膜傷害の長径が5 mmを超えるが，隣り合う2条の粘膜ひだの頂上を超えて広がらないもの
Grade C	1カ所またはそれ以上の粘膜傷害が2条以上の粘膜ひだに連続して広がっているが，3/4周以下にとどまるもの
Grade D	1カ所またはそれ以上の粘膜傷害が3/4周を超えて広がるもの

2 24時間食道pHモニタリング

24時間食道pHモニタリングは長い間GERD診断のgold standardと考えられてきた．しかしながら，内視鏡所見陽性のGERD患者の約4分の1，またNERD患者の約3分の1でpHモニタリングは正常であり，本検査の感度はそれほど高くない．NERD患者で治療により症状の改善のない場合，GERD患者に対する治療で手術を考慮する場合の術前の評価，非典型的症状に対してエンピリカルな治療が無効である場合などは，24時間食道pHモニタリングのよい適応であるが，本邦では限られた施設でのみpHモニタリングが可能であり，適応と考えられる場合にはこのような施設へ紹介することになる．

治療

GERDに対する治療の目標は，症状の軽減，食道炎の改善，症状の再発の予防，合併症の予防である．

1 非薬物療法（生活スタイルの改善）

胃から食道への逆流を増加させる因子を除去することは生理学的に意義があるが，実際にこのような方法の有効性を示すデータはほとんどない．

脂肪を多く含む食事はTLESRを増加し，かつ胃排出能を低下させる．また，アルコール，タバコ，チョコレート，はっか，コーヒーなどはLES圧を低下させる．これらをなるべく避けることは，逆流予防の点で理にかなっているが，ごく軽度のGERDを除いて治療の主体となるものではない．さらに，カルシウム拮抗薬をはじめとするさまざまな薬剤がLES圧を低下することは知られているが，先述のごとく胃から食道への逆流において大きな役割を果たしているのはTLESRであり，かつこれら薬剤は他の併存疾患の治療で欠かせない場合が多いため，薬剤を中止するのは現実的でない場合が多い．

2 薬物治療

軽症のGERDに対しては制酸薬の投与で症状の軽快を図ることができる．軽症であっても症状が頻回である場合，あるいは中等症以上の場合，薬物治療の主体は胃の酸分泌を抑制し，食道の胃酸への曝露を減らすことである．通常量のH_2受容体拮抗薬（H_2RA）により約6割の患者で症状の軽減を認め，約5割で食道炎の治癒を認める．一方，プロトンポンプ抑制薬（PPI）はH_2RAよりも治療効果の点で優れていることが，多くの研究で示されている．食道炎の改善は約90％の患者で認められるが，症状の改善については75％～80％にとどまる．GERDは慢性疾患であり，投薬を中断すると再発することが多い．維持療法の効果においてもPPIはH_2RAよりも優れている．治療にあたっては，H_2RAより開始し，無効であれば増量またはPPIへの変更をはかる方法と（step up法），最初にPPIを投与し，症状が改善した時点で減量またはH_2RAへ変更する方法（step down法）があるが，どちらの方法が優れるかのはっきりした結論は出ていない．

消化管運動改善薬の投与は食道からの胃酸のクリアランスや胃排出能を改善し，LES圧を上昇することにより，胃から食道への逆流や食道粘膜の胃酸への曝露を減らすことが期待できる．以前はシサプリドがこの目的で用いられたが，同薬は発売停止となり，保険診療上，逆流性食道炎に対して適応が認められた消化管運動改善薬は現在ない．メ

トクロプラミド（プリンペラン®），ドンペリドン（ナウゼリン®），モサプリド（ガスモチン®）などで同様の効果が期待できるが，これらは保険適応ではない．

3 その他の治療

上記の薬物療法でほとんどの GERD の症状をコントロールすることができるが，薬物療法が無効である場合，外科的手術が適応となる場合がある．また，欧米ではすでに行われているが，GERD に対する内視鏡的治療も近い将来に本邦で行われるようになるかもしれない．詳細については成書を参照されたい．

!注意点

胸やけは外来でも比較的よく遭遇する訴えであるが，同時に，嚥下困難，嚥下痛，体重減少などのいわゆる「警告症状」がないかをよく確認する必要がある．最初に充分な評価を行わずに，漫然と薬物治療をしてしまうと癌などの重大な疾患の発見を遅らせてしまう可能性がある．診断に少しでも疑問があるときや，「警告症状」を認めるときには内視鏡による評価を行うべきである．また，胸痛，慢性咳嗽，喘息など非典型的な症状をきたすことを忘れず，このような症状に出くわしたら GERD の存在も念頭に置くようにする．

症例（胃食道逆流性疾患）

症　例：	47歳　男性
主　訴：	胸焼け
既往歴：	高血圧，高尿酸血症　いずれも42歳時より加療を受けている
嗜　好：	喫煙：20本/日　25年間，　飲酒：日本酒　2合/日を週2～3回
現病歴：	3～4カ月前より，食後特に揚げ物などを食べたあとに胸焼けを自覚するようになった．市販の胃薬を時々服用して様子をみていたが，最近になりほぼ毎日胸焼けが出現するため消化器内科外来を受診．嚥下困難，体重減少はない．
身体所見：	身長　165 cm，体重　76 kg（BMI　27.9），血圧　132/84 mmHg，脈拍　78/分，貧血，黄疸なし　胸腹部に異常所見を認めない．
検査所見：	血算に異常なし．AST 50 U/l，ALT　46 U/l，γ-GTP 98 U/l
経　過：	後日施行した上部消化管内視鏡検査では，食道裂孔ヘルニアと逆流性食道炎（LA 分類 Grade B）を認めた．PPI の投与開始とともに，禁煙と減量の重要性を説明し，今後外来で経過を見ることとした．
コメント：	若年者で典型的な GERD の症状があるときには，内視鏡検査を行わずに内科的治療を行うことがある．しかし，中高年の患者や病悩期間が長い場合，あるいは狭窄，出血などの合併症がある場合，または悪性疾患を疑わせる「警告症状」がある場合には，内視鏡検査の適応となる．食道炎のグレード分類はいくつかあるため，表記するときにはどれを用いたのかを明記するか，具体的に食道炎の程度を記述するようにする．ちなみに，日本で用いられている Grade 0 や M は，オリジナルの LA 分類では用いられていない．

📖 文献・参考図書

◇ DeVault, K. R. & Castell, D. O. : Practice guidelines. Updated guidelines for the diagnosis and treatment of gastroesophageal reflux disease. Am. J. Gastroenterology, 94 : 1434-1442, 1999
　≫≫ American College of Gastroenterology（ACG）が中心となってまとめたGERDの診断，治療に関するガイドライン．

◇ Dent, J. et al. : An evidence-based appraisal of reflux disease management --- the Genval workshop report. Gut., 44（suppl 2）: S1- S16, 1999

◇ Pope, C. E. : Acid-reflux disorders. New Engl. J. Med., 331 : 656-660, 1994
　≫≫ 10年前の逆流性食道炎に関する総説であるが，病態に関しては今でも参考になる．

◇ Mittal, R. K. & Balaban, D. H. : The esophagogastric junction. New Engl. J. Med., 27 : 924-932, 1997
　≫≫ 解剖学的な事項も含めGERDの病態について理解するのに適した文献．

memo

第4章　疾患マネジメントの実際 〜診断のポイントと治療の基本

必修項目　到達目標

3）消化性潰瘍

小林健二

> **ポイント**
> - 消化性潰瘍の二大原因はヘリコバクター・ピロリ感染とNSAIDである
> - 副腎皮質ホルモンは，単独では消化性潰瘍の発症のリスクを上げないが，NSAIDと併用することにより消化性潰瘍発生のリスクが上昇する
> - ヘリコバクター・ピロリ感染による潰瘍では，除菌成功後は原則として維持療法は必要ない
> - NSAIDによる潰瘍の予防の効果が認められている薬剤はプロスタグランジン製剤，プロトンポンプ阻害薬，高用量のH_2受容体拮抗薬である

病態

胃酸やペプシンの影響を受けて消化管の粘膜に潰瘍を形成するものを総称して消化性潰瘍と呼ぶ．ほとんどは胃潰瘍または十二指腸潰瘍であるが，メッケル憩室に異所性胃粘膜が存在することによりできる潰瘍も消化性潰瘍である．「消化性潰瘍」の名のごとく，潰瘍形成の原因は胃酸とペプシンであると考えられていた．しかし，多くの十二指腸潰瘍の患者では胃酸分泌は亢進しておらず，胃潰瘍の患者では胃酸分泌が正常もしくは低下していることが明らかとなった．現在では，胃酸は潰瘍形成に必要であるが，胃酸単独で潰瘍が生じることは少なく，他の因子も関与していると考えられている．

消化管粘膜のホメオスタシスは粘膜の防御因子と攻撃因子がバランスをとることで保たれている．防御因子は大きく前上皮（pre-epithelial），上皮（epithelial），上皮下（postepithelial）の3段階に分けられる．前上皮の防御因子として上皮細胞の管腔側に形成される粘液，重炭酸の層がある（図）．また，上皮最表面にはリン脂質により構成される疎水層が存在し，水を含む胃内容物から胃上皮を守る．胃内ではpH 2の胃液は上皮の上に形成された重炭酸の層の影響を受け上皮最表面ではpH 7前後となる．上皮レベルではapical cell membraneとtight junctionにより水素イオンの上皮細胞内への拡散が防御されている．さらに，上皮細胞内へ入った水素イオンはbasolateral cell membraneにあるポンプ（Na^+/H^+ exchangerなど）により細胞外へくみ出される．これらの防御因子の存在にもかかわらず潰瘍ができたときには迅速な修復機能により潰瘍は修復される．上皮下の防御因子は粘膜血流である．粘膜血流によりエネルギー，あるいは粘液，重炭酸分泌に必要な物質を上皮細胞に供給する．これらの防御因子と粘膜の修復・治癒機構が損なわれたときに潰瘍が形成される．

消化性潰瘍の病因として最も多いのがヘリコバクター・ピロリ（*H. pylori*）感染と非

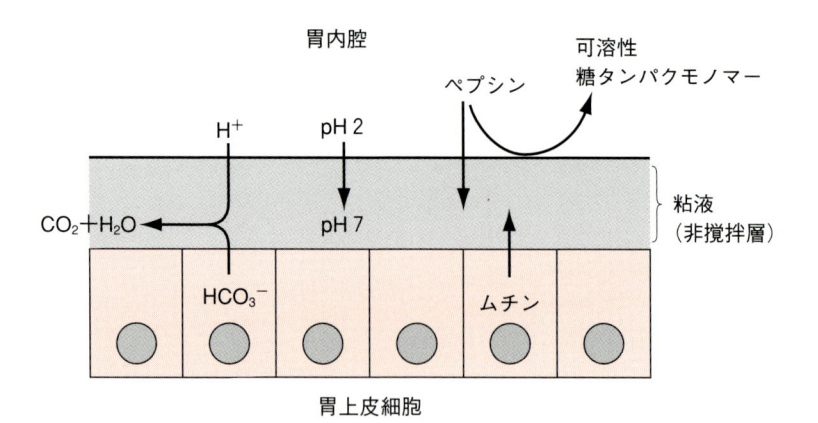

図 前上皮レベルでの胃酸からの防御[1]

胃表層の上皮細胞から重炭酸イオンおよびムチンが分泌され，上皮表層に非撹拌層（unstirred layer）を形成する．この層により，胃酸は中和され上皮細胞表面のpHは7となる．

ステロイド系抗炎症薬（NSAID）である．*H. pylori* による胃粘膜障害因子としてはサイトトキシン（CagA，VacAなど），好中球由来の活性酸素，アンモニアと活性酸素から生成されるモノクラミン，プロテアーゼなどが関与する．また，本菌の定着により宿主の胃粘膜上皮から炎症性サイトカインの分泌などを引き起こす．さらに，胃酸分泌への影響，環境因子などの関与も報告されている．

一方，NSAIDは局所的な作用を介して消化管粘膜の傷害をきたすのに加えて，プロスタグランジン生成を抑制することにより，胃上皮細胞からの粘液，重炭酸の分泌低下，粘膜血流の低下，上皮細胞の増殖の低下，酸による組織障害の修復機構の障害などがもたらされ，その結果潰瘍が形成される．したがって，腸溶薬，座薬，静脈投与により，局所的な作用を防ぐことはできるが，いずれの剤形であっても消化性潰瘍は起きうる．

● 消化性潰瘍の危険因子

A) 喫煙

喫煙は消化性潰瘍および合併症の危険因子である．さらに喫煙は潰瘍再発の危険因子と以前は考えられていた．しかし，*H. pylori* 除菌成功後は，喫煙により潰瘍再発率は上昇しないことがわかっている．

B) アルコール

アルコールは胃酸分泌を刺激する．また，高濃度のアルコールは，消化管粘膜に傷害をきたす．しかしながら，飲酒により消化性潰瘍の発症が増加することを示すデータはない．

C) 副腎皮質ホルモン

従来，副腎皮質ホルモンにより消化性潰瘍の発生が増加すると考えられていた．高用量のステロイドと消化性潰瘍の因果関係を示す一部のデータはあるものの，ほとんどの報告では，副腎皮質ホルモンと消化性潰瘍とに因果関係を認めておらず，現在，副腎皮質ホルモンは消化性潰瘍の危険因子ではないと考えられている．しかし，副腎皮

質ホルモンと NSAID を同時に用いると，消化性潰瘍のリスクは NSAID 単独投与のときと比べ上昇する．

D）食事

患者によっては，ある種の食事により上腹部症状をきたすことがあるが，特定の食事と消化性潰瘍との因果関係を示すデータはない．

E）精神的ストレス

精神的ストレスと消化性潰瘍の発生との因果関係を示すデータは少ないが，例えば阪神大震災の後，出血性胃潰瘍の発生が増加したという報告は，両者の因果関係を示すものかもしれない．しかし，日常生活におけるストレスが潰瘍発生にどの程度寄与するのかは明らかでない．

診断のポイント

1 症状

消化性潰瘍の古典的症状は心窩部痛で，痛みの性状は「焼けるような」痛みのことが多い．十二指腸潰瘍の場合は食後 2～3 時間または空腹時に腹痛を訴えることが多く，食事や制酸薬で軽快する．一方，胃潰瘍の場合は，十二指腸潰瘍と比較して食後まもなくに腹痛を自覚することが多く，食事や制酸薬で軽快しないことも少なくない．食欲低下や体重減少は胃潰瘍において，より高頻度に認められる．一方，症状だけから良悪性を鑑別することは多くの場合難しい．さらに，すべての消化性潰瘍をもつ患者が腹痛を自覚するわけではなく，特に長期間 NSAID を使用している患者が，前駆症状なしに消化管出血のために受診することはまれではない．また消化性潰瘍と同様の症状を訴えるにもかかわらず，消化管粘膜に全く異常を認めない場合もある．したがって，症状のみから消化性潰瘍の診断を下すのは困難である．

2 身体所見

合併症のない消化性潰瘍の場合，心窩部に圧痛を認めることがあるが，この所見の感度，特異度は決して高くない．タール便を認める場合は出血を疑う．また，腹膜刺激症状がある場合は潰瘍の穿孔を疑う．

3 検査

消化性潰瘍の存在診断を目的に上部消化管 X 線検査および内視鏡検査が行われる．検査時に他疾患（逆流性食道炎，胃炎など）の有無の評価，生検，$H.\ pylori$ の検査（迅速ウレアーゼ検査，培養）などを同時に施行できる点，および検査の精度が優れる点から内視鏡検査が第一選択として行われることが多い．十二指腸潰瘍の頻度が高く，胃癌の罹患率が低い 20～30 歳代の患者に対して消化性潰瘍を疑ったとき，エンピリカルに治療を行い，改善がない場合や症状の再燃がある場合に上部消化管 X 線検査または内視鏡検査を行うアプローチもある．しかしながら，症状のみから消化性潰瘍の存在を確定することは難しく，機能性胃腸症などとの鑑別や $H.\ pylori$ の除菌を含む長期的な治療方針決定のためには，X 線検査または内視鏡検査を行うことが望ましい．

治療

1 急性期の治療

出血，穿孔，狭窄などの合併症を伴う場合を除き，急性期の治療の中心は薬物療法である．薬物療法のなかでも H_2 受容体拮抗薬（H_2RA）やプロトンポンプ抑制薬（PPI）による酸分泌抑制が主体となる．H. pylori の除菌によらない胃潰瘍治療は，PPI が第一選択薬であり，PPI が使用できない場合は，H_2RA，選択的ムスカリン受容体拮抗薬，あるいは一部の防御因子増強薬を投与するが，H_2RA を投与することが望ましい．

2 H. pylori の除菌療法

H. pylori 陽性の消化性潰瘍では，除菌の成功により，維持療法を行わなくても潰瘍の再発は有意に抑制される．また，H. pylori の除菌により潰瘍の治癒が促進されるため，H. pylori 陽性の消化性潰瘍に対しては，同菌の除菌を積極的に行うことが推奨される．現在，わが国で認められている除菌のレジメンは PPI，アモキシシリン，クラリスロマイシンの 3 薬の組合わせのみである．

3 NSAID 潰瘍

NSAID による消化性潰瘍の場合，可能であれば同薬を中止し，通常の潰瘍治療を行う．NSAID の中止が不可能の場合は PPI あるいはプロスタグランジン製剤（エンプロスチル，ミソプロストール）を投与するが，プロスタグランジン製剤では腹痛，下痢の副作用により投薬が制限されることがある．

一方，NSAID による胃潰瘍の再発予防に対して有効性が示されているのは，プロスタグランジン製剤，PPI，高用量の H_2RA である．常用量の H_2RA あるいは他の粘膜保護薬は NSAID 潰瘍再発を予防する根拠はなく，これらの薬剤投与は推奨されない．さらに，NSAID を投与する予定のある患者で，H. pylori 陽性の場合は，除菌により潰瘍の発生を減少させることができるので除菌すべきであると考えられる．また，選択的 COX-2 阻害薬は従来の NSAID と比較して，消化性潰瘍の発生が少なく，長期に NSAID を投与しなければならない患者では同薬を用いるのも 1 つの選択肢となる．

4 維持療法

H. pylori の除菌治療を行わない場合は，潰瘍が治癒したあとも再発予防のために維持療法を行うことが勧められている．プラセボを対照とした二重盲検比較試験において維持療法の有効性が示されているのは，シメチジン 400mg/日，800mg/日，ラニチジン 150mg/日，ロキサチジン 75mg/日，ファモチジン 20mg/日，ニザチジン 150mg/日，スクラルファート 2g/日，3g/日，4g/日，ランソプラゾール 15mg/日，30mg/日である．現在，本邦では消化性潰瘍に対する PPI の投与は胃潰瘍で最大 8 週間，十二指腸潰瘍で 6 週間であり，維持療法として用いることはできない．

注意点

消化性潰瘍の二大原因は H. pylori と NSAID であり，消化性潰瘍に遭遇したら必ずこの 2 点を確認するようにする．慢性関節リウマチなどの疾患をもち，長期に NSAID を

内服しなければならない患者ではNSAIDを中止することは困難であるが，消化性潰瘍の予防効果があることが示されているのはPPI，プロスタグランジン製剤，高用量のH$_2$RAだけであり，このような潰瘍発生のリスクの高い患者ではこれら薬剤の使用を考慮する（ただし，診療を行う地域でこれら併用が保険診療上認められているかを確認する必要がある）．

症例（消化性潰瘍）

症 例： 26歳　男性

主 訴： 心窩部痛，黒色便

既往歴： なし

現病歴： 1週間前から空腹時に心窩部痛を自覚するようになった．また，3日前から便が黒いことに気付いた．市販の胃薬を内服したが症状の改善がないため来院した．NSAIDの服用歴はない．

身体所見： 体温　36.5℃，血圧　116/70 mmHg，脈拍　96/分　（起立性変化は認めない）
意識清明，貧血・黄疸なし，心肺に異常を認めない．心窩部にごく軽度の圧痛を認めるが，反跳痛はない．直腸診で少量のタール便を認めた．

検査所見： WBC 9,800/μl, Hb 13.4 mg/dl, Ht 39.2％, Plt 18万/μl
BUN 36 mg/dl, Cr 1.1 mg/dl, AST 32 U/l, ALT 28 U/l

経 過： 同日に施行した上部消化管内視鏡検査でA1ステージの十二指腸潰瘍を認めた．潰瘍底に露出血管はなく，潰瘍からの活動性出血も認めなかった．迅速ウレアーゼテストが陽性であったため，同日より*H. pylori*の除菌を開始した．

コメント： 典型的な十二指腸潰瘍の症例である．消化性潰瘍を認めた場合には，必ず*H. pyroli*のチェックを考慮することを忘れてはならない．

文献・参考図書

1) Feldman M. Gastric secretion. Feldman M, Friedman LS, Sleisenger MH（ed）： Gastrointestinal and Liver Disease, 7th Ed, pp.715-731. Saunders, Philadelphia. 2002

◇ 「EBMに基づく胃潰瘍診療ガイドライン」（科学的根拠に基づく胃潰瘍診療ガイドラインの策定に関する研究班），じほう，2003
≫≫ EBMの手法を用いて作成された，わが国の胃潰瘍診療ガイドラインで，消化性潰瘍に関する一般的事項も説明されている．

4) 胃　癌

船越信介

> **ポイント**
> ▶ 日本胃癌学会発行の「胃癌治療ガイドライン」を参照し治療を行う
> ▶ 日本胃癌学会発行の胃癌治療ガイドラインの存在をまず患者に説明する必要がある

病態

　1999年における悪性新生物の部位別死亡数の統計によると，胃癌は男性で肺癌に次いで2位，女性では1位である．男女比は2：1．年齢は60歳前後．一般に腸上皮化生粘膜より分化型癌が，胃固有粘膜（胃底腺粘膜，幽門腺粘膜）より未分化型癌が発生する．肉眼型別頻度は早期癌：進行癌＝1：1で，進行癌では2型，3型が多い．早期癌において未分化型癌のほとんどが陥凹型で，分化型癌は隆起型と陥凹型があり，隆起型のほとんどが分化型癌となる．

　胃癌の発症機序は不明であるが，リスク要因としてヘリコバクター・ピロリ感染，食塩の過剰摂取，喫煙などが考えられている一方，野菜・果物が胃癌に予防的であるとされている．また胃癌発生の分子機構としてテロメア・テロメラーゼの変化，遺伝子不安定性，癌抑制遺伝子の異常，細胞周期調節遺伝子の異常，増殖因子遺伝子の異常などさまざまな観点から研究されている．

診断のポイント

1 症状
　心窩部痛，胃部膨満感，つかえ感，体重減少，胸やけ，食欲不振などがあるが特異的なものはない．

2 血液検査
　腫瘍マーカーとしてCEA，CA19-9，AFP（AFP産生胃癌）などがあるが特異的ではない．治療効果判定に使う際は腫瘍マーカーの変動は参考にとどめる．

3 胃透視
　浸潤範囲・深達度・狭窄の評価を行う

4 胃内視鏡検査
・胃体中部小彎側が最も発生頻度が高い
・噴門部癌の増加が報告されており，内視鏡観察における盲点となりやすいのでスコープの回転，左右アングルにてよく観察することが必要である．
・正確な生検採取による癌の確定診断．

・正確な浸潤範囲，深達度診断，潰瘍（瘢痕）の有無，組織型により治療法が選択される（色素内視鏡，拡大内視鏡，超音波内視鏡を併用）．

5 胸部・腹部単純X線
肺転移，イレウス，腹水の有無

6 腹部超音波，腹部（骨盤）CT検査
遠隔・リンパ節転移の評価，腹水の有無

7 注腸造影検査あるいは大腸内視鏡検査
浸潤，他臓器疾患の有無

8 胸部CT，頭部CT，骨シンチグラフィ
肺・脳・骨転移が疑われる場合は行う

9 腹腔鏡検査，腹水洗浄細胞診
ステージ診断のため行われるようになってきている

治療

日本胃癌学会発行の「胃癌治療ガイドライン」を参照し治療を行う．日常診療として推奨すべき治療法と治療効果の評価が確立していない治療あるいは一部の施設で研究的に施行されている治療法とにわけて記載されている（表1，2）．一般施設で基準となるのは前者である．

1 切除治療

手術治療を含む切除が基本である．ガイドラインの基準を満たす早期胃癌に対しては内視鏡的粘膜切除術（endoscopic mucosal resection：EMR）を行う．その適応外の症例に対しては手術治療を行う．ガイドラインでは，定型手術に対して，切除範囲・郭清範囲の縮小を考慮した縮小手術（A，B），定型手術を超える拡大手術，非治癒手術（減量手術，緩和手術）の概念が明記された．

2 非切除治療

化学療法，放射線療法，免疫療法，温熱化学療法，レーザー照射治療，緩和医療などがあるが，その中でも化学療法の最近の進歩がめざましい．現時点ではあくまでも化学療法による完全治癒は困難で，癌の進行に伴う臨床症状の発現を遅らせることと，生存期間の延長が目標となる．

3 Stage IA（T1N0）

EMRの具体的な適応条件：2cm以下の肉眼的粘膜癌で組織型が分化型．肉眼型は問わないが，陥凹型ではUl（－）に限る．EMRの切除標本の組織学的検索が重要で，切除断端，最深部の癌の浸潤を正確に診断するために一括切除を原則とする．その結果追加治療の有無を決定する．EMRの適応外の粘膜癌で術中N0と判断される症例は縮小手術Aの適応となる．深達度がSMで術中N0と判断され1.5cm以下の分化型癌であれば縮小手術A，それ以外のSM癌は縮小手術Bを行う．縮小手術Aは胃2/3未満の切除範囲でD1とNo.7リンパ節（下部領域の胃癌であればNo.8リンパ節）を郭清する手術である．縮小手術Bは胃2/3未満の切除範囲でD1とNo.7，8a，9リンパ節（下部領域の胃癌で

表1 日常診療における Stage 分類別の治療法の適応（文献1より）

	N0	N1	N2	N3
T1（M）	ⅠA EMR（一括切除） 〔分化型，2.0 cm 以下， 　陥凹型ではUL（－）〕 縮小手術A[1] （上記以外）	ⅠB 縮小手術B[1] （2.0 cm 以下） 定型手術 （2.1 cm 以上）	Ⅱ 定型手術	Ⅳ 拡大手術 緩和手術（姑息手術） 化学療法 放射線治療 緩和医療
T1（SM）	ⅠA 縮小手術A （分化型，1.5 cm 以下） 縮小手術B （上記以外）			
T2	ⅠB 定型手術[2]	Ⅱ 定型手術	ⅢA 定型手術	
T3	Ⅱ 定型手術	ⅢA 定型手術	ⅢB 定型手術	
T4	ⅢA 拡大手術（合切）[3]	ⅢB 拡大手術（合切）		
H1, P1, CY1, M1, 再発				

1）縮小手術 A，B：定型的切除を胃の2/3以上切除とすると，それ未満の切除を縮小切除とする．option として大網温存，網嚢切除の省略，幽門保存胃切除（PPG），迷走神経温存術などを併設する．またリンパ節郭清の程度により縮小手術 A（D1＋α）と縮小手術 B（D1＋β）に分けた
　　αの郭清部位：部位にかかわらず No.7，また病変が下部にある場合はさらに No.8a を追加する
　　βの郭清部位：No.7，8a，9 を郭清する
2）定型手術：胃の2/3以上切除と D2 郭清
3）拡大手術（合切）：定型手術＋他臓器合併切除
4）Stage 別の手術法は術中の肉眼による Stage に基づいたものであり，縮小手術の適応において疑問の余地がある場合は定型手術が勧められる

あれば No.8 リンパ節）を郭清する手術である．

4 Stage ⅠB（T1N1, T2N0）

T1N1 の場合は 2cm 以下であれば縮小手術 B，2cm 以上であれば定型手術を行う．T2N0 の場合は定型手術を行う．定型手術は主として根治手術を目的とし標準的に施行されてきた胃切除法で，胃の 2/3 以上切除と D2 リンパ節郭清を施行する術式である．

5 Stage Ⅱ（T1N2, T2N1, T3N0）

すべて定型手術の適応となる．

6 Stage ⅢA（T2N2, T3N1, T4N0）

T2N2，T3N1 で定型手術，T4N0 で拡大手術を行う．定型手術では根治が望めず，多臓器合併切除あるいは D2＋α または D3 のリンパ節郭清など，定型手術を超える術式が拡大手術である．

表2 臨床研究としてのStage分類別の治療法の適応（文献1より）

	N0	N1	N2	N3
T1（M）>2.0 cm	ⅠA EMR（分割切除） EMR（切開剥離法） EMR 不完全例に対する レーザー治療など	ⅠB 腹腔鏡補助下切除	Ⅱ	Ⅳ 拡大手術（合切・郭清） 減量手術 化学療法（全身・局所） 温熱化学療法
T1（SM）	ⅠA 局所・分節切除 腹腔鏡下局所切除 腹腔鏡補助下切除			
T2	ⅠB 腹腔鏡補助下切除	Ⅱ 術後補助化学療法	ⅢA 術後補助化学療法	
T3	Ⅱ 術後補助化学療法 術前化学療法	ⅢA 拡大手術（郭清）[1] 術後補助化学療法 術前化学療法	ⅢB 拡大手術（郭清） 術後補助化学療法 術前化学療法	
T4	ⅢA 化学療法 術前化学療法 術後補助化学療法 放射線療法	ⅢB 拡大手術（合切・郭清）[1] 化学療法 術前化学療法 術後補助化学療法		
H1, P1, CY1, M1, 再発				

[1] 拡大手術（郭清）：拡大リンパ節郭清を意図した拡大手術
　拡大手術（合切・郭清）：他臓器合併切除と拡大郭清を行う拡大手術

7 Stage ⅢB（T3N2，T4N1）

T3N2で定型手術，T4N1で拡大手術を行う．

8 Stage Ⅳ（N3，H1，P1，CY1，M1）

　Stage Ⅳは多くの場合，根治的治療は不可能であるが，非治癒切除として行う場合がある．胃切除により腫瘍量を減らし延命を目的とする減量手術，出血，狭窄，低栄養などの切迫した症状を改善するための緩和手術とがある．

　切除不能進行・再発症例，あるいは非治癒切除（根治度C）症例で，全身状態が比較的良好（PS0-2），主要臓器機能が保たれている症例では化学療法を第1に考慮する．胃癌に対する標準的化学療法として，フッ化ピリミジン（5-FUなど）とcisplatin（CDDP）を含む化学療法が有望であるが，現時点で標準治療として推奨すべき化学療法の投与法は確立していない．しかしS-1，CPT-11，タキサンなど新規抗癌薬による奏効率の上昇がみられ期待されている（表3）．

　末期患者には無効な抗癌薬治療を漫然と施行するべきではなく，緩和医療を中心としたbest supportive therapyの適応も考慮すべきである．

表3 胃癌の主な化学療法例

1．FP療法
2．MTX＋5-FU交代療法
3．l-LV＋5-FU併用療法
4．CPT-11/CDDP併用療法
5．TS-1単独療法
6．TS-1＋CDDP療法
7．タキサン（パクリタキセル，ドセタキセル）

⚠ 注意点

日本胃癌学会発行の胃癌治療ガイドラインの存在をまず患者に説明する必要がある．ガイドラインでは，日常診療として提唱されるものと臨床研究とされているものとの2つがあることを理解する．

症例（胃癌）

症　例：	68歳　男性
主　訴：	腹痛
既往歴：	胃潰瘍
現病歴：	腹痛精査のため入院
身体所見：	臍周囲の圧痛のみ，他特記事項なし
検査所見：	特記事項なし
経　過：	入院後，上部消化管内視鏡検査を行い胃前庭部大弯にO-IIc，深達度m（図1 a），7mm大の病変を認め生検の結果，高分化型管状腺癌と診断した．フックナイフを用い内視鏡的粘膜下層剥離術（Endoscopic Submucosal Dissection：ESD）を施行（図1 b）．病理組織所見は高分化型管状腺癌，INF α, m, ly0, v0, surgical margin：negativeで，術後10カ月経過しているが再発の所見は認めない（図1 c）．

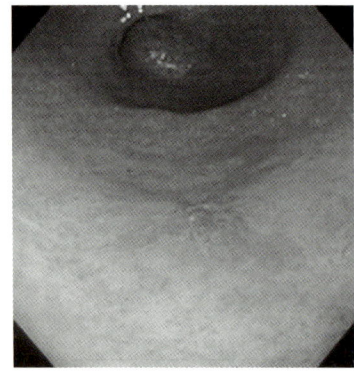

図1 a 早期胃癌 0 - Ⅱ C
（カラーアトラス参照）

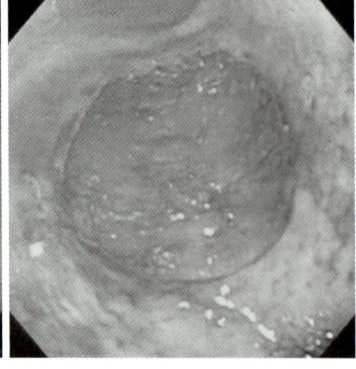

図1 b ESD後の潰瘍
（カラーアトラス参照）

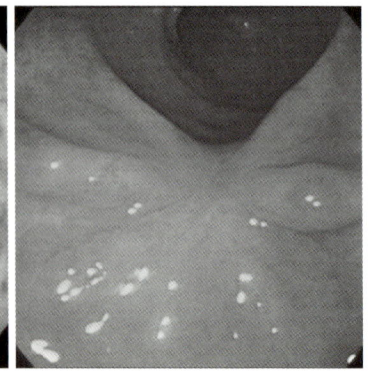

図1 c ESD後の瘢痕
（カラーアトラス参照）

文献・参考図書

1) 「胃癌治療ガイドライン第2版」（日本胃癌学会編），金原出版，2004
◇ 「消化器病診療」（日本消化器病学会），pp85-89，医学書院，2004
◇ 「胃癌の診断と治療・最新の研究動向」，pp121-135，pp287-294，日本臨床社，2001
◇ 「消化器がん化学療法2004」，日本メディカルセンター，2004

memo

なお ESD で使用されるフックナイフ，フレックスナイフ，IT ナイフなどは未だ保険適応外である．

5）イレウス

船越信介

> **ポイント**
> - 診断が遅れ手術時期を逸すると致命的となるため早期に機械的イレウスか機能的イレウス，あるいは単純性イレウスか複雑性イレウスかを診断することが大切である
> - 腹部の手術歴のないイレウスは腫瘍やヘルニアによる頻度が高く，注意が必要である

病態

イレウスとは腸管内容の通過が障害された状態である．わが国では麻痺性，閉塞性イレウスともにイレウスとよぶが，欧米ではileusはparalytic ileusを意味し，閉塞性イレウスはobstructionを用いる．イレウスの分類を表に示す．

診断のポイント

腹痛、嘔吐、排便排ガスの停止、立位腹部X線のニボー像より比較的イレウスの診断は容易であるが、手術時期を逸すると致命的となるため早期に機械的イレウスか機能的イレウス，あるいは単純性イレウスか複雑性イレウスかを診断することが大切である．

1 医療面接

開腹手術歴，放射線治療，癌，心疾患，脳血管障害などの病歴を確認することが大切である．

2 症状

- 腹痛は通常間欠的であるが，絞扼性イレウスでは持続性の強い腹痛となることが多い．発熱，頻脈，血圧低下，強い圧痛に加え筋性防御，反跳痛などの腹膜刺激症状出現時は絞扼性イレウスや汎発性腹膜炎の可能性が高い．
- 鼠径ヘルニア嵌頓によるイレウスでは，鼠径部に有痛性の腫瘤を触知する．
- 機械的イレウスでは通常腸蠕動は亢進し，麻痺性イレウスや絞扼性イレウスでは逆に減弱する．

3 血液生化学検査

白血球，腎機能（BUN, Cr），Na, K, Cl, CRP, CK, LDH, BE（base excess）などを測定し，炎症所見，脱水，電解質異常，絞扼性イレウスの有無を確認する．ただし絞扼性イレウスの診断に必ずしもCK上昇，LDH上昇，BE増悪は決定的ではない．

表　イレウスの分類

機械的イレウス（閉塞性イレウス）

　A　単純性イレウス：腸間膜の血行障害がない
　　　　先天性腸管閉鎖，狭窄
　　　　開腹手術後の癒着，腫瘍
　　　　腸管内異物（胆石，食餌，糞便，バリウム）
　　　　炎症性

　B　複雑性イレウス：腸間膜の血行障害がある
　　　　狭義の絞扼性イレウス（癒着，索状物などによる）
　　　　腸重積症
　　　　腸軸捻転症
　　　　内外ヘルニア嵌頓

機能的イレウス

　A　麻痺性イレウス：腸管の運動麻痺
　　　　腹膜炎などによる炎症の波及
　　　　開腹術後
　　　　中枢神経系の障害
　　　　電解質異常，糖尿病，薬剤の投与など

　B　痙攣性イレウス：腸管の局所的な痙攣収縮
　　　　外傷
　　　　尿管結石
　　　　鉛中毒，ヒステリーに伴うもの

4　腹部単純X線検査

　拡張した腸管内のガスと液体によって形成される鏡面像を示すイレウスと，逆にガスの少ない無ガス性イレウスがある．後者は絞扼性イレウスの可能性が高いので緊急腹部骨盤CTを行う必要がある．S状結腸捻転症でみられるcoffee bean signとよばれるガスによるS状結腸の著明な拡張像も有名である．

5　腹部超音波検査

　拡張した腸管とKerckring皺壁を描出でき，ガスが少なくX線検査では観察できない症例での腸管の運動性を観察できる．繰り返しベッドサイドで行える利点がある．全腸管を観察することはできないため腹部CT検査は必ず行う．

6　腹部（造影）CT検査

　拡張腸管の描出，腸管壁や腸間膜動脈の血行障害の判別，腸重積，ヘルニアの存在，大腸癌などの腫瘤性病変の描出などに有用で，上腹部から骨盤底部に至る領域の撮影が鉄則である．

7　小腸造影

　消化管の完全閉塞例では消化管造影検査は原則禁忌であるが，それ以外は慎重に行う．イレウス管挿入，減圧後に**水溶性造影剤**アミドトリゾ酸（ガストログラフィン®）にて狭窄，癒着，腫瘤性病変の有無を確認し，手術の適応や食事の再開を決定することができる．

8 注腸造影

大腸の器質的な閉塞に有用．経肛門的イレウス管挿入の適応を判断するために閉塞部位の口側に**水溶性造影剤**が流れるか否か，腫瘍の部位，閉塞の長さを把握するうえで有用である．

治療

- 絶飲食，補液，腸管減圧チューブ挿入による保存的治療を速やかに開始する．
- 複雑性イレウスおよび汎発性腹膜炎は**緊急開腹術**の適応となる．1 週間減圧を行っても解除できない癒着性イレウス，腫瘍性イレウスは待機的手術となる．
- 腫瘍性大腸イレウスでイレウスが術前解除できない場合は縫合不全のリスクがあり，一時的に**人工肛門造設術**を行うことがある．
- 麻痺性イレウスに対し腸管蠕動促進薬を使用するが，器質的閉塞がないことを必ず確認する．

注意点

緊急手術が必要か，保存的治療のみで良いか的確に判断することが大切である．早期に複雑性イレウスを単純性イレウスと鑑別するために，腹膜刺激症状の有無，バイタルサインの異常，腹部超音波，CT 検査における腹水などの所見に注意して観察し，かつ経時的変化を追うことが大切である．

症例（イレウス）

症　例：	47 歳　女性
主　訴：	腹痛，嘔吐
既往歴：	子宮内膜症に対し子宮摘出術（45 歳時）
現病歴：	臍周囲の疼痛（疝痛）が出現．軟便が 1 度あった後は排便なく，その後嘔気，嘔吐を繰り返し当院受診
身体所見：	腸グル音亢進，臍周囲に圧痛あり，筋性防御なし，反跳痛なし
検査所見：	WBC $5.4 \times 10^3/\mu l$, Hb 13.1 g/dl, Alb 5.0 g/dl, T-Bil 0.6 mg/dl, AST 17 IU/l, ALT 10 IU/l, CK 77 IU/l, Amylase 42 IU/l, CRP $<$ 0.3 mg/dl
経　過：	腹部単純 X 線にて無ガスイレウスが疑われ（図 1），腹部超音波検査にてイレウスと診断し，緊急腹部骨盤腔 CT を施行した．明らかな閉塞機転は認めず，癒着性イレウスが疑われた．腸管減圧目的にイレウスチューブを挿入し，3 日後に症状改善（図 2），イレウスチューブ造影にて腸管の閉塞のないことを確認してチューブを抜去し，流動食より開始した．子宮摘出後より便秘傾向であったため，大建中湯，酸化マグネシウムにて排便コントロール良好となった．症状の再燃なく軽快退院．

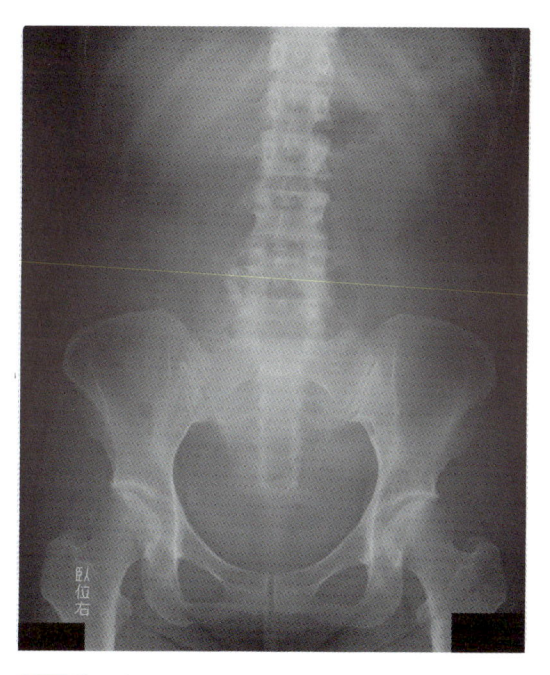

図1 腹部単純X線（入院時）
無ガスイレウス

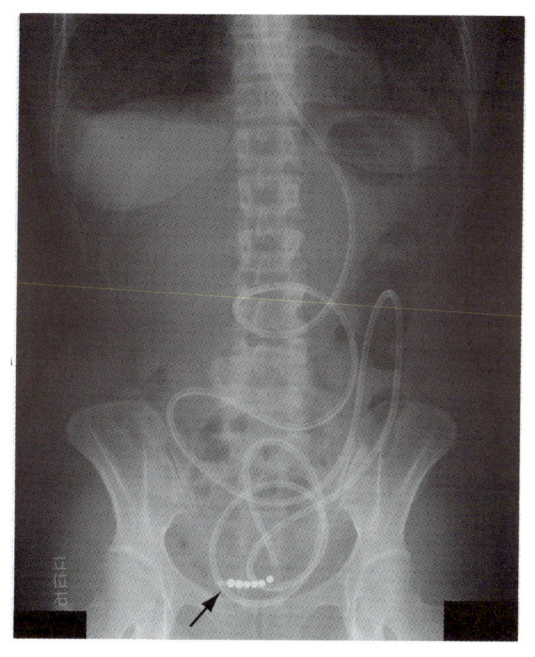

図2 腹部単純X線（第3病日）
イレウスチューブによる腸管減圧．イレウスチューブ先端が骨盤腔内回腸まで到達している（→）．

文献・参考図書

◇ 沖永功太 他：イレウスの原因とその病態．消化器外科，26：1059-1064，2003
◇ 野澤慶次郎 他：機械的イレウスと機能的イレウスの鑑別診断のコツ．消化器の臨床，5：521-525，2002
◇ 太田良雄 他：イレウス．救急医学，27：1493-1497，2003
◇ 「イレウスチューブ」（上泉 洋 著）：医学書院，2004

memo

表4 Crohn病活動性の指標（CDAI，IOIBD）

CDAIの求め方	
過去1週間の水様または泥状便の回数	$\times 2 = y_1$
過去1週間の腹痛（下記スコアで腹痛の状態を毎日評価し，7日分を合計する） 0＝なし　1＝軽度　2＝中等度　3＝高度	$\times 5 = y_2$
過去1週間の主観的な一般状態（下記スコアで一般状態を毎日評価し7日分を合計する） 0＝良好　1＝軽度不良　2＝不良 3＝重症　4＝激症	$\times 7 = y_3$
患者が現在もっている下記項目の数 1）関節炎/関節痛 2）虹彩炎/ブドウ膜炎 3）結節性紅斑/壊疽性膿皮症/アフタ性口内炎 4）裂肛，痔瘻または肛門周囲膿瘍 5）その他の瘻孔 6）過去1週間の37.8℃以上の発熱	$\times 20 = y_4$
下痢に対してロペミンまたはオピアトの服薬 0＝なし　1＝あり	$\times 30 = y_5$
腹部腫瘤 0＝なし　1＝疑い　5＝確実にあり	$\times 10 = y_6$
ヘマトクリット（Ht） 男（47－Ht） 女（42－Ht）	$\times 6 = y_7$
体重：標準体重 $100 \times \left(1 - \dfrac{体重}{標準体重}\right)$	$= y_8$

$$CDAI = \sum_{i=1}^{8} y_i$$

IOIBDの求め方
1．腹痛 2．1日6回以上の下痢または粘血便 3．肛門部病変 4．瘻孔 5．その他の合併症 6．腹部腫瘤 7．体重減少 8．38℃以上の発熱 9．腹部圧痛 10．10g/dl以下の血色素

1項目1点とし，合計スコア数とする．
緩解：スコアが1または0で，赤沈値，CRPが正常化した状態
再燃：スコアが2以上で，赤沈値，CRPが異常な状態

CDAI 150以下：非活動期，CDAI 450以上：非常に重症

臨床医，27　増刊号，326，2001 より引用

B）副腎皮質ステロイド

　UCの緩解導入時に5-アミノサリチル酸製剤が効果不十分な場合や中等症から重症例で使用する薬剤であり約60％の症例で緩解導入が可能であるといわれている．しかしステロイド抵抗性，依存性の症例ではその吸収と生体内利用率に関連する副作用（易感染性，糖尿病，消化性潰瘍，血栓，精神症状，骨粗鬆症，成長障害）が大きな問題となっている．またRCTでステロイドは緩解維持効果がないと証明されている．遠位UCではベタメタゾン（リンデロン坐薬®），リン酸ベタメタゾンナトリウム（ステロネマ®），リン酸プレドニゾロンナトリウム（プレドネマ®）などの注腸が用いられる．劇症型のUCでステロイドの動注療法あるいはステロイドパルス療法が有効なことがある．

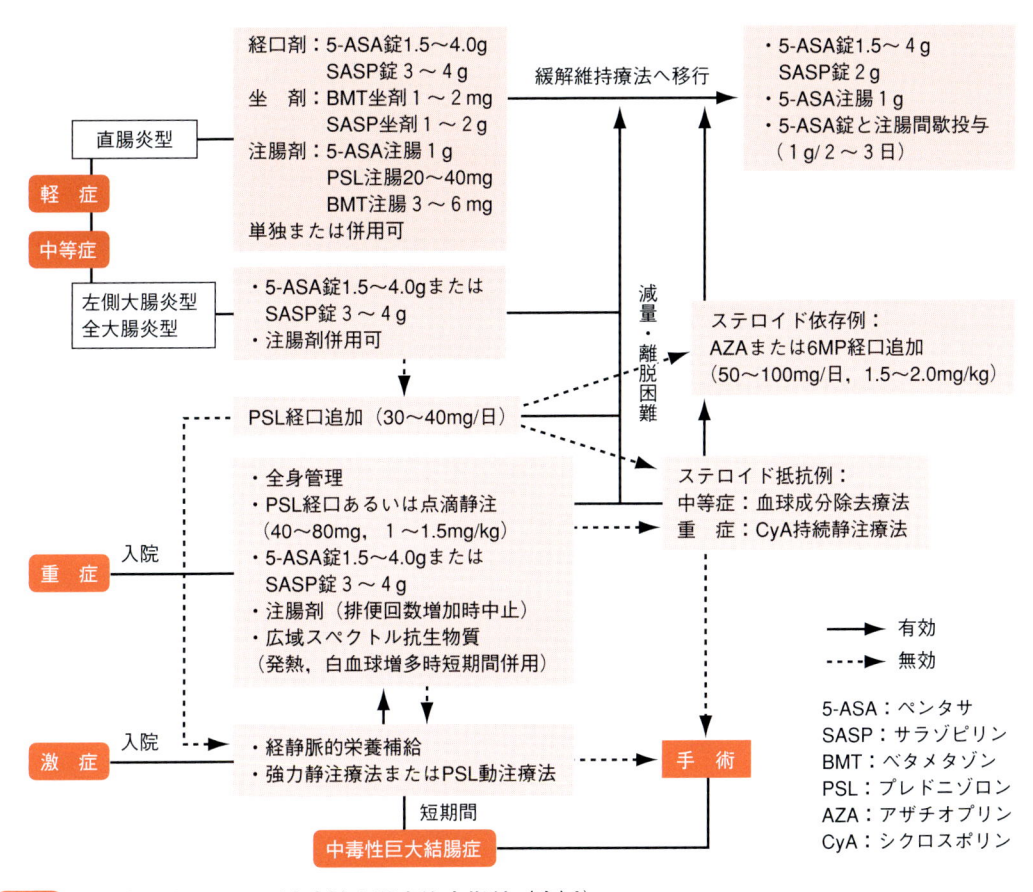

図2 厚生省研究班による潰瘍性大腸炎治療指針（案）[3]

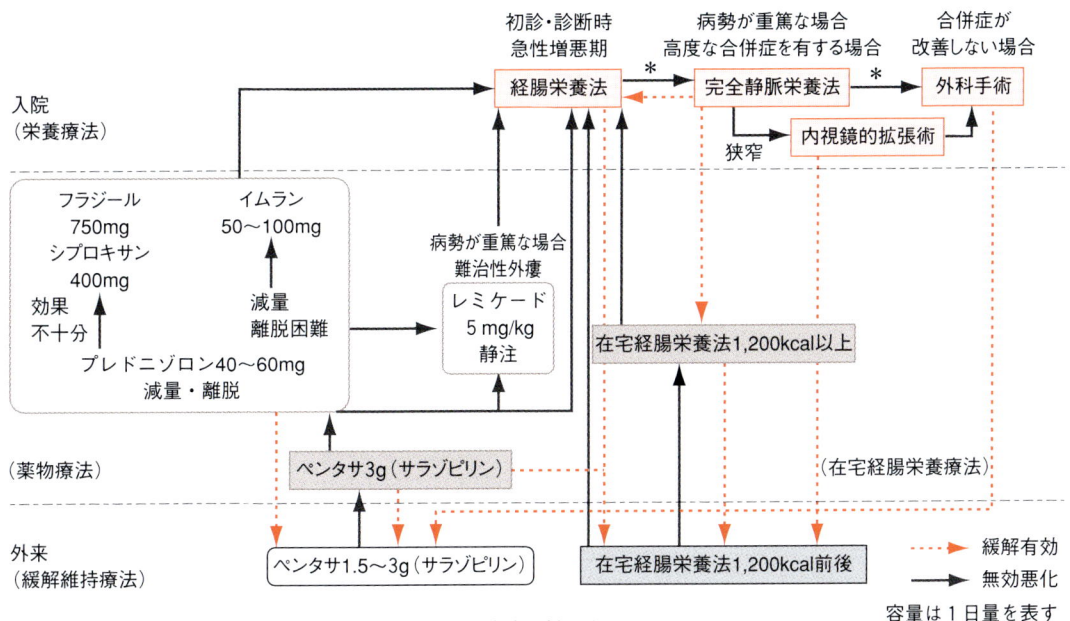

図3 Crohn病治療指針改訂（案）

（厚生労働省特定疾患難治性炎症性腸管障害に関する調査研究班．平成15年度報告書，2004）

＊栄養療法が無効，あるいは病勢が重篤な場合は薬物療法を併用する

6）炎症性腸疾患（潰瘍性大腸炎とCrohn病）

一方CDにおいてステロイドは緩解導入の主要な治療法であるが，緩解維持には不適当である．ステロイドで緩解導入できない例が20〜30％存在するとともにステロイド依存となる例も存在する．さらに潰瘍治療の面では効果が少ないと考えられ活動期の瘻孔や膿瘍形成例ではステロイドは有効でないことが多い．

C）免疫抑制薬

1）6-MP 6-Mercaptopurine（ロイケリン®）/アザチオプリン azathioprine（イムラン®）

6-MP/アザチオプリンはUCにおいてステロイド抵抗性の慢性活動型に対する効果は明らかでないものの，ステロイド減量効果および緩解維持効果が示されている．骨髄抑制は2〜5％，悪性腫瘍の発生は3〜4％の頻度で出現しており重篤な副作用を引き起こす可能性があり，あくまでも治療抵抗性の症例で使用するべきである．欧米では，6-MPとAZAは活動性のCD，特にステロイド減量効果や瘻孔を伴う症例に有効であることが一般的に認められているが，日本ではまだ認められていないところがある．

2）シクロスポリン cyclosporin（サンディミュン®）

シクロスポリン静注が重症型ステロイド抵抗性UCの緩解導入の治療薬として広く使用されるようになったが，シクロスポリン内服は腸管での吸収率が一定しないこと，有効濃度と中毒域の範囲が狭く腎障害，感染症などの重篤な副作用の問題から緩解維持としては不適当とされている．一方CDでは，シクロスポリンの緩解導入効果，緩解維持効果とも現時点では一定の評価を得られていない．

D）白血球除去療法

1995年にSawadaらがその有効性を報告し，2003年にははじめて多施設共同無作為比較試験による白血球除去療法（フィルター法）の緩解導入およびステロイド減量効果を示した．現在ではフィルター法，カラム法，遠心分離法の3種類が存在し前2者が保険適応になっている．緩解維持効果におけるRCTの報告はないが，その安全性より今後の発展が期待されている治療法である．

E）抗TNFα抗体：インフリキシマブ Infliximab（Remicade®）

インフリキシマブは原因不明の炎症性疾患の病態に深く関与する腫瘍壊死因子TNFαを阻害するために開発された生物製剤で'98年8月，アメリカFDAで活動期のCDへの臨床使用が承認され，日本では'02年5月より保険適用となっている．問題点はその安全性で，インフリキシマブに対する中和抗体（human-anti-chimeric antibodies：HACA）の発現，結核などの感染症，自己免疫性疾患・心不全の悪化などがあげられている．難治性で中等度から重度の活動性を有するCDや外瘻を有するCDが適応となる．31〜80％の緩解導入効果があると報告されておりCDの活動性炎症に対するインフリキシマブの短期治療効果は実証されている．またインフリキシマブの反復投与による緩解維持に対する大規模臨床試験ACCENT Iでは緩解維持効果を実証している．

3 手術療法

患者のQOLを充分に考慮した治療法の選択が重要である．文献4に炎症性腸疾患の手術療法の現況についてよくまとめられているので参照のこと．

A）潰瘍性大腸炎

1）適応
- 絶対的適応
  大腸穿孔，中毒性巨大結腸症，大量出血，大腸癌の合併例など
- 相対的適応
  薬物治療無効例，副作用のため薬物治療継続が困難な例，成長障害や腸管外合併症のコントロール不良な例など

2）術式

回腸肛門吻合術（ileo anal anastomosis：IAA）

回腸肛門管吻合術（ileo anal-canal anastomosis：IACA）

IACA は IAA に比べて，一期的に行うことができる術式として認識され術後の排便機能に優れているという報告が多い反面，残存直腸粘膜の炎症の再燃や発癌の問題が指摘されている．

B）Crohn 病

1）適応
- 絶対的適応
  大腸穿孔，中毒性巨大結腸症，大量出血，大腸癌・小腸癌・痔瘻癌合併例など
- 相対的適応
  膿瘍，腸管の難治性狭窄による通過障害，瘻孔形成，肛門部病変，成長障害や腸管外合併症のコントロール不良な例など

2）術式

腸切除，狭窄形成術

seton 手術（cutting seton, drainage seton）

Crohn 病ではできるだけ腸切除をしないのが鉄則であり，短腸症候群を防ぐため狭窄形成術の有用性が報告されている．

⚠ 注意点

サラゾピリン®は過敏症，骨髄抑制，肝炎，膵炎，精子の異常（形態，運動，数），頭痛，嘔気，発疹，発熱などの副作用があり約 30％が使用できない．副作用の原因は成分の sulfapyridine であり，サラゾピリン®から sulfapyridine を除いた有効成分を徐放剤として開発されたのがペンタサ®で副作用が少なく耐容性のある薬剤である．

症例（炎症性腸疾患）

症　例：	28歳　女性
主　訴：	下腹部痛，粘血便
家族歴：	特記事項なし
現病歴：	'99年発症のUC（左側大腸炎型）．サラゾピリン®（SASP），ステロネマ®にて下腹部痛，粘血便は軽快するも満月様顔貌のためステロネマ®は自己中止する．SASPによる肝障害のためSASP 4 g/日からペンタサ®（5-ASA）2.25g/日へ変更となった．その後慢性持続型の経過をとり厚生省重症度分類の軽症で，時々中等症を示した．妊娠を契機に症状の増悪を認め，入院となり絶食，補液にて軽快．'02年1月に無事女児を出産．その後も出血，腹痛は続き，'03年3月より週1回計5回の白血球除去療法（顆粒球除去療法）を施行し効果はあったが，緩解導入には至らなかった．
経　過：	'03年12月よりペンタサ注腸®を開始したところ，血便，腹痛とも完全に消失し再燃を認めていない．ペンタサ注腸®が著効した一例である．

📖 文献・参考図書

1) 棟方昭博：潰瘍性大腸炎診断基準改訂案〔厚生省特定疾患難治性炎症性腸管障害調査研究班　平成9年度報告書，96-99，1998〕
2) 飯田三雄：クローン病の治療指針改訂案（2004）．「厚生労働省特定疾患難治性炎症性腸管障害に関する調査研究班（班長：日比紀文）平成15年度研究報告書」，pp233-234，2004
3) 棟方昭博：厚生労働省特定疾患難治性炎症性腸管障害に関する調査研究班．平成15年度報告書，2004
4) 「大腸疾患NOW 2005」（武藤徹一郎 他），日本メディカルセンター，2005
◇ 日本消化器病学会：「消化器病診療」，pp116-122，医学書院，2004
◇ 日比紀文：潰瘍性大腸炎の治療指針．診断と治療，92：445-452，2004
◇ 船越信介 他：潰瘍性大腸炎の病態と治療．medicina，40：1531-1533，2003
◇ Stephen B. Hanauer：Medical Therapy for Ulcerative Colitis 2004. Gastroenterology, 126：1582-1592, 2004

memo

　わが国のUCの罹患率は'70年以降増加しており'00年度の有病率は10万人あたり52.2，'99〜'00年度の罹患率は10万人あたり4.4である．特定疾患医療受給者証交付件数は'02年度には77,073人が登録されている．わが国のCDの'00年度の有病率は10万人あたり15.5，'99〜'00年度の罹患率は10万人あたり1.3である．特定疾患医療受給者証交付件数は'02年度には22,010人が登録されている．

7）その他の腸の炎症性疾患（感染性腸炎，憩室症など）

船越信介

> **ポイント**
> - 感染性腸炎の最近の傾向として小児や高齢者あるいは免疫不全患者における下痢症，輸入感染症，性感染症としての感染性腸炎の増加がみられる
> - 薬歴聴取（薬剤性腸炎），高血圧・糖尿病・心疾患・腎疾患・動脈硬化などの基礎疾患（虚血性腸炎）の有無を確認することが大切である
> - 高齢者の下血・腹痛の原因として虚血性腸炎，大腸癌，大腸憩室症があげられる

病態

本項では感染性腸炎，薬剤性腸炎，虚血性大腸炎，憩室症を取り上げる．

1999年より施行されている新感染症法で感染性腸炎を表1に示す．感染性腸炎の主な病因と使用する抗菌薬を表2に示す．感染性腸炎の最近の動向として伝染病の激減に反し食中毒の発生は横這いでベロ毒素産生性腸管出血性大腸菌O-157，**黄色ブドウ球菌**などの集団食中毒や小型球形ウイルス（**ノロウイルス**）の増加がみられる．また小児や高齢者あるいは免疫不全患者における下痢症，輸入感染症，性感染症としての感染性腸炎の増加がみられる．

薬剤性腸炎の原因として抗菌薬，非ステロイド性抗炎症薬（NSAIDs），抗癌薬，下剤，経口避妊薬，浣腸液，KClなどがあげられる．

腸管循環障害は，腸間膜動脈血栓症のように主幹動脈に閉塞所見があり腸管に高度の不可逆性変化をきたすものから，虚血性大腸炎のように主幹動脈に閉塞所見がなく，腸管の虚血により可逆性変化をきたす病態がある．虚血性大腸炎の臨床病型は**一過性型，狭窄型，壊疽型**に分けられる．

大腸憩室とは大腸粘膜が腸管壁の筋層を貫いて，囊状に突出した状態をいう．大腸憩室症は発生部位（右側型，左側型，両側型），個数（単発，多発），病因（先天性，後天性），組織学的（真性，仮性）に分けられ，ほとんどが**後天性仮性憩室**である．

診断のポイント

1 医療面接

感染性腸炎では感染経路・食事の種類，発症までの時間，海外渡航歴，ペットの有無を確認することが大切である．薬歴聴取（薬剤性腸炎），高血圧・糖尿病・心疾患・腎疾患・動脈硬化などの基礎疾患（虚血性腸炎）の有無を確認する．高齢者の下血・腹痛

表1 新感染症法に定められる感染性腸炎の例

感染症類型	感染症名	特徴	主な対応
1類感染症		感染力，罹患した場合の重篤性から判断して，危険性が極めて高い感染症	・原則として入院 ・消毒などの対物措置 ・直ちに届出が必要
2類感染症	コレラ 細菌性赤痢 腸チフス パラチフス	感染力，罹患した場合の重篤性から判断して，危険性が高い感染症	・状況に応じて入院 ・消毒などの対物措置 ・直ちに届出が必要
3類感染症	腸管出血性大腸菌感染症	感染力，罹患した場合の重篤性から判断して，危険性は高くないが，特定の職業への就業によって集団発生を起こしうる感染症	・特定職種への就業制限 ・消毒などの対物措置 ・直ちに届出が必要
新4類感染症		動物，飲食物などの物件を介して人に感染し，国民の健康に影響を与えるおそれがある感染症（人から人への伝染はない）として定められている感染症	・直ちに届出が必要
新5類感染症	アメーバー赤痢，クリプトスポリジウム症，ジアルジア症，バンコマイシン耐性腸球菌感染症，感染性胃腸炎	国が感染症発生動向調査を行い，その結果などに基づいて必要な情報を一般国民や医療関係者に提供・公開していくことによって，発生・拡大を防止すべき感染症	・発生状況の収集，分析とその結果の公開，提供 ・7日以内に届出が必要
指定感染症	政令で1年間に限定して指定された感染症	既知の感染症の中で1〜3類に分類されない感染症で，1〜3類に準じた対応の必要性が生じた感染症	厚生大臣が公衆衛生審議会の意見をきいた上で1〜3類感染症に準じた入院措置や消毒などの対物措置を実施
新感染症	政令で症状などの要件指定をした後に1類感染症と同等の扱いをする感染症	人から人へ感染すると認められる疾病であって，既知の感染症と症状などが明らかに異なり，その感染力および罹患した場合の重篤性から判断して，危険性が極めて高い感染症	1類感染症に準じた対応を行う

の原因として虚血性腸炎，大腸癌とともに大腸憩室症を鑑別にあげる．

2 糞便検査

糞便の細菌培養検査は最も重要であるが，時間がかかるため便検体でベロ毒素抗原，O-157抗原，C.difficile toxin A抗原のチェックが有用となることがある．赤痢アメーバでは，便を採取したら人肌であたためながらすぐに検査室にもって行き鏡検しないと検出率が低下する．

3 血液生化学検査

炎症の程度，貧血の有無を確認することが必須である．尿タンパク，血小板減少，LDH上昇は溶血性尿毒症症候群の早期診断に役立つ．

4 腹部単純X線・超音波検査・CT検査

非侵襲的検査で内視鏡や注腸検査の前に行うべき検査である．炎症の部位，大腸周囲炎，膿瘍，遊離ガスの有無を確認するのに有用．

5 大腸内視鏡検査・注腸検査

急性期には侵襲のある検査のため，必要最小限の検査とする．下痢が主訴なら前処置なしで検査を施行し，潰瘍性大腸炎，虚血性腸炎の鑑別であればS状結腸までの観察でほぼ診断できる（図1）．

表2　感染性腸炎の原因と使用する抗菌薬

疾患名	選択薬
コレラ	1．ニューキノロン，2．テトラサイクリン
腸チフス，パラチフス	1．ニューキノロン，2．クロラムフェニコール
細菌性赤痢	1．ニューキノロン，2．ホスホマイシン
サルモネラ	1．ニューキノロン，2．ホスホマイシン
カンピロバクター	1．マクロライド，2．ホスホマイシン
腸管出血性大腸菌	1．ニューキノロン，2．ホスホマイシン
腸アメーバ症	1．メトロニダゾール
偽膜性腸炎	1．バンコマイシン
腸結核	1．INA, RFP, EB, PZA
サイトメガロウイルス	1．ガンシクロビル，2．ホスカネット
HIV	1．HAART

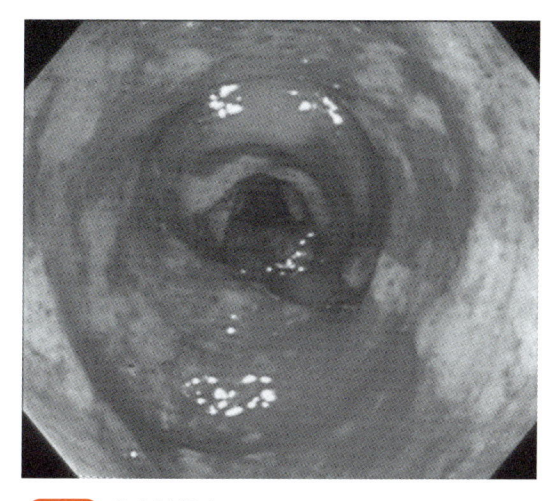

図1　虚血性腸炎（カラーアトラス参照）
S状結腸に全周性の発赤，白苔，びらん，縦走潰瘍を認め，浮腫により軽度の狭窄を認める

虚血性腸炎の注腸所見は，初期には腸管の痙攣性収縮による腸管の狭小，伸展不良，粘膜下の浮腫による拇指圧痕像が特徴的であるが，薬剤性腸炎，細菌性腸炎でも同様の所見を示すことがある．狭窄型の治癒過程で腸管の狭窄の程度をみるには注腸が最適である．

大腸憩室炎は炎症悪化，腸穿孔の危険があるため緊急大腸内視鏡，注腸造影は避けるべきである．

治療

1. 絶食：腸管安静のため
2. 水分・電解質の補給：体液の喪失による脱水，低カリウム血症，低タンパク血症の改善のため，小児や高齢者では早めに経静脈的輸液を検討する．
3. 抗菌薬：抗菌薬使用前には必ず便の培養検査を行うべきである．安易な抗菌薬の投与は避けなければならない．早期に短期間使用するのがポイント．
4. 止血術：大腸憩室内出血ではほとんどが自然止血するが，一部では内視鏡的止血術や血管造影による塞栓術が必要となる．
5. 手術：虚血性腸炎狭窄型の狭窄の程度が強い場合や壊疽型では手術になることが多い．腸炎や大腸憩室症において腸穿孔，腹膜炎，高度の狭窄，瘻孔で内科的治療が無効の場合は手術を要する．

注意点

O-157感染による有症状の約6～7％では症状発現の数日から2週間以内に溶血性尿毒症症候群（HUS）または脳症などの重篤な合併症が発症する．早期に適切な抗菌薬の使用によりHUSの発症率が低かったという報告と逆にST合剤投与によりHUS悪化の報告があり検討課題となっている．詳細は厚生省 http://www.mhw.go.jp/ を参照のこと．

症 例：	58歳　男性
主 訴：	粘血便
既往歴：	特記事項なし
現病歴：	2004年3月より粘血便，テネスムスが出現し，当院受診
身体所見：	特記事項なし
検査所見：	WBC 9.2×10^3/μl, Hb 16.1g/dl, Ht 47.6%, Alb 4.4g/dl, T-Bil 0.6 mg/dl, AST 19 IU/l, ALT 17 IU/l, CRP ＜0.3 mg/dl, HBs抗原－, HCV抗体－, HIV抗体－
経 過：	大腸内視鏡検査（図2）にて盲腸，横行結腸，直腸からS状結腸にかけて粘膜混濁，びらん，一部潰瘍形成を伴う粘膜不整を認め，PAS染色陽性の構造物，免疫組織化学染色にて，Entamoeba histolytica抗体陽性でアメーバ性大腸炎と診断した．そ

の後，血清抗赤痢アメーバ抗体陽性，検便（迅速鏡検）にてアメーバ嚢子を認めた．フラジール®2.25g/日で10日間内服にて軽快した．ホモセクシュアルは否定．最近海外渡航はなし．風俗店にて性交渉していたことが判明．

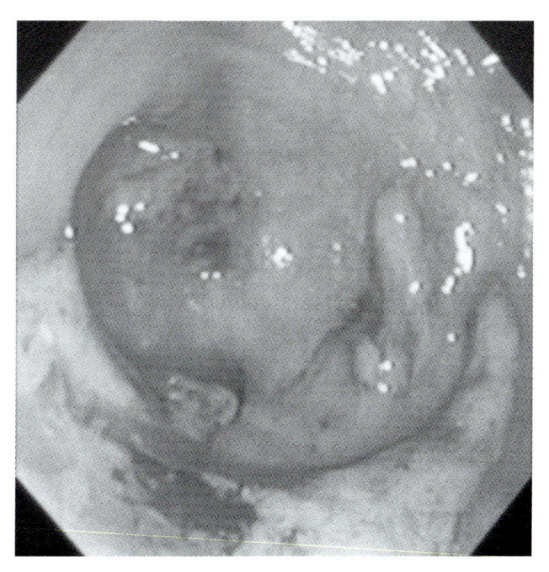

図2 アメーバ性大腸炎（カラーアトラス参照）
回盲部に粘膜混濁，びらん，不整形潰瘍を認める

文献・参考図書

◇ 日本消化器病学会：「消化器病診療」，pp113-115，医学書院，2004
◇ 小花光夫 他：感染性腸炎の最近の動向 1996〜2000年における感染性腸炎研究会の調査報告より．感染症学雑誌，76：355-368, 2002

memo

アメーバはその生活史上，栄養型と嚢子の2時期がある．栄養型は運動性があり二分裂で増殖し，腸粘膜に潰瘍を形成したり，肝臓やその他の部位に膿瘍を形成する．栄養型は大腸腔内で嚢子となる．嚢子型は成熟すると4核となり運動鞭毛をもたず，大腸以外の臓器内や外界では存在しない．腸アメーバ症の90％は無症候性である．症候性では潜伏期間（数日〜数カ月）の後，下痢，粘液と血液の混じったイチゴゼリー状の粘血便，腹痛，発熱などが典型的である．腸潰瘍の好発部位は盲腸，直腸である．診断は，便中の赤痢アメーバの栄養型，嚢子の証明である．CD，腸結核，他の感染性腸炎などとの鑑別を要する．

7）その他の腸の炎症性疾患（感染性腸炎，憩室症など）

第4章 疾患マネジメントの実際 〜診断のポイントと治療の基本

必修項目 到達目標

8）急性虫垂炎と急性腹症

船越信介

ポイント

- 急性腹症の診断や治療方針の決定に重要なのはバイタルサイン・病歴・身体所見である
- 急性腹症において安易に鎮痛薬を投与すると診断が遅れる場合があるため注意を要する
- 妊娠可能な年齢の女性に放射線検査を行う際には必ず妊娠の可能性の有無を確認する
- 急性腹症の急性期では血液検査や画像検査の異常が認められないことがあり，経時的な検査のフォローが必要である

病態

可及的速やかに何らかの医学的処置を開始しなければならない急性腹痛を呈する病態を急性腹症という．急性腹症を呈するものは表1のごとくさまざまな疾患があり，緊急手術を要するものから，当面生命予後に大きな問題のない疾患まである．急性虫垂炎は最も頻度の高い急性腹症の1つであり，臨床診断が決して容易ではない疾患である．病理学的に，カタル性虫垂炎，蜂窩織炎性（化膿性）虫垂炎，壊疽性虫垂炎に分類される．

腹部臓器の知覚神経受容器は管腔臓器の粘膜内，筋層内，腹膜のような漿膜構造，腸間膜内に存在する．侵害受容に関与する神経受容器は有髄神経線維Aδと無髄神経線維C線維である．腹痛は一般的に内臓痛，体性痛，関連痛に分けられる．Aδ線維は一般に皮膚，筋肉に分布し脊髄神経を介して体性痛を伝え，鋭く，突発的で限局性の疼痛となる．一方C線維は筋肉，骨膜，腸間膜，腹膜，内臓に分布し，内臓痛に関与し鈍く焼けるような限局しない，持続性の疼痛になる傾向がある．例えば虫垂炎の急性期に出現する胃部不快感，胃痛は内臓痛であり，腹膜に炎症が波及した時出現するMcBurney圧痛点は体性痛である．

診断のポイント

急性腹症の診断や治療方針の決定に重要なのはバイタルサイン・病歴・身体所見である．時間的経過，痛みの部位，強さ，性状，増悪因子，軽快因子，随伴症状などの聴取が不可欠である．並行して血液検査，超音波検査，CT検査，内視鏡検査などを行っていく．しかしショック症状のある場合は診断よりまず救急のABCより開始し，上級医師へのコンサルトや緊急手術，転院などの判断をする必要がある．

表1 急性腹症の主な原因の比較（文献1より改変引用）

疾患	発症	腹痛部位	性状	関連痛の部位	強度
虫垂炎	緩徐	初期：臍上 後期：RLQ	初期：びまん性 後期：限局性	RLQ	++
胆嚢炎	急速	RUQ	限局性	肩甲骨	++
膵炎	急速	心窩部，背部	限局性	背部中央	++，+++
憩室炎	緩徐	LLQ	限局性	なし	+，++
消化性潰瘍穿孔	突如	心窩部	初期：限局性 後期：びまん性	なし	+++
小腸閉塞	緩徐	臍上	びまん性	なし	++
腸間膜虚血	突如	臍上	びまん性	なし	+++
腹部大動脈瘤破裂	突如	腹部，背部，側腹部	びまん性	背部，側腹部	+++
胃腸炎	緩徐	臍上	びまん性	なし	+，++
骨盤炎症性疾患	緩徐	LQ，骨盤	限局性	大腿上部	++
子宮外妊娠	突如	LQ，骨盤	限局性	なし	++

RLQ：右下腹部，RUQ：右季肋部，LLQ：左下腹部，LQ：下腹部

1 医療面接

A) 年齢・性別

小　児：腸重積症，腸間膜リンパ節炎

高齢者：ヘルニア嵌頓，癌性イレウス・穿孔，虚血性腸炎，S状結腸軸捻転，腹部大動脈破裂，腸間膜血管閉塞症

女　性：子宮外妊娠，卵巣嚢腫捻転

B) 腹痛の部位

表1参照．内臓痛，体性痛，関連痛が複雑に絡み合うので注意が必要である．腹痛の部位の変化は内臓痛から体性痛への変化，すなわち病状の進行を示すこともあるため注意を要する（例：虫垂炎，消化管穿孔）．

C) 腹痛の発症様式，性状

突発性（体性痛）：消化管穿孔，イレウス，腸間膜血管閉塞症，胆嚢炎，腸軸捻転症，子宮外妊娠，卵巣嚢腫捻転，大動脈瘤破裂

間歇的（内臓痛）：イレウス，結石，胆嚢炎

持続的：腹膜炎，血管病変

放散痛（関連痛）：胆石（右肩，右背部），尿管結石（下腹部，外陰），膵炎（背部），腹部大動脈瘤破裂（背部），胃潰瘍穿孔（左肩），横隔膜下膿瘍（左肩），脾破裂（左肩），逆流性食道炎（胸部），胃潰瘍（胸部）

灼熱感を伴う痛み（内臓痛）：逆流性食道炎，胃・十二指腸潰瘍

体位変換不能：穿孔，汎発性腹膜炎の重篤例

D）誘因

　　食事：胃潰瘍，過敏性大腸炎，膵炎，胆嚢炎

　　空腹：十二指腸潰瘍

　　アルコール：膵炎

　　ステロイド，NSAIDs：穿孔性腹膜炎，腹腔内膿瘍

　　脳外科手術，頭部外傷：胃潰瘍

E）随伴症状

　　嘔気，嘔吐：内臓痛．胆汁性あるいは糞便臭の嘔吐は腸閉塞を示唆する．

　　発熱：炎症性疾患

　　吐血：出血性胃・十二指腸潰瘍

　　黄疸：総胆管結石，胆石発作

　　下痢：大腸炎，食中毒，骨盤腹膜炎

　　黒色便：上部消化管出血

　　体重減少：癌，炎症性腸疾患，虚血性腸疾患

　　血尿：腎・尿路系結石

　　便秘：イレウス

F）既往歴・服用中の薬物

　　開腹手術：癒着性イレウス

　　消化性潰瘍：穿孔性腹膜炎

　　胆石症：急性胆嚢炎，急性閉塞性化膿性胆管炎，急性膵炎

　　尿管結石：疼痛発作，痙攣性イレウス

　　大腸憩室症：憩室炎，穿孔性腹膜炎

　　クローン病，Behcet病，悪性リンパ腫：穿孔性腹膜炎

　　心弁膜疾患・心房細動：腸間膜動脈血栓症

　　動脈硬化症，糖尿病：虚血性腸炎

2 身体所見

　　1）外見　体位変換不能：穿孔，汎発性腹膜炎の重篤例

　　　　　　体をよじって痛がる：膵炎，腎結石

　　2）頭部　眼球結膜黄染：肝・胆道系疾患

　　3）胸部　不整脈：腸間膜動脈塞栓症

　　4）腹部　・視　診　腹部膨隆：腹水，腸閉塞

　　　　　　　　　　　皮下出血：膵炎（Grey-Turner徴候），腹腔内出血（Cullen徴候）

　　　　　　　　　　　手術痕：癒着性イレウス

　　　　　　・聴　診　金属性，有響性の腸雑音：機械的イレウス

　　　　　　　　　　　腸雑音減弱，消失：麻痺性イレウス，絞扼性イレウス

　　　　　　　　　　　血管雑音：大動脈瘤

- 触　診　腹膜刺激症状：乳幼児，高齢者では把握しにくい
- 打　診　腹膜炎の範囲を知ることができる
  　　　　肋骨脊柱角の圧痛：腎盂腎炎，尿管結石
- 直腸診　Douglas窩膿瘍，腫瘍，消化管出血

3 検査

1) 血液生化学検査：白血球数，ヘマトクリット，ビリルビン，電解質，肝・胆道系酵素，アミラーゼ，CK，CRPは必ず含む方がよい．動脈血ガスにてアシドーシスの有無を確認
2) 尿検査：尿タンパク，尿潜血，尿沈渣，尿中アミラーゼ，妊娠反応
3) 心電図：急性心筋梗塞の除外
4) 胸・腹部単純X線検査：腸管ガスの分布，遊離ガスの存在，腹水，胆石，尿管結石，膵石，虫垂糞石
5) 腹部超音波検査，腹部CT検査：ベッドサイドの超音波検査は急性腹症の鑑別に必須である．超音波検査で同定できない急性虫垂炎，急性膵炎例やイレウスの閉塞部位などで腹部CT検査が有用である．
6) 内視鏡：消化管出血に対し内視鏡止血術．急性胆管炎に対し胆道ドレナージ，経皮経肝的胆管ドレナージ（PTCD），手術を選択．急性胆嚢炎に対し，手術，経皮経肝的胆嚢ドレナージ（PTGBD）．
7) 腹腔穿刺：血性腹水なら緊急手術も考慮する必要がある．
8) 血管造影：腸間膜動脈閉塞症，内臓動脈瘤では緊急性を要し，診断および治療を兼ねて行う

急性虫垂炎

　急性虫垂炎では腹痛が主症状で，まず上腹部ないし臍部にはじまる内臓痛が最初にみられ，次第に右下腹部へ限局してくる（体性痛）のが特徴的である．嘔気・嘔吐を認めることが多く，初期に腹痛に引き続いて出現する．発熱も大事な徴候であるが，高齢者では発熱をみない場合がある．

　腹部理学所見としては右下腹部のMcBurney圧痛点，Lanz圧痛点（左右の前上腸骨棘を結ぶ線の右1/3の点），腹膜刺激症状のBlumberg徴候（回盲部を徐々に圧迫し急に手を離すと痛みが増強する），Rosenstein徴候（左側臥位でMcBurney点の圧痛が増強する），Rovsing徴候（下行結腸部を圧迫すると回盲部に疼痛を感じる）が重要である．直腸診でDouglas窩の圧痛の有無をみる．腹膜刺激症状は虫垂の炎症が腹膜に波及していることを示し，手術適応を決める1つの指標となる．

　憩室炎，腸間膜リンパ節炎，炎症性腸疾患，クラミジア腹膜炎，卵管炎，卵巣腫瘍茎捻転などとの鑑別が必要となる．

血液検査：白血球増多，核の左方移動，CRP陽性（重症例では白血球が低下）
腹部単純X線検査：虫垂炎に特異的な所見はない．（回腸末端近辺の小腸ガス像，回盲部や上行結腸のガス像，ニボー）糞石が認められれば手術適応となる．
腹部超音波検査：虫垂の腫大と虫垂壁の5層構造の乱れをみる．虫垂外径が6mm以上で腫大とする．筋層の肥厚や断裂が認められれば，蜂窩織炎性あるいは壊疽性が疑われる．虫垂が盲腸背側の後腹膜に位置するときは超音波で虫垂を同定できないことが多く，注意が必要で，腹部CT検査を行うことも考慮する．
腹部CT検査：腹部超音波検査で充分な観察ができない場合，有用となる．虫垂の腫大と壁肥厚が重要であるが，腹腔内炎症の広がりを把握するのに有用である．

治療

化膿性，壊疽性虫垂炎は外科的治療が，カタル性虫垂炎は保存的治療が選択されるのが一般的である．

注意点

- 急性腹症において安易に鎮痛薬を投与し診断が遅れる場合があるため注意を要する．
- 妊娠可能な年齢の女性に放射線検査を行う際には必ず妊娠の可能性の有無を確認する．
- 急性期では血液検査の異常が認められないことがあり，経時的な検査のフォローが必要．
- 急性虫垂炎は一般的には短期間で治癒する良性疾患であるが，診断に苦慮すること，術後合併症も多いことより充分に注意が必要である．

症例（急性虫垂炎と急性腹症）

症　例：	26歳　女性
主　訴：	下腹部痛，右季肋部痛（呼吸性増強あり）
既往歴：	特記事項なし
現病歴：	10日前より全身倦怠感，腹部全体の膨満感，4日前より37〜38℃の発熱が出現．右季肋部痛が増強し救急外来受診．下痢，嘔吐，便秘，帯下，異常性器出血等の症状は認めなかった
身体所見：	下腹部の圧痛あり．右季肋部は深呼吸により増強し，体位変換でさらに増強．筋性防御と反跳痛あり
検査所見：	WBC $12.4 \times 10^3/\mu l$, Hb 14.6 g/dl, T-Bil 0.9 mg/dl, AST 14 IU/l, ALT 10 IU/l, LDH 307 IU/l, ALP 177 IU/l, γGTP 16 IU/l, Amylase 33 IU/l, CK 28 IU/l, CRP 7.8 mg/dl

経　過：	妊娠の可能性は否定．胸腹部単純写真，腹部超音波検査，腹部骨盤腔CT検査とも異常所見を認めず，Fitz-Hugh-Curtis症候群を疑い，婦人科依頼した．クラミジア・トラコマチスIgG抗体陽性・IgA抗体陰性，膣分泌液中のクラミジアDNA陽性を認めクラミジア感染症と診断．クラミジア感染症は梅毒，淋菌，エイズとともに婦人科，泌尿器科領域で扱うことの多い性行為感染症であるが，右季肋部痛，心窩部痛の急性腹症で受診し時々内科でみることのある疾患である．Fitz-Hugh-Curtis症候群は淋菌，クラミジアによって引き起こされる肝周囲炎で，若い女性に見られる疾患である．クラミジアにより子宮頸管炎となり，子宮付属器炎，骨盤腹膜炎と腹腔内に感染が広がり，さらに肝臓まで感染が広がり肝周囲炎を起こすと考えられている．クラミジア・トラコマチスIgA抗体の上昇と膣分泌液中のクラミジアDNA陽性がこの疾患を疑う所見であるが，確定診断は，腹腔鏡などで肝被膜の腹膜との癒着を証明するか病変の肝被膜よりクラミジアを分離するかである．治療はクラミジアに効果のある抗生物質（テトラサイクリン系，マクロライド系，ニューキノロン系）を2週間使用する．

文献・参考図書

1) Robert E. et al.：Abdominal Pain, Including The Acute Abdomen, Sleisenger & Fordtran's Gastrointestinal and Liver Disease. SAUNDERS, pp71-82, 2002
◇ 日本消化器病学会：「消化器病診療」，pp111-112，医学書院，2004
◇ 丹正勝久他：急性虫垂炎．救急医学，27：1489-1492，2003
◇ 雨田立憲他：急性腹症．medicina，40，572-575，2003
◇ 小井土雄一：上腹部痛．救急医学，27：1382-1387，2003
◇ 相川直樹他：「救急レジデントマニュアル」，pp120-147，医学書院，1993

memo

クラミジア感染症の検出方法には抗原検査法と核酸増幅法による検出と，血清診断として抗クラミジアIgA，IgG抗体検査がある．前者は感染が現在あることを直接証明するもので，一方後者は感染および感染の既往を示すものである．抗クラミジア抗体IgG抗体は感染1～2週間後に陽性となり，1～2カ月後にIgA抗体が陽性となるといわれており本症例ではIgA抗体が陽性になる前の急性期をみていると考えられる．

第 4 章　疾患マネジメントの実際 〜診断のポイントと治療の基本

9）大腸癌

船越信介

> **ポイント**
> ▶ 大腸癌の治療の原則は手術療法であり，術前，術後の stage 評価が大切となる
> ▶ 進行・再発大腸癌の非切除例，非治癒切除例と術後補助として化学療法が行われる
> ▶ 現時点では転移性大腸癌に対する化学療法の位置づけは治癒不能な延命を目指した対症療法である

病態

　2000年における悪性新生物の部位別死亡数の統計によると，大腸癌は肺癌，胃癌に次いで3位である．約97％が腺癌であり，組織型の多様性に乏しい．リスク要因として肉類の過剰摂取，飲酒などが考えられている一方，野菜・運動が予防的であるとされている．大腸癌の発症機序として大腸腺腫の多段階発癌によって発生するとされる adenoma-carcinoma sequence が主とされているが，腺腫を経ないで突然発症する de novo type の発癌も少なくない．近年，家族性大腸腺腫症（familial adenomatous polyposis：FAP），遺伝性非ポリポーシス大腸癌（hereditary non-polyposis colorectal cancer：HNPCC）などの遺伝性疾患や潰瘍性大腸炎の炎症をベースに発生する dysplasia など，癌の発症メカニズムの研究も盛んである．

診断のポイント

　典型症候は腸閉塞と消化管出血（下血）である．非典型症候として便の狭小化，便回数の変化，腹痛，体重減少などがあるが特異的ではない．身体所見では腸閉塞による腹部膨満，腫瘤触知，肛門診での腫瘤触知があげられる．

血液検査：腫瘍マーカーとしてCEA，CA19-9 などがあるが特異的ではない．
便潜血検査（免疫法）：偽陰性率は進行癌で10％，早期癌で50％，便潜血陽性の人が癌である確率は約3％とされている．
注腸造影検査：腫瘍の位置の確認，浸潤範囲・深達度の評価，高度狭窄・腸閉塞例で経肛門的イレウス管減圧術あるいはステント挿入
大腸内視鏡検査：
・通常内視鏡観察による質的診断，深達度診断
・拡大内視鏡による早期大腸癌診断
・生検による悪性腫瘍の確定診断

胃癌と異なり大腸癌の組織型は95％以上が高/中分化型腺癌であることが特徴.

胸部，腹部単純X線：肺転移，イレウスの有無
腹部超音波，腹部骨盤CT検査：遠隔・リンパ節転移の評価，腹水，他臓器疾患の有無
胃透視あるいは胃内視鏡検査：他臓器疾患の有無
胸部CT，頭部CT，骨シンチグラフィー：肺・脳・骨転移が疑われる場合は行う
超音波内視鏡検査：深達度診断〔固有筋層（MP）より浅いと考えられる結腸癌〕
MRI：周辺臓器浸潤が疑われる初発進行癌および局所再発癌に行う．特に直腸癌において有用性が高い．肝転移を認めるあるいは疑われる症例では超常磁性酸化鉄製剤（superparamagnetic iron oxide：SPIO）を用いたMRIを行い病変の位置，数を正確に診断する．

治療

深達度と所属リンパ節転移の個数で規定するTNM分類と異なり，わが国の大腸癌取扱い規約は結果的に手術が治癒を期待できるものか，手術範囲はどの程度必要かまで示してくれる．その一方で分類が複雑であるため，国際的には認められていない．

1 内視鏡的粘膜切除術（EMR）

- 「大腸癌取扱い規約（第6版）」によるとEMRで，①m癌，もしくはsm癌のうち，粘膜下浸潤が300μm程度までのもの，②明らかな脈管侵襲のないもの，③組織型が低分化腺癌あるいは未分化癌以外のもの，④切除断端近傍までのmassiveな癌浸潤のないもの，の条件が満たされないものは追加腸切除が必要となる．
- 現在，大腸癌研究会において，早期大腸癌の根治的治療に関する再検討が行われており，絶対分類によるsm浸潤実測値が1,000～1,500μm以下でかつ脈管侵襲陰性，癌先進部の低分化傾向が根治的治療の限界とされつつある（図1）．
- 対象病変の大きさについては，一括切除が可能な2cm程度までが良い適応となる．
- 大腸内視鏡的粘膜下層剥離術（ESD）も一部の施設で行われるようになってきているが，長期的予後，合併症の問題などが解決されておらず確立した治療となっていない．

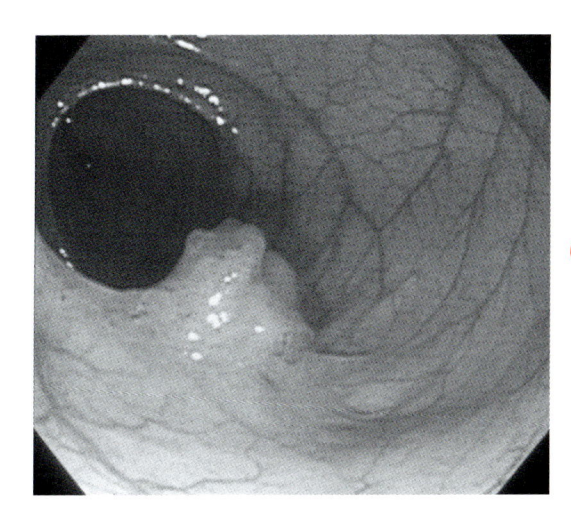

図1 大腸SM癌（カラーアトラス参照）

S状結腸にSM癌を認めEMR施行．高分化型腺癌Sm1, lyo, V0, INFα, margin（−）．絶対分類によるsm浸潤実測値が500μmであった．本人の希望で追加手術は行わず厳重な経過観察を行っている．

2 外科的手術

A）治癒切除が可能である場合
- 粘膜下層までの浸潤例にはD2郭清を，固有筋層以深の浸潤であればD3郭清が一般的である．
- 直腸癌では腫瘍下縁から直腸肛門輪までの距離が2 cm以上あれば，肛門括約筋温存術の適応となる．

B）血行性転移（肝転移，肺転移）があるが，それらが切除可能である場合
- 同時性肝転移ないしは同時性肺転移が合併していても，それが切除可能であれば原発巣に対しては，予防的リンパ節郭清を伴う腸切除を行う．肝転移や肺転移は同時切除，または異時切除を行う（肝転移，肺転移の治癒切除の5年生存率は35〜50%）．

C）治癒切除が不可能な場合
- 治癒切除が不可能な場合でも原発巣の状態により治療方針が異なる．
- 狭窄症状や出血コントロールの必要がある場合に原発巣切除が適応となる．
- 切除に困難を伴う直腸癌では人工肛門造設を行う．

3 化学療法

進行・再発大腸癌の非切除例，非治癒切除例と術後補助として化学療法が行われる．

現時点では転移性大腸癌に対する化学療法の位置づけは治癒不能な延命を目指した対症療法である．文献1に大腸癌化学療法の現況がよくまとめられており参照のこと．

4 術後補助化学療法

stage Ⅲ結腸癌に対する術後補助化学療法は現時点では5-FU/l-LV併用療法が標準的治療となっている．5-FU系経口薬剤についてその有用性が示唆されているが，充分な根拠がなく，本邦では5-FU/l-LV対UFT（5-FU系経口薬剤）の無作為化比較試験や5-FU/l-LV対UFT/LV錠経口併用療法の無作為化比較試験が進行中である．

5 進行・再発大腸癌の非切除例，非治癒切除例の化学療法

化学療法のみでは治癒は得られないが，best supportive careより生存期間の延長を認めることが証明されている．現時点では本邦での転移性大腸癌の標準的治療を示す．

① 5-FU/l-LV（first line），増悪時CPT-11（second line）

前者はホリナート（アイソボリン®）1回250 mg/m^{2}を2時間点滴静注，開始1時間後にフルオロウラシル（5-FU®）1回600 mg/m^{2}を3分以内に緩徐に静注．1週間ごとに6回繰り返し2週間休薬を1クールとし，3クール行う．5-FU/l-LVの奏効率は23%で，5-FU単独よりも高い．後者は5-FU/l-LVの治療抵抗例のsecond lineとして行われる．イリノテカン（CPT-11）100 mg/m^{2}を1週間ごとに4回繰り返し2週間休薬する．その奏効率は11〜29%と報告されている．

② CPT-11/5-FU/l-LV併用療法（first line）

CPT-11/5-FU/l-LV併用療法の奏効率は35〜50%と報告されfirst line therapyとして5-FU/l-LVやCPT-11単独より有効であるとされたが，その後早期死亡が高頻度であることが報告され緊急警告が出された．しかし，高い奏効率と認容性が報告されてい

ること，後述するオキサリプラチンと異なり，蓄積性の末梢神経障害がないこと，オキサリプラチンの高薬価の問題などからイリノテカンの臨床的価値は充分認められる．

5-FU/l-LV は海外の臨床試験において多種多様のレジメンがあり，本邦でも各施設により使用するレジメンはさまざまである．5-FU 1 つとっても急速静注法，持続静注法があり各々長所，短所がある．CPT-11/5-FU/l-LV 併用療法の至適な用法・用量も確立していない．また転移性大腸癌に対する新規抗癌薬として白金製剤のオキサリプラチン，経口フッ化ピリミジン系抗癌薬の capecitabine，ウラシル/テガフール，S-1 や抗 VEGF 抗体 bevacizumab，抗 EGFR 抗体の cetuximab などが有望視されている．本邦において 2005 年 4 月よりオキサリプラチンが大腸癌において保険適用となった．

6 肝動注化学療法

現時点では肝動注化学療法は確固としたエビデンスを有していないため，治療の選択には慎重を期するが，肝転移が主で予後の決定因子であると考えられた場合は検討する価値があると考える．

! 注意点

注腸造影検査および大腸内視鏡検査を行う際には前処置に下剤を使用するが，高度の狭窄がある症例では前処置により腸閉塞や腸穿孔，脱水を，全身状態不良例では血栓症状を起こすことがあるため，検査前の医療面接が重要である．

症例（大腸癌）

症　例：	58 歳　男性
主　訴：	なし
既往歴：	糖尿病（1993 年）
現病歴：	'95 年に腹部超音波検査に 1 cm 大の肝腫瘤を指摘され肝血管腫と診断されフォローされていなかった．糖尿病にて外来通院中，'03 年 11 月腹部超音波検査を行い肝右葉に 9 cm 大の腫瘤を認め，精査加療目的にて入院．
身体所見：	特記事項なし
検査所見：	WBC $6.1 \times 10^3/\mu l$，Hb 13.0 g/dl，Ht 37.8 %，T-Bil 0.5 mg/dl，AST 16 IU/l，ALT 13 IU/l，CRP 0.8 mg/dl，HBs 抗原−，HBc 抗体陽性，HCV 抗体−，HbA1c 6.0 %，CEA 2.7 ng/ml，CA19-9 29.2 U/ml，AFP 3.1 ng/ml，PIVKA-2 22 MAU/ml，可溶性 IL-2 抗体 345 U/ml
経　過：	B 型肝炎ウイルスの既感染はあるが慢性肝炎がベースにない肝腫瘍であり，胆管細胞癌，血管肉腫，悪性リンパ腫，転移性肝腫瘍，肝細胞癌の鑑別を要した．造影エコー，ダイナミック CT（図 2），SPIO 造影 MRI，腹部血管造影を行うが悪性腫瘍という以外は診断できなかった．上部・下部消化管検査で type 2 進行直腸癌を認めた（図 3）．肝血管肉腫の可能性も否定できず肝生検はせず肝右葉切除および低位前方切除術（直腸）を行い，胆管細胞癌と直腸癌の重複癌と診断．術後 7 カ月経過しているが再発は認めていない．肝腫瘍をみたら原発性とすぐに判断せず，転移性の可能性も考え肺，上部・下部消化管の検索は行う必要がある．

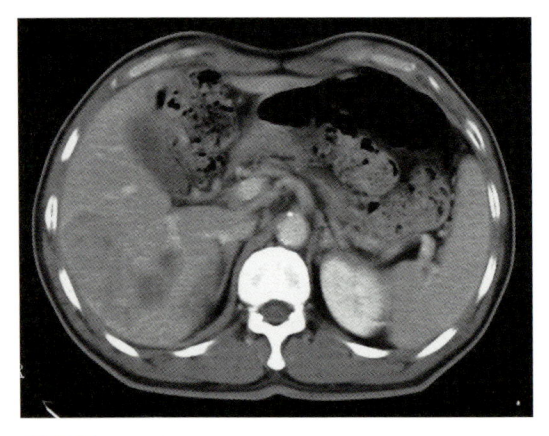

図 2 腹部造影 CT
肝右葉に巨大な不整形腫瘍を認める

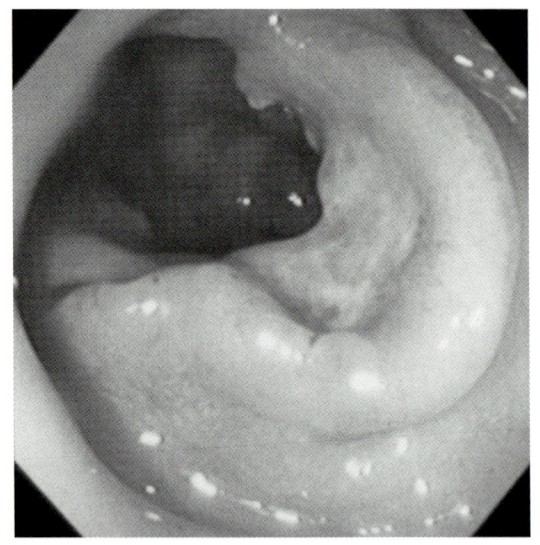

図 3 大腸内視鏡検査（カラーアトラス参照）
Type2 進行直腸癌

文献・参考図書

1）「消化器がん化学療法 2004」（市倉 隆 編），日本メディカルセンター，2004
◇ 日本消化器病学会：「消化器病診療」，pp134-141，pp294-296，pp345-347，医学書院，2004
◇ 「大腸癌の診断と治療 最新の研究動向」，日本臨牀社，2003
◇ 「大腸疾患 NOW 2005」（武藤徹一郎 他）：日本メディカルセンター，2005

memo

　最近の肝腫瘍の画像診断の進歩においてはずせないのは造影エコー，ダイナミックCT，SPIO造影MRIである．造影エコーは超音波造影剤Levovist®を用いたハーモニック・イメージングで肝腫瘍の非侵襲的かつ血流動態的鑑別診断が可能である．ヘリカルCTの出現で20秒前後の息止めで肝全体を撮影するダイナミックCTが可能となった．SPIO造影MRIは選択的に肝のKupffer細胞に取り込まれる超常磁性酸化鉄（superparamagnetic iron oxide：SPIO）の性質を利用したMRIである．すなわちKupffer細胞が消失あるいは減少している腫瘍組織ではT2，T2*，プロトン密度強調画像で高信号病変として描出される．

10）急性肝炎

柴田　実

> **ポイント**
> ▶ 急性肝炎の病因となる肝炎ウイルスは5種類存在する
> ▶ 詳細な投薬歴と肝炎ウイルスマーカーのスクリーニングが必要
> ▶ C型急性肝炎は発症時HCV抗体陰性のことがあり，HCV RNA陽性で診断される

病態

　急性肝炎を起こす肝炎ウイルスは5種類同定されており，A，B，C，D，E型肝炎ウイルス（HAV，HBV，HCV，HDV，HEV）と呼称される（表1）．頻度はHAVが多く（49％），次いでHBV（34％），HCV（9％）の順である．病因ウイルスが同定されない非A～E型肝炎も25％存在する．感染の原因は，成人のB型急性肝炎は性行為感染，C型急性肝炎は違法薬物静注が多く，輸血後肝炎は最近ではほとんどない．A型肝炎とE型肝炎は慢性化しないが，B型肝炎は成人で1％，C型肝炎は70％が慢性化する．

診断のポイント

　肝機能障害と肝炎ウイルスマーカーで診断する（表2）．C型急性肝炎は発症時HCV抗体陰性のことがあり，A型，B型が否定されたらHCV RNAの同定が必要．

　ウイルス肝炎以外の急性肝障害としては，薬剤性肝障害と自己免疫性肝炎が多い．前者は皮疹，好酸球増多を伴うことが多く，後者は高IgG血症，抗核抗体陽性を伴う．

　国際ガイドラインでは，①急性肝炎はALTが基準値上限10倍以上の上昇とALPの適切な基準値上限値の3倍以下の上昇を示す，②鑑別には詳細な投薬歴と肝炎ウイルスマーカー（IgM型HA抗体，IgM型HBc抗体，HBs抗原，HCV抗体）の測定が必要（第3章-11，参照），③ウイルスマーカー陰性でASTが基準値上限の100倍以上は毒物への暴露あるいは虚血（循環障害）を疑い，基準値上限の8～100倍はWilson病あるいは自己免疫性肝炎を疑う（第3章-10の文献4，5，参照）．

1 典型症候
1）前駆期：感冒様症状（発熱），消化器症状（悪心，嘔吐，下痢）
2）黄疸期：食欲不振，全身倦怠感，黄疸，尿濃染
3）回復期：自覚症状消失

2 非典型症候
不顕性感染：臨床症状を示さない．幼児，小児に多い．C型肝炎は成人でも無症状に経過する例が多い．

表1 肝炎ウイルスの分類と特徴

肝炎ウイルス	A型肝炎ウイルス（HAV）	B型肝炎ウイルス（HBV）	C型肝炎ウイルス（HCV）	D型肝炎ウイルス（HDV）	E型肝炎ウイルス（HEV）
分類（科）	ピコルナウイルス	ヘパドナウイルス	フラビウイルス	未分類：サテライトウイルス（仮）	カリシウイルス
粒子径（nm）	28	42	50〜60	36	27〜32
遺伝子（核酸）	プラス鎖RNA 1本鎖	2重鎖DNA 環状（一部単鎖）	プラス鎖RNA 1本鎖	マイナス鎖RNA 環状1本鎖	プラス鎖RNA 1本鎖
遺伝子長（kb）	7.5	3.2	9.5	1.7	7.5
外被タンパク	なし	HBs抗原	E1, E2	HBs抗原	なし
芯タンパク	VP1〜VP4	HBc抗原	core	HD抗原	?
同定者（年）	Feinstone（1973）	Blumberg（1965）	Choo, Kuo（1989）	Rizzetto（1977）	Balayan（1983）
感染経路	糞便/経口感染	経皮感染	経皮感染	経皮感染	糞便/経口感染
潜伏期間（日）	20〜45	30〜180	15〜150	30〜180	15〜60
リスクグループ	若年者，浸淫地域旅行者	薬物中毒患者，医療従事者，同性愛者	1992年以前の輸血，薬物中毒患者，医療従事者	HBVキャリア	浸淫地域旅行者 豚，猪，鹿の生肉の摂食
慢性化	0%	成人初感染 <1〜2%	70%	同時感染2〜7%，重複感染90〜95%	0%
劇症化	0.1%	1〜2%	<0.1%	2〜20%	1〜2%

表2 急性肝炎の診断

種類	診断	意義
A型	IgM型HA抗体陽性	IgM型HA抗体は発症後1週間以内に検出され，治癒後も数カ月陽性が持続
B型	HBs抗原陽性 IgM型HBc抗体陽性 HBc抗体低値陽性	IgM型HBc抗体は急性肝炎から数カ月検出される．HBc抗体（CLIA法）のカットオフ比は，急性肝炎は10以下，慢性肝炎は10以上が多い
C型	HCV抗体陰性，HCVRNA陽性 あるいはHCV抗体陽性化	C型急性肝炎のHCV抗体陽性率は，発症時は50〜70%，3カ月後は90%
D型	HBs抗原陽性，HD抗体陽性	HBVに感染していない例はHD抗体を測定する必要はない
E型	IgM型HEV抗体陽性	初期に陽性．血清，便中HEVRNAでも診断可能

劇症肝炎：症状発現後8週以内に高度の肝機能異常に基づいて肝性昏睡Ⅱ度以上の脳症をきたし，プロトロンビン時間が40％以下を示すもの（第12回犬山シンポジウム，1981）．発病後10日以内に肝性脳症が発現する急性型とそれ以降に発現する亜急性型がある．救命率は全体で20〜30％，急性型40％，亜急性型15％と予後不良である．年間発生数は約1,000人，B型が45％，非A〜E型が35％，A型が5％，薬剤性が10％，自己免疫性が5％である．有用性が証明された治療は肝移植であり，救命率は80％以上である．

治療

通常1〜2カ月で軽快し，特異的治療はない．C型急性肝炎は慢性化阻止にインターフェロン（IFN）療法が有効である．ただし，有症状C型急性肝炎は自然治癒する可能性が高いため，IFN開始は発症12週以後が推奨されている[1]．

注意点

PT40％未満は急性肝炎重症型と呼称され，劇症肝炎へ進展する可能性があるため慎重に経過を観察する．

A型，E型急性肝炎は四類感染症，B型，C型急性肝炎は五類感染症に指定されている．どちらも全数把握（実際の発生患者数）の対象疾患であり，前者を診断した医師はただちに，後者を診断した医者は7日以内に保健所に届けでる義務がある．（http://www.mhlw.go.jp/topics/bukyoku/kenkou/kansensyo/index.html）

文献・参考図書

1) Gerlach, J. T. et al.：Acute hepatitis C：high rate of both spontaneous and treatment-induced viral clearance. Gastroenterology, 125：80-88, 2003
   ≫≫有症状C型急性肝炎の52％はHCVRNAが自然に陰性化し（12週以内），無症候例のほとんどは慢性化すると報告された．

2) Tei, S. et al.：Zoonotic transmission of hepatitis E virus from deer to human beings. Lancet, 362：371-373, 2003
   ≫≫HEVが人畜共通感染である可能性が報告された論文．

memo

わが国のE型肝炎は海外の流行地域での感染（輸入感染症）であったが，2002年から国内感染例が増加している．海外は水系感染であるが，国内は動物（豚レバー，猪肉など）を食して感染し，HEVは人畜共通感染症と捉えられている[2]．わが国の非A非B非C型急性肝炎の9〜25％がE型肝炎であった．HE抗体，HEVRNAの測定は保険で認められていない．

第4章 疾患マネジメントの実際 〜診断のポイントと治療の基本

必修項目　到達目標

11）慢性肝炎

柴田　実

> **ポイント**
> - 慢性肝炎の病因は，HBV が 20％，HCV が 80％である
> - 診断は ALT 高値，肝炎ウイルスマーカー，肝生検で行う
> - B 型慢性肝炎の治療は，IFN とラミブジンとアデフォビルである
> - C 型慢性肝炎の治療は，IFN ＋リバビリンあるいは PEG-IFN ＋リバビリン療法である

病態

肝炎ウイルス持続感染者（キャリア）は，肝機能（ALT）正常な**無症候性キャリア**（asymptomatic carrier：ASC）から**慢性肝炎，肝硬変**まで多彩な病態を示す．わが国では慢性肝炎は「臨床的には 6 カ月以上の肝機能検査値の異常と肝炎ウイルスの感染が持続し，組織学的には門脈域にリンパ球を主体とした細胞浸潤と線維化を認め，肝実質内には種々の程度の肝細胞の変性・壊死所見を認める」と定義されている[1]．病因は HBV が 20％，HCV が 80％である（表1）．

1 B 型慢性肝炎

HBV キャリアは 150 万人おり，大多数は HBV キャリアの母親からの母子感染による．1986 年より HB ワクチンと高抗体価 HBs 抗体含有免疫グロブリンによる母子感染防止事業が開始され，新たなキャリアは激減した．

HBV キャリアの病態は 4 期に分類される（表2）．第 1 期は ALT 正常な HBe 抗原陽性 ASC で，HBV 増殖が最も高度．第 2 期は 10 〜 20 歳代に多く，肝炎を発症し，HBV 感染肝細胞が徐々に排除され，HBV 増殖が低下．第 3 期は HBe 抗原から HBe 抗体への転換（seroconversion：SC）をきたし，HBV 増殖が停止し，ALT 正常な HBe 抗体陽性 ASC となる．第 4 期は HBs 抗原が消失し，HBV 感染が終焉．病態は第 2 期のみが進行性である．

SC は，HBe 抗原を産生する HBV（野生株）の pre-core 遺伝子あるいは core promoter 遺伝子に変異が起こり，HBe 抗原を産生しない HBV（変異株）になることである（図1）．自然経過で SC は年間 10 〜 15％で認められ，女性，ALT 高値，HBV DNA 低値，肝組織病変の活動性と線維化が中等度以上で起きやすい．SC せず肝炎が 10 年以上続くと 10％〜 40％が肝硬変へ進展する（図2）．SC 後も HBV 増殖が持続し，肝炎が鎮静化しない例が稀に存在し，HBe 抗体陽性慢性肝炎という．

表 1 慢性肝炎の分類

疾患	頻度*	性差	危険因子	診断
B型肝炎	20%	男＞女	母子間（垂直）感染 乳幼児（水平）感染	HBs抗原, HBe抗原, HBc抗体, HBV DNA
C型肝炎	80%	同数	輸血**, 薬物乱用, 刺青, 医療行為	HCV抗体, HCV RNA
D型肝炎	＜0.2%	男＞女	HBVキャリア	HDV抗体

＊：慢性肝炎に占める頻度．＊＊：わが国の献血は'72年よりHBV, '89年よりHCVのスクリーニングが開始され，以後この経路による感染は激減

表 2 HBV感染の病期

HBV関連指標	HBV増殖期		HBV非増殖期	
	1期 （免疫寛容期）	2期 （慢性肝炎期）	3期 （寛解期）	4期 （治癒期）
HBs抗原	＋	＋	＋	－
HBs抗体	－	－	－	＋
HBV DNA	＋＋＋	＋	－*	
HBe抗原	＋	＋	－	－
HBe抗体	－	－	＋	＋
ALT	正常	高値	正常	正常

＊：液相ハイブリダイゼーションで陰性，PCR法では陽性．液相ハイブリダイゼーションの最低検出量は3 pg/ml（860,000 copies/ml）．プローブ法に換算すると0.7 Meq/ml, TMA法では5.9LGE/ml.
（Lee, W. M. : Hepatitis B virus infection. N. Engl. J. Med., 337 : 1733-1745, 1997）

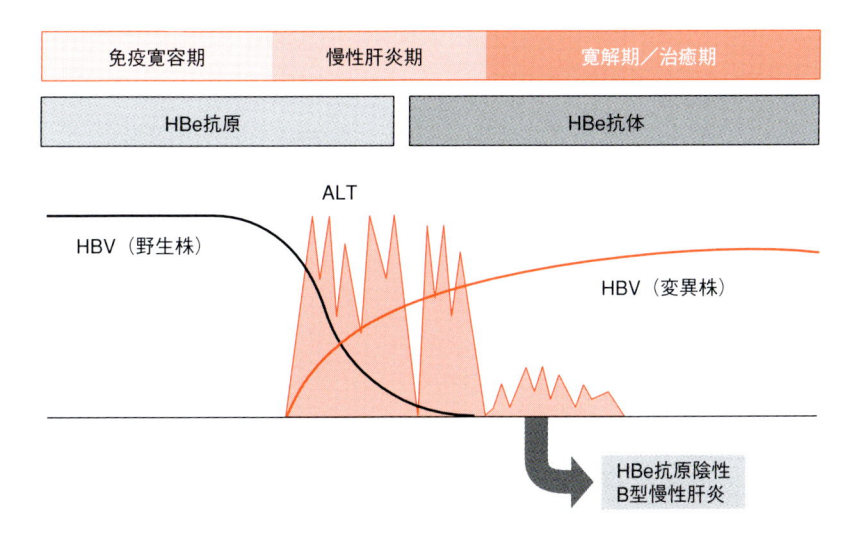

図 1 HBe抗原からHBe抗体への転換（セロコンバージョン）

2 C型慢性肝炎

　　HCVキャリアは150〜200万人おり，ALT値は30％が正常，40％が正常値上限の2倍未満，30％が2倍以上の高値である．C型慢性肝炎の進行はB型慢性肝炎や自己免疫性肝炎より緩徐である．感染から20年後に肝硬変に進展する頻度は10〜15％，最終的に肝疾患で死亡する例は20％前後と考えられている[2]．肝硬変へ進展する危険因子は高齢初感染（＞40歳），男性，飲酒（＞50g/日）などである．肝線維化（F因子）進展速度は平均0.1単位/年と報告されている．肝硬変に進展すると肝細胞癌を合併する危険性が高くなり，年間5〜8％で肝発癌を認める（図3）．

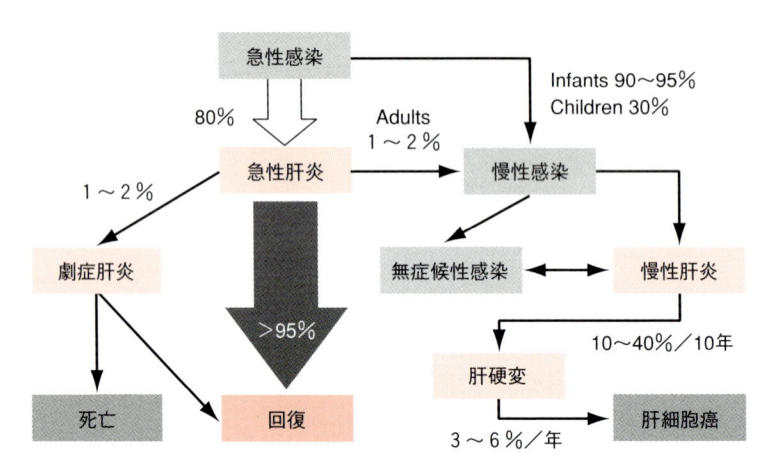

図2 HBV感染の臨床経過

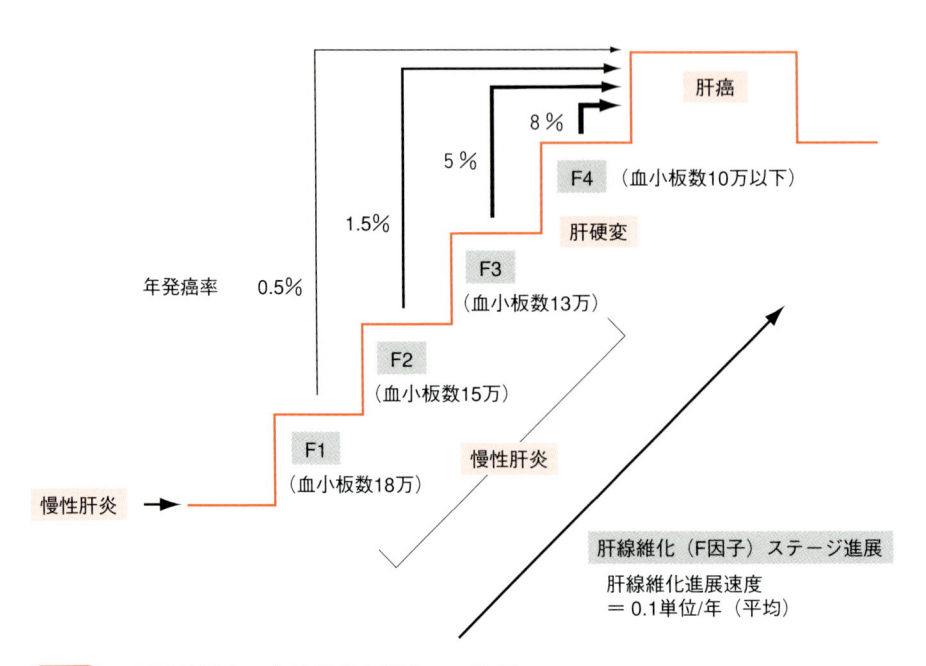

図3 C型慢性肝炎の自然経過と肝癌への進展

診断のポイント

診断は**ALT高値，肝炎ウイルスマーカー，肝生検**で行う（表1）．肝組織所見は線維化と壊死・炎症所見の活動性で表記する（表3）．HBs抗原陰性かつHCV抗体陰性で肝炎ウイルス感染が否定される例は，他の慢性肝障害を鑑別する必要がある．

鑑別のポイントを示す．
- 薬剤性肝障害：服薬歴あり，皮疹，発熱，好酸球増多，服薬中止で改善．
- アルコール性肝障害：飲酒歴，γ-GTP高値，AST＞ALT，肝腫大，肝脂肪化．
- 脂肪肝：肥満，糖尿病合併，AST＜ALT，超音波検査で肝脂肪化．
- 自己免疫性肝炎：中年女性，抗核抗体陽性，IgG高値．
- 原発性胆汁性肝硬変：中年女性，ALP高値，抗ミトコンドリア抗体陽性，IgM高値．
- ヘモクロマトーシス：中年男性，血清鉄高値，フェリチン高値．
- Wilson病：40歳未満，血清銅低値，セルロプラスミン低値，脂肪肝．

1 典型症候
通常無症状である．増悪時に右季肋部痛，全身倦怠感，食欲不振を自覚することがある．

2 非典型症候
肝外臓器合併症に関連した症候を示すことがある（表4）．

治療

治療の目標は，肝炎ウイルスの陰性化，ALTの正常化，肝硬変への進展阻止，肝発癌の防止，長期生存である．治療の主体は抗ウイルス薬である．他に，強力ネオミノファーゲンC®（SNMC），ウルソデオキシコール酸（UDCA）などの肝庇護薬があり，ALTの低下を目的として投与する．

表3 慢性肝炎の肝組織所見

	F：fibrosis（線維化）	A：activity（活動性）
0	線維化なし	壊死・炎症所見なし
1	門脈域の線維性拡大	軽度の壊死・炎症所見
2	線維性架橋形成	中等度の壊死・炎症所見
3	小葉のひずみを伴う線維性架橋形成	高度の壊死・炎症所見
4	肝硬変	

新犬山分類（Intern. Hepatol. Res., 6：112, 1996）

表4 慢性肝炎の肝外臓器合併症

B型肝炎	C型肝炎
皮疹	特発性混合型クリオグロブリン血症
膜性腎症	晩発性皮膚ポルフィリン症
膜性増殖性糸球体腎炎	膜性増殖性糸球体腎炎
関節炎	膜性腎症
血管炎	侵蝕性角膜潰瘍（Mooren潰瘍）
結節性多発動脈炎	自己免疫性甲状腺炎
脈管神経症性浮腫	Sjögren症候群
血清病様症候群	ぶどう膜炎，強膜炎
	扁平苔癬
	特発性肺線維症
	自己免疫性血小板減少性紫斑病
	Ⅱb型自己免疫性肝炎
	B細胞非ホジキンリンパ腫
	単クローン性ガンマグロブリン血症
	眼底出血（インターフェロン治療中）

1 B型慢性肝炎

治療方針は肝硬変に進展する前に，HBe抗原を陰性化させ，HBV DNAを10^5copies/ml未満に低下させることである．通常はALT正常値2倍以上あるいは組織が中等度以上に進展したALT変動例が治療対象となり，インターフェロン（IFN），ラミブジン，アデフォビルが使われる[3]．

A) IFN

保険適用はHBe抗原陽性であり，IFNを1回600～1,000万単位，週3回で16～24週間投与する．治療開始12カ月後に，SCかつHBV<10^5copies/mlなら著効と判定する．IFN療法の著効率は25～40％である．著効しやすい条件は自然経過でSCしやすい条件と同じである．

B) ラミブジン

HBe抗原陽性，陰性の両方に保険適応がある．HBe抗原陽性例に12カ月間投与すると，HBe抗原陰性化が30％，SCが15～20％に認められる．HBe抗体陽性例は12カ月間投与で65～96％にHBV DNA陰性化を認める．著効の条件はIFNと同じである．

ラミブジンの利点は副作用が少なく，IFN禁忌例にも投与可能な点であり，欠点は年間約15％に薬剤耐性株（YMDD変異株）が出現することである．変異株が出現すると肝炎が再燃することが多いが，アデフォビルが有効である．

各薬剤の特徴を示す（表5）．ラミブジンの投与期間は1年以上で，SC例はSC後3～6カ月で中断してもよく，非SC例は投与を継続する．変異例は臨床的便益があるかぎり投与を継続する[3]．

表5　B型慢性肝炎に対する抗ウイルス薬の特徴

	IFN	ラミブジン	アデフォビル
患者の容認性	困難	容易	容易
SC率（1年）	15〜30%	15〜20%	12%
治療期間			
HBe抗原陽性	4〜6カ月	≧1年	≧1年
HBe抗原陰性	1年*	>1年	>1年
薬剤耐性	なし	1年で15〜20% 5年で70%	1年までなし 2年で3%
病態別有効性			
非代償例	禁忌	有効	有効
肝移植後	限られる	有効	有効
プレコア変異	有効	有効	有効
ALT正常	適応なし	適応なし	適応なし

＊：わが国の保険診療では6カ月まで

C）アデフォビル

　ラミブジン耐性となった例に有効で，平成16年12月に保険適用となった．保険適用上ラミブジンと併用する必要があり，HBe抗原陽性，陰性の両方に有効である．標準的治療は1日10mgを1年以上である．副作用として腎障害があり，2年投与で2.5%に認められる．アデフォビルは耐性が出現しにくく，耐性は初年度にはなく，2年目以降に2.5%認められる．肝硬変では腎機能の悪化に注意する．

D）肝庇護薬

　B型慢性肝炎に対する有用性はほとんど検討されていない．

2　C型慢性肝炎

　治療適応は，HCV RNA陽性かつALT高値例であり，IFN療法，IFN＋リバビリン併用療法，PEG-IFN療法，PEG-IFN＋リバビリン併用療法がある．国際的な標準的治療はPEG-IFN＋リバビリン併用療法である[4]．

　治療効果は治療終了24週後のHCV RNAで判定する（図4）．治療開始12週後のEVR（early virological response）は治療効果予測に有用である．EVRはHCV RNA陰性化（<100U/ml）あるいは治療前より$2 \log_{10}$（100倍）以上低下で陽性と判定し，陰性的中率（EVR陰性例が非著効となる率）は97〜100%，陽性的中率（EVR陽性例が著効となる率）は65〜72%である．

　著効に最も関連する因子は低ウイルス量（<10^5copies/ml）とゲノタイプ1以外である（表6）．

A）IFN単独療法

　適応はリバビリン禁忌例である．投与期間は24週〜48週で，ゲノタイプ1で5〜10%，ゲノタイプ2で50〜60%の著効率が期待できる．ほぼ必発する副作用は，発熱，

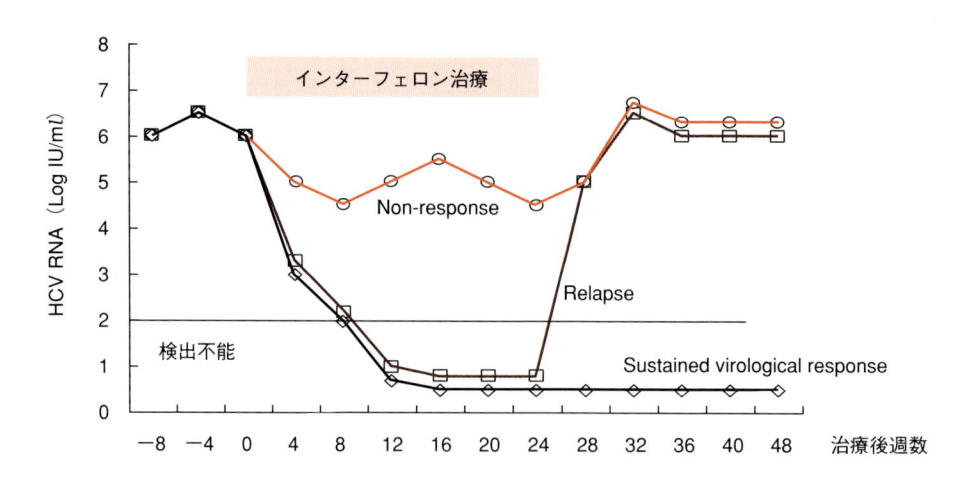

図4 インターフェロン治療のウイルス学的効果

	治療終了時	終了後24週
著効 SVR	−	−
再燃 relapse	−	＋
無反応 non-response	＋	＋

表6 IFN療法による著効が予測される要因

ウイルス側要因	HCV RNA量	<105 copies/ml
	HCV genotype	1a, 1b（グループ1）以外
宿主側要因	肝組織所見	進行していない
	年齢	<45歳
	感染期間	<5年
	性	女性
	体重	肥満でない
	γ-GTP	低値
治療内容	IFN種類	PEG-IFN
	リバビリン併用	あり
	期間	グループ1は48週

感冒様症状，白血球減少，血小板減少である．重篤な副作用はうつ病などの精神症状（1％），間質性肺炎（0.5％）がある．慢性甲状腺炎を誘発することもある．

B）IFN＋リバビリン併用療法

　保険適用上，治療期間は最長24〜48週で，再治療はウイルス量に関係なく投与できるが，初回治療では高ウイルス量（100KIU/ml以上）のみである．ゲノタイプ1で20％（24週），40％（48週），ゲノタイプ2で60〜70％（24週）の著効率が得られる．リバビリンの副作用は貧血であり，10〜15％で薬剤の減量，中止が必要となる．腎障害，心疾患，異常ヘモグロビン症もリバビリン禁忌である．

C）Pegylated（PEG）-IFN＋リバビリン併用療法

　PEG-IFNは，IFNにポリエチレングリコールを結合させ，週1回投与で長時間作用させる薬剤．48週のPEG-IFN＋リバビリン併用療法で，ゲノタイプ1は42〜46％，ゲノタイプ2は76〜82％の著効が得られ，最も抗ウイルス効果がある（図5）[5]．わが国では平成16年12月に保険適用となり，ゲノタイプ1の高ウイルス量（100KIU/m*l*以上）のみに投与が可能である．

D）肝庇護薬

　UDCAおよびSNMCは，ALTを有意に低下させる．死亡率，肝硬変への進展，肝組織所見の改善に関して，信頼性が高いエビデンスが存在せず，国際的には認められていない．副作用が少ないUDCAが使われることが多い．

⚠ 注意点

　SC後にHBVの再活性化が起き，HBe抗原が再出現する例がある．HBe抗原の再陽性化は自然経過ではSCから1年以内では13％に認められ，1年以上経過すると稀になる．HBVの再活性化は免疫抑制薬，抗癌薬で起こる場合がある．悪性リンパ腫などの化学療法が最も危険性が高く，ラミブジンの予防投与が推奨されている[3]．

著効率

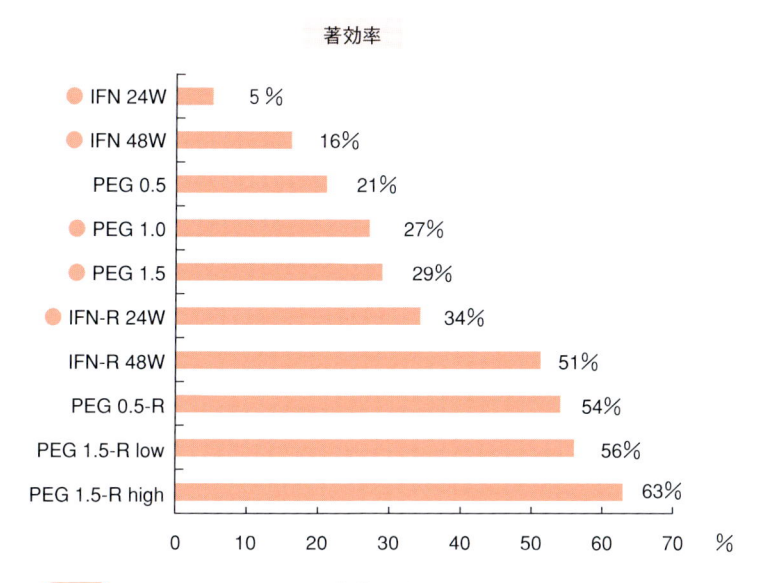

- IFN 24W：5％
- IFN 48W：16％
- PEG 0.5：21％
- PEG 1.0：27％
- PEG 1.5：29％
- IFN-R 24W：34％
- IFN-R 48W：51％
- PEG 0.5-R：54％
- PEG 1.5-R low：56％
- PEG 1.5-R high：63％

図5　インターフェロン治療著効率
IFN：インターフェロン，PEG：ペグIFN（μg/Kg/週），IFN-R：IFN＋リバビリン併用療法，PEG-R：ペグIFN＋リバビリン併用療法，low：低用量リバビリン≦10.6mg/kg，high：高用量リバビリン＞10.6mg/kg．
● はわが国で保険適用のある治療法（2004年5月現在）

文献・参考図書

1) 市田文弘 他：慢性肝炎の肝組織診断基準-新犬山分類．C型慢性肝炎研究の進歩，肝炎ウイルスの変異，犬山分類の再検討（第19回犬山シンポジウム記録刊行会編），p183-88，中外医学社，1996
   ≫≫わが国の慢性肝炎の定義と組織分類．

2) National Institutes of Health：National Institutes of Health Consensus Development Conference Statement：Management of hepatitis C：2002--June 10-12, 2002. Hepatology, 36 Suppl. 1：S3-20, 2002
   ≫≫C型慢性肝炎の管理に関する国際的ガイドライン．一読を薦める．

3) Lok, A. S. & McMahon, B. J.：Practice Guidelines Committee, American Association for the Study of Liver Diseases（AASLD）. Chronic hepatitis B：update of recommendations. Hepatology, 39：857-861, 2004
   ≫≫2001年に発表された米国肝臓学会のB型肝炎に対する臨床実地ガイドライン（Hepatology, 34：1225-1241, 2001）の改訂版．

4) Strader, D. B. et al.：Diagnosis, management, and treatment of hepatitis C. Hepatology, 39：1147-1171, 2004
   ≫≫米国肝臓学会のC型肝炎に対する臨床実地ガイドライン．

5) Poynard, T. et al.：Impact of pegylated interferon alfa-2b and ribavirin on liver fibrosis in patients with chronic hepatitis C. Gastroenterology, 122：1303-1313, 2002

6) 「慢性肝炎の治療ガイド」（日本肝臓学会），文光堂，東京，2004
   ≫≫一般医向け，内容がUp dateされている．

memo

日本肝臓学会は，平成12年に「慢性肝炎診療のためのガイドライン」を作成し，インターネットに公開している（http://www.jsh.or.jp/guide/guide.html）．最近，一般医向けの治療ガイドも出版された[6]．

第4章 疾患マネジメントの実際 ～診断のポイントと治療の基本

必修項目 到達目標

12）肝硬変・肝癌

柴田　実

> **ポイント**
> ▶ 肝硬変，肝癌の病因はHCVが70％，HBVが20％である
> ▶ 肝硬変では，肝細胞癌の発見のためのスクリーニングが必要である
> ▶ 肝細胞癌は超音波，AFPでスクリーニングし，造影CT検査で精査する
> ▶ 治療方針は，肝癌の進行度と肝障害度を総合して判断する

A）肝硬変

病態

　肝硬変はすべての慢性肝疾患の終末像である．病理学的には肝臓全体に再生結節とそれを取り囲む線維性隔壁（偽小葉結節）が形成された状態である．臨床的には**代償性肝硬変**と**非代償性肝硬変**に分類され，非代償性肝硬変は黄疸，腹水，肝性脳症などの肝不全を認める．

　患者は20万人前後で，男女比は2：1である．病因はHCVが70％，HBVが20％，アルコールが5〜10％，自己免疫性肝疾患が2〜3％である．まれな病因として，非アルコール性脂肪性肝炎（NASH），ヘモクロマトーシス，Wilson病，Budd-Chiari症候群，薬剤などがある．肝硬変は60歳以上に多く，B型はC型より約10歳若い．若年性肝硬変はHBVかWilson病が多い．

　主な死因は肝細胞癌，肝不全，食道胃静脈瘤破裂である．非代償性肝硬変の5年生存率は30％前後である．肝硬変による死亡は年間16,000人（肝癌は除く），死因順位で男性の7位，女性の10位である（平成14年度厚生統計要覧）．

診断のポイント

　確定診断は病理診断である．WHO分類による**大結節性肝硬変**（結節径3 mm以上）はB型肝炎に多く，**小結節性肝硬変**（3 mm未満）はアルコール性に多く，**混合結節性肝硬変**（大小結節が等量分布）はC型肝炎に多い．

　肝生検を行わずに診断するポイントは，①画像検査で**肝萎縮**，**脾腫**，**腹水**を認める，②内視鏡で**食道静脈瘤**を認める，③**肝不全症状**，**蜘蛛状血管腫**，**手掌紅斑**，**女性化乳房**を認め，硬い肝臓を触知する，④血液検査が肝硬変に典型的，などである（表1）．

表1 慢性肝炎と肝硬変の鑑別（慢性肝疾患の進展度判定）

重症度 病態 新犬山分類（線維化）	軽度 慢性肝炎初期 F1-F2	中等度 慢性肝炎進行期 F3	高度 肝硬変 F4
臨床所見			
クモ状血管腫	−	−〜±	＋
手掌紅斑	−	−〜±	＋
脾腫	−	−〜±	＋
腹水，浮腫	−	−	−〜＋
血液検査			
血小板数（/mm³）	＞13万	10〜13万	＜10万
アルブミン値（g/dl）	＞4.0	3.5〜4.0	＜3.5
AST/ALT比	＜1.0	＜1.0	＞1.0
コリンエステラーゼ	正常値	正常値下限	低値

表2 Child-Pugh 分類

点数	1	2	3
脳症*	なし	1〜2度	3〜4度
腹水	なし	軽度（コントロール可能）	中等度以上（コントロール困難）
総ビリルビン（mg/dl）	1〜2	2〜3	＞3
アルブミン（g/dl）	＞3.5	2.8〜3.5	＜2.8
プロトロンビン時間（秒） 　　　　　　　％	1〜4秒延長 ＞80％	4〜6秒延長 50〜80％	6秒以上延長 ＜50％
原発性胆汁性肝硬変におけるビリルビン（mg/dl）	1〜4	4〜10	＞10

＊：Trey and Saundress分類（1966）．
各点数の合計で診断．Grade A：5〜6，Grade B：7〜9，Grade C：10〜15

　肝硬変の重症度はChild-Pugh分類で判定する（表2）．5項目に1〜3点を与え，合計スコアよりA，B，Cに分類する．得点が高いと重症である．

1 典型症候

　代償期の症候は，皮膚所見（蜘蛛状血管腫，手掌紅斑，皮膚色素沈着，毛細血管拡張，女性化乳房），肝左葉腫大，右葉萎縮，脾腫，骨格筋萎縮，太鼓ばち指，白色爪甲，こむら返り，消化性潰瘍，胃・食道静脈瘤，胆石．

　非代償期の症候は，黄疸，腹水，浮腫，肝性脳症（表3），特発性細菌性腹膜炎（第3章-6-表3，参照），腹壁ヘルニア，低酸素血症，肝性胸水（右側），肝腎症候群（第2章-7-表1，参照）．

2 非典型症候

　慢性腎炎，混合型クリオグロブリン血症を合併することがある．クリオグロブリン血症は，C型肝炎に多く，下肢，背部，体幹に紫斑を伴う皮膚病変および関節炎などを認める．

表3 肝性脳症の昏睡度分類（犬山シンポジウム，1981年）

昏睡度	精神症状	参考事項
I	・睡眠–覚醒リズムの逆転 ・多幸気分、時に抑うつ状態 ・だらしなく、気にもとめない態度	・retrospectiveにしか判定できない場合が多い
II	・指南力（時・場所）障害、物をとり違える（confusion） ・異常行動（例：お金をまく、化粧品をゴミ箱に捨てるなど） ・時に傾眠状態（普通の呼びかけで開眼し、会話ができる） ・無礼な言動があったりするが、医師の指示に従う態度をみせる	・興奮状態がない ・尿、便失禁がない ・羽ばたき振戦あり
III	・しばしば興奮状態または譫妄状態を伴い、反抗的態度をみせる ・嗜眠状態（ほとんど眠っている） ・外的刺激で開眼しうるが、医師の指示に従わない、または従えない（簡単な命令には応じうる）	・羽ばたき振戦あり（患者の協力が得られる場合） ・指南力は高度に障害
IV	・昏睡（完全な意識の消失） ・痛み刺激に反応する	・刺激に対して、払いのける動作、顔をしかめるなどがみられる
V	・深昏睡 ・痛み刺激にも全く反応しない	

治療

1 一般的治療

A）代償期

バランスのよい食事と禁酒．脂肪および嗜好品の制限はない．肝庇護薬は必要ない．よく代償された肝硬変に対するアミノ酸製剤の投与は推奨されていない．

B）非代償期

肝性脳症：高アンモニア血症の誘引を取り除く（タンパク過剰摂取，便秘，利尿薬過剰投与，脱水，感染，消化管出血など）．治療はタンパク摂取制限（40g/日以下）とラクツロースである．ラクツロースは1日に軟便2～3回を目安に調節する．難治例は腸管非吸収性抗菌薬（カナマイシンなど）を併用する．特殊アミノ酸製剤（アミノレバン®）は，急性期に点滴静注で，慢性期に経口で投与する．

腹水：第2章 - 7，参照

食道静脈瘤：第4章 - 1，参照

2 特異的治療

病因によっては特異的治療がある．ウイルス肝炎は抗ウイルス療法，アルコール性は禁酒，ヘモクロマトーシスは瀉血，デスフェラール，Wilson病はD-ペニシラミン，胆

汁うっ滞（肝外）は胆道手術，Budd-Chiari症候群は肝静脈拡張術，自己免疫性肝炎はプレドニゾロンなど．

3 外科治療，IVR治療

食道静脈瘤の食道離断術，経頸静脈的肝内門脈大循環短絡術（TIPS），胃静脈瘤のHassab手術，門脈圧亢進症の門脈大循環短絡術，難治性腹水のデンバーシャント（第2章-7，参照）などがある．平成16年1月から非代償性肝硬変に対する生体肝移植が保険適用となった．生存率は80％以上．

注意点

- 肝硬変による低酸素血症（肝肺症候群）は，心不全の起座呼吸と逆で，座位で悪化し，臥位で改善する．
- 女性化乳房はスピロノラクトン，H2受容体拮抗薬の投与で合併しやすい．薬剤を中止すると疼痛が改善することが多い．

B）肝細胞癌

病態

肝細胞癌（hepatocellular carcinoma：HCC）は肝原発の上皮性悪性腫瘍であり，原発性肝癌の95％を占める．残りの5％は胆管細胞癌（肝内胆管癌），胆管嚢胞腺癌，肝芽腫，悪性リンパ腫などである．60～70歳代に多く，男女比は4：1である．背景疾患は，肝硬変が70％，慢性肝炎が20～30％であり，正常肝は稀である．病因は，HCVが70％，HBVが20％，アルコール性5％である．

多中心性発生と早期の肝内転移が特徴である．進行癌では門脈腫瘍塞栓が多いが，肝外転移は少ない．肝外転移は骨，肺に多い．HCCは多段階発癌の過程を示す．はじめは組織学的に高分化型であり，中分化，低分化と進展する．中分化以上になると，門脈浸潤，肝内転移をきたす．

診断のポイント

1 診断

腫瘍マーカー，**画像検査**，**病理診断**で診断する（表4）．α-フェトプロテイン（AFP）はカットオフ値を10ng/mlとすると，感度が39％～64％，特異度が76％～91％，陽性的中率が9％～32％で偽陽性が多い[1]．AFPのカットオフ値を400ng/mlとすると，特異度は99％となるが，感度は17％と低い．PIVKA-Ⅱ，AFP-L3は感度が低いが，偽陽性が少ない．造影画像検査におけるHCCの特徴は動脈相で腫瘍が濃染され，門脈相で周囲より低濃度となる．最も感度が高い画像検査は，肝動脈造影下CT（CTA）および経動脈性門脈造影下CT（CTAP）である．

表 4 肝細胞癌の診断

腫瘍マーカー	AFP（α-フェトプロテイン） PIVKA-Ⅱ ALP-L3（レクチン）分画
画像検査	超音波検査，超音波ドプラ検査，造影超音波検査 造影CT検査 造影MRI検査，リゾビストMRI検査 血管造影検査 肝動脈造影下CT（CTA）検査 門脈造影下CT（CTAP）検査 リピオドールCT検査
病理診断	腫瘍生検，切除標本検査

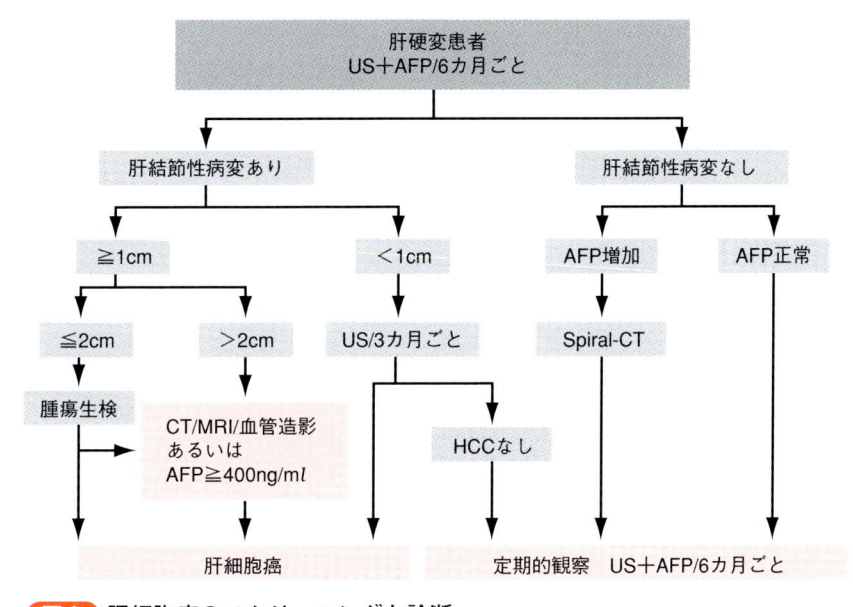

図 1 肝細胞癌のスクリーニングと診断

　欧州肝臓学会（EASL）はHCC診断のガイドラインを出した．腫瘍径が1 cm以上2 cm未満は腫瘍生検で診断し，2 cm以上は2つの画像検査（造影CT，造影MRI，血管造影など）で高動脈血流腫瘤，あるいは1つの画像検査で高動脈血流腫瘤かつAFP 400ng/m*l*以上なら，腫瘍生検を行わなくてもHCCと診断してよいとされている（図1）[2]．

2 スクリーニング

　国際的なスクリーニングは代償期肝硬変を対象とし，AFPと超音波検査（US）を6月ごとに繰り返す方法である（図1）．HCCの50％〜75％は直径3 cm未満単発で発見され，29％〜54％が肝切除可能である．わが国ではAFPのほかにPIVKA-Ⅱ，AFP-L3も測定し，超音波検査を肝硬変は3カ月ごと，慢性肝炎は6カ月ごとに行って

表5 肝細胞癌の進行度分類（Stage）

Stage 因子	T因子	N因子	M因子
Ⅰ	T1	N0	M0
Ⅱ	T2	N0	M0
Ⅲ	T3	N0	M0
ⅣA	T4	N0	M0
	T1-4	N1	M0
ⅣB	T1-4	N0, 1	M1

表6 肝障害度（liver damage）分類

項目 　　　肝障害度	A	B	C
腹水	ない	治療効果あり	治療効果少ない
血清ビリルビン値（mg/dl）	2.0未満	2.0〜3.0	3.0超
血清アルブミン値（g/dl）	3.5超	3.0〜3.5	3.0未満
ICG R_{15}（%）	15未満	15〜40	40超
プロトロンビン活性値	80超	50〜80	50未満

2項目以上の項目に該当した肝障害度が2箇所に生じる場合には高い（悪い）方の肝障害度とする

いる施設も多い．スクリーニングが予後改善に貢献するかは不明である．

A）典型症候

小さなHCCのほとんどは無症状である．巨大HCCは，腹部膨満，腹痛，発熱，黄疸，腹水を認める．

B）非典型症候

HCCが破裂すると，腹痛，腹部膨満，出血性ショックを呈する．腫瘍随伴症候群として，高コレステロール血症，低血糖，多血症，高カルシウム血症などを認めることがある．

分類

進行度（Stage）はTNM分類で分類する（表5）[3]．T因子は**癌腫の個数，大きさ，脈管侵襲**（門脈Vp，静脈Vv，胆管B）で規定される．T1は腫瘍の単発，2 cm以下，脈管侵襲なしのすべて合致．T2は2項目合致．T3は1項目合致．T4はすべて合致せず．肝細胞癌破裂はT4として扱う．N因子は**リンパ節転移**なしがN0，ありがN1．M因子は**遠隔転移**なしがM0，ありがM1．肝障害度（liver damage）分類を表6に示す[3]．

肝癌の進行度分類として，CLIPスコア，JISスコアなども報告されている．

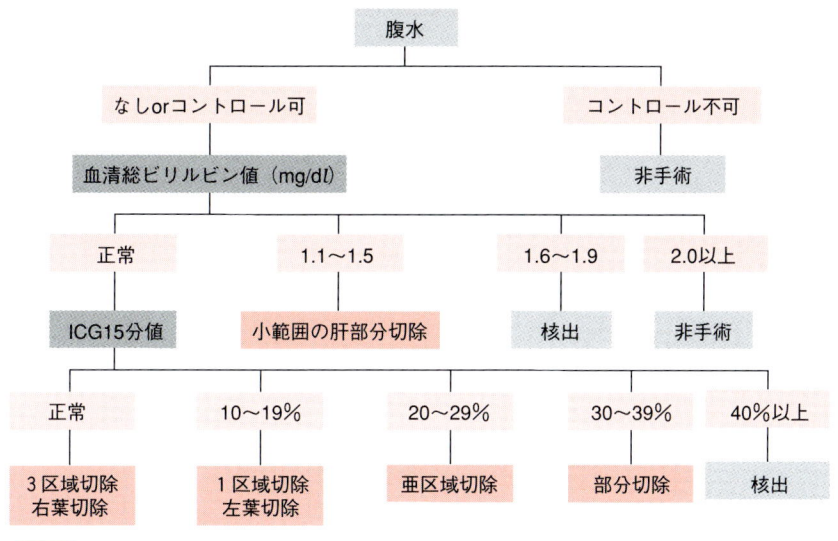

```
                    腹水
         ┌───────────┴───────────┐
    なしorコントロール可        コントロール不可
         │                       │
  血清総ビリルビン値（mg/dl）      非手術
   ┌──────┬──────┬──────┐
  正常  1.1～1.5  1.6～1.9  2.0以上
   │      │        │        │
ICG15分値 小範囲の肝部分切除  核出   非手術
   │
┌──┬──────┬──────┬──────┬──────┐
正常 10～19% 20～29% 30～39% 40%以上
 │    │      │      │      │
3区域切除 1区域切除 亜区域切除 部分切除 核出
右葉切除  左葉切除
```

図2 肝機能からみた肝切除の適応（幕内基準）

表7 Milan 基準（肝癌に対する肝移植の適応基準）

適応あり
①腫瘍径 5 cm 以内，単発
②腫瘍径 3 cm 以内，3 個以内
適応なし
①リンパ節転移
②脈管，胆管浸潤
③遠隔転移

治療

外科的治療としては**肝切除術**，**肝移植**，内科的治療としては**エタノール注入療法（PEI）**，**マイクロ派凝固療法（MCT）**，**ラジオ波焼灼療法（RFA）**，**肝動脈塞栓術（TAE）** などがある．臨床試験の段階の治療として，化学療法（全身性，経動脈性，リザーバ動注，インターフェロン併用動注），免疫療法，放射線療法，陽子線治療，重粒子線治療がある．

肝切除は根治性が高いが，残肝機能により切除範囲の制約がある（図2）．肝移植は最も有効な治療法であり，平成 16 年 1 月に生体肝移植が保険適用となった．非代償期肝硬変で Milan 基準を満している必要がある（表7）．

PEI は超音波ガイド下に腫瘍に純エタノールを注入する．手技が簡便で，安価，副作用が少ないのが利点，再発率が高く，施行回数が多い（3～4 回）のが欠点である．一般には 3 cm まで，特に 2 cm 以下の HCC に有効．RFA は 1 回の治療で直径 3 cm を壊死させることができる．少ない治療セッションで PEI 以上の局所制御能を有するのが利

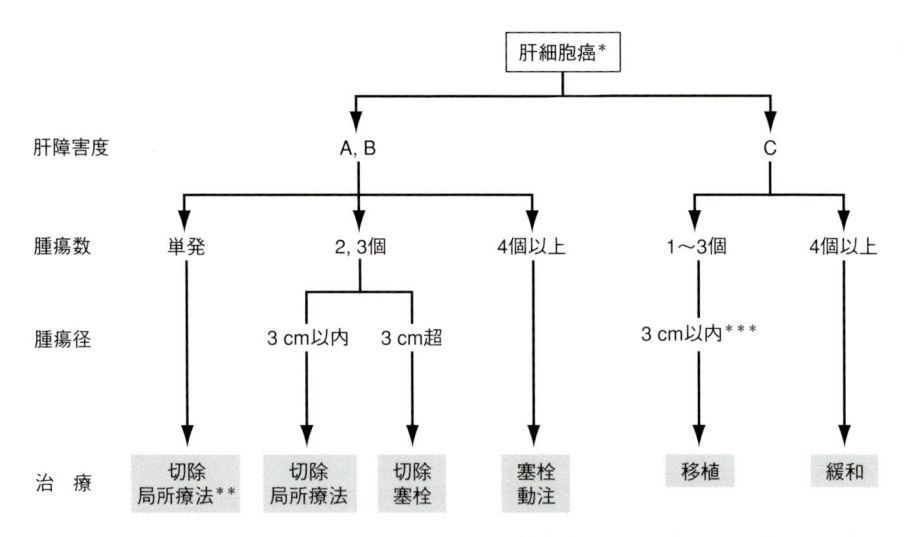

```
                           肝細胞癌*
                        ┌──────┴──────┐
肝障害度              A, B              C
              ┌───────┼───────┐    ┌───┴───┐
腫瘍数       単発   2,3個   4個以上  1〜3個  4個以上
                  ┌──┴──┐
腫瘍径         3cm以内 3cm超      3cm以内***

治療         切除    切除   切除   塞栓   移植    緩和
            局所療法** 局所療法 塞栓  動注
```

*脈管侵襲，肝外転移がある場合には別途記載
**肝障害度B，腫瘍径2cm以内では選択
***腫瘍が単発では腫瘍径5cm以内

図3 肝細胞癌治療アルゴリズム

点，脈管損傷，近接臓器損傷，出血など合併症が多いのが欠点である．TAEは肝癌の栄養動脈にリピオドール＋抗癌薬を注入後，ゲルフォームで塞栓する治療．肝予備能が低い例は，リピオドール＋抗癌薬の注入のみのTAIに留める．大型あるいは多結節も治療できるのが利点であり，血管造影で腫瘍濃染が得られない結節（初期の高分化，低分化型の一部）には効果がなく，肝機能を悪化させるのが欠点．化学療法は5-FU，マイトマイシンC，アドリアマイシン，エピルビシン，シスプラチンなどが用いられる．有意な延命効果が示された抗癌薬はないため標準的治療は確立していない．化学療法しか選択できない例は予後不良で，平均生存期間は1年未満である．

治療の選択

　HCCの進行度と肝障害度を総合的に判断して選択する．各治療法のランダム化比較試験がないため，標準的治療は定まっていない．一般にMilan基準を満たし，肝障害度A，Bは肝切除，PEI，RFAのいずれかで根治治療が可能である．根治不能例はTAEを行う．最近は手術可能な小HCCをRFAで治療する施設も多い．
　厚労省「科学的根拠に基づく肝癌診療ガイドライン」[5]の肝癌治療アルゴリズムを示す（図3）．

予後

　HCCの平均生存期間はおおよそ3年である（表8）[4]．死因は癌死（52％），肝不全（25％），腫瘍腹腔内破裂（7％），食道静脈瘤破裂（4％）などがある．根治治療ができても1年で20％，5年で70％以上に再発を認める．再発には局所再発，肝内転移，

表8 肝癌の治療法別の累積生存率

治療法	累積生存率（1998〜1999）			
	1年	3年	5年	10年
肝切除	87%	69%	52%	27%
エタノール注入療法（PEI）				
単独	92%	70%	49%	31%
肝切除以外の併用を含む	92%	64%	40%	19%
肝動脈塞栓療法（TAE）				
単独	73%	38%	21%	6%
肝切除以外の併用を含む	77%	43%	24%	7%
マイクロ派凝固療法（MCT）				
単独	94%	77%	57%	
肝切除以外の併用を含む	94%	73%	44%	

二次発癌がある．肝癌の死亡者数は年間34,000人，肝細胞癌は癌死亡順位で男性の第3位，女性で4位である．肝移植はMilan基準を満たせば，4年生存率75％，無再発率85％と予後良好である．

注意点

PIVKA-IIはワーファリンを内服していると異常高値となるので，服薬歴に注意（**第3章-9，参照**）．

文献・参考図書

1) Collier, J. & Sherman, M.：Screening for hepatocellular carcinoma. Hepatology, 27：273-278, 1998
   ≫≫ HCC診断におけるAFPの診断精度．
2) Bruix, J. et al.：Clinical management of hepatocellular carcinoma. Conclusions of the Barcelona-2000 EASL conference. European Association for the Study of the Liver. J. Hepatol., 35：421-430, 2001
   ≫≫ 肝癌の診断，治療の国際ガイドライン
3) 「臨床・病理原発性肝癌取扱い規約2000年11月（第4版）」（日本肝癌研究会，編），金原出版，東京，2001
4) 日本肝癌研究会：第15回全国原発性肝癌追跡調査報告（1998〜1999）．肝臓，44：157-175, 2003
5) 「科学的根拠に基づく肝癌診療ガイドライン2005年度版」．金原出版，東京，2005

第4章 疾患マネジメントの実際 〜診断のポイントと治療の基本

13）アルコール性肝障害と脂肪肝

柴田 実

> **ポイント**
> - アルコール性肝障害は常習飲酒家に発症する肝障害であり，アルコール性脂肪肝から肝線維症，肝硬変へと進展し，稀にアルコール性肝炎を合併する
> - アルコール性肝障害は，肝腫大，AST＞ALT，γ-GTP，MCV，IgA高値を特徴とし，肝障害は禁酒で改善する
> - 脂肪肝はアルコール性脂肪肝と非アルコール性脂肪肝病（NAFLD）に分けられる
> - NAFLDのうち肝組織にアルコール性肝炎に類似した所見を認めるものを非アルコール性脂肪性肝炎（NASH）とよび，肝硬変に進展する場合がある

A）アルコール性肝障害

病態

アルコール性肝障害は**日本酒換算3合/日以上の飲酒を5年以上続けている常習飲酒家**に発症する慢性の肝障害である．病態はアルコール性脂肪肝からアルコール性肝線維症，アルコール性肝硬変へと進展し，これに急性の肝細胞壊死を伴うアルコール性肝炎が合併することがある（図1）．肝障害は禁酒で改善するが，飲み続けると肝硬変に進展する．わが国の肝硬変の病因の10％はアルコールである．日本酒5合/日，10年以上の大酒家の肝硬変進展率は15年で10〜20％といわれているが，女性は男性より少ない量でも進展する．

診断のポイント

わが国では高田らの診断基準が用いられている（表1）[1]．肝組織所見としては，肝細胞膨化（水腫様腫大，風船化細胞），肝細胞周囲性線維化，緻密線維化，マロリー体，巨大ミトコンドリアなどを特徴とする．

1 典型症候

通常は特異的症候を欠き，**上腹部重圧感，食思不振，全身倦怠感**などを訴える程度である．身体所見としては，**肝腫大，手掌紅斑，クモ状血管腫，顔面/鼻の血管拡張（酒皶性座瘡）**を認める．非代償期肝硬変に進行すると肝不全（黄疸，腹水，肝性脳症）を合併する．血液検査ではAST＞ALT，γ-GTP上昇，MCV（平均赤血球容積）＞100，

図1 アルコール性肝障害の進展

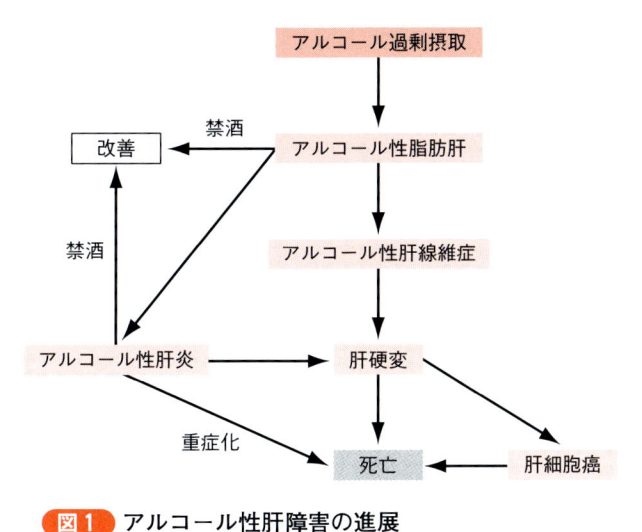

アルコール性肝炎は欧米と比べわが国では稀である．

表1 アルコール性肝障害の診断基準試案（文部省科研費「アルコールと肝」研究班，1993より抜粋）

Ｉ．アルコール性肝障害

1) 常習飲酒家（平均日本酒換算3合/日，5年以上）にみられる．女性の場合はその2/3程度，またALDH2活性欠損者では3合/日以下の飲酒でも肝障害を起こしうる．
2) 4週間の禁酒によりAST，ALTが80IU/l以下に改善する．禁酒前が100IU/l以下のときは正常値になる．
3) 以下の検査のうち少なくとも1つが陽性
   a) 4週間の禁酒によりγ-GTPが禁酒前の40％以下，または正常値の1.5倍以下に改善．
   b) 禁酒により肝臓も著明に縮小（肝下縁は弱打診か超音波で確認）
4) 以下のアルコールマーカーが陽性であれば診断はさらに確実
   a) 血清シアル酸欠損トランスフェリン（carbohydrate deficient transferrin: CDT）の出現．
   b) CTで測定した肝容量の増加（720 ml/m^2 体表面積以上）．
   c) アルコール肝細胞膜抗体が陽性．
   d) 血清GLDH/OCT（glutamate dehydrogenase/ornithine carbamyl transferase）比が0.6以上．

Ⅱ．アルコール＋ウイルス性肝障害

ウイルスマーカーが陽性で，禁酒後のAST，ALTの変化をのぞき，アルコール性肝障害の条件を満たすもの．AST，ALT値は，禁酒4週後には120IU/l以下に，禁酒前が120IU/l以下のものは，70IU/l以下にまで下降する．

Ⅲ．その他

上記の条件を満たさない場合は，たとえ大酒家であってもアルコール性肝障害とすることは困難である．

IgA高値，血小板下（飲酒中は非肝硬変では一過性に低下）を認め，超音波検査では肝脾腫大，脂肪肝を認める．

2 非典型症候

稀な病態である**アルコール性肝炎**は発熱，腹痛，黄疸を，**重症型アルコール性肝炎**は肝性脳症，出血傾向を，Zieve症候群は高脂血症，溶血性貧血，黄疸を認める（表2，3）．

肝障害との関連ではないが，ビタミンB_1欠乏によるアルコール性健忘症候群（ウエルニッケ-コルサコフ症候群），ニコチン酸欠乏によるペラグラ脳症，アルコール性痴呆などの中枢神経障害，アルコール性多発神経炎などの末梢神経障害，アルコール筋炎を認める．禁酒後には，手指振戦，幻覚，不眠などの離脱症状（退薬症状）を認める．ほかの合併症としてアルコール性胃炎，膵炎，心筋症などがある．

治療

治療は禁酒と栄養障害の補正である．通常は禁酒により，臨床，検査所見の速やかな改善を認める．禁酒に有効な治療は，精神科的治療，嫌酒薬（シアナマイド，ノックビン），断酒会などである．栄養障害が著明な例は，高カロリー，高タンパク，高ビタミン食が有効である．重症型アルコール性肝炎は，劇症肝炎に準じた治療が必要であり，プレドニゾロンが投与される場合がある．ただしその効果には賛否両論がある．

表2 アルコール性肝炎（臨床的）の診断基準（文部省総合研究A，高田班）

I．必須項目
a）飲酒量の増加を契機に発症ないしは増悪 b）AST優位の血清トランスアミナーゼの上昇 c）血清総ビリルビンの上昇（2 mg/100 ml以上）
II．付加項目
a）腹痛，b）発熱，c）白血球増加，d）ALPの上昇（正常値上限の1.5倍以上），e）γ-GTPの上昇（正常値上限の2倍以上）

肝生検は施行されていないが，上記の臨床的条件のうち，必須項目と，付加項目のうちの3項目以上を認めるもの．
付記：アルコール性肝炎の中には，上記の症状を示さないsubclinicalな症例が多数存在するので，その確定診断には肝生検が必要である．肝硬変が併存している場合には，アルコール性肝炎＋肝硬変としてこの群に入れる．

表3 重症型アルコール性肝炎の診断基準（文部省総合研究A，高田班）

アルコール性肝炎の中で，肝性脳症，肺炎，急性腎不全，消化管出血などの合併症や，エンドトキシン血症などを伴い，断酒にもかかわらず肝腫大は持続し，多くは1カ月以内に死亡するものを指す．プロトロンビン時間は50％以下で，著しい多核白血球の増加を見る．組織学的には，多数のマロリー体の出現と強い肝細胞の変性・壊死などが見られる．

注1：肝硬変合併例も含める，注2：末期肝硬変は除く

注意点

わが国の飲酒人口は6,000万人，アルコール依存者が400万人と推定されている．日本酒1合（180ml）はエタノール25gに相当し，ビールなら大瓶1杯（633ml），ウイスキーならダブル1杯（60ml），ワインならグラス2杯（240ml）に相当する．

肝臓に運ばれたエタノールは，アルコール脱水素酵素（ADH）によりアセトアルデヒドになり，アセトアルデヒドはアセトアルデヒド脱水素酵素（ALDH）で分解され酢酸になる．過剰のアセトアルデヒドは，顔面紅潮，動悸などのフラッシング症状をきたし，ミトコンドリア機能を障害して肝細胞障害を起こす．欧米人と異なり，日本人の約半数はALDH2遺伝子活性が欠損しており，フラッシングを発現しやすい．ALDH2遺伝子活性が正常（ホモ接合体）だと大量飲酒ができるため肝硬変に進展しやすい．アルコール性肝障害のALDH2遺伝子はほとんどがホモ接合体である．

B）脂肪肝

病態

脂肪肝は肝臓に肝重量の5％以上の脂肪（中性脂肪）が沈着する疾患であり，肝疾患で最も頻度が高い．脂肪肝はアルコール性脂肪肝と非アルコール性脂肪肝病（non-alcoholic fatty liver disease：NAFLD）に分けられる．主な病因は，過栄養（肥満），糖尿病，アルコールであるが，その他多数の病因が存在する（表4）．一般に予後良好であり，減量と禁酒で改善する．先天的代謝異常，急性妊娠脂肪肝，Reye症候群などのミトコンドリアβ酸化障害を伴う稀な脂肪肝は多臓器不全を伴い予後不良である．

表4 脂肪肝の病因

1. 過栄養（肥満）
2. 糖尿病
3. アルコール
4. 医原性
   副腎皮質ホルモン，中心静脈栄養，テトラサイクリン系抗生物質，アミオダロン，エストロゲン，タモキシフェン
5. 栄養障害
   Kwashiorkor，急性妊娠脂肪肝，吸収不良症候群，急激な体重減少，腹部手術（広範小腸切除，空回腸短絡術，胆道膵臓手術）
6. 内分泌異常
   Cushing症候群，甲状腺機能低下症
7. その他
   先天的代謝異常，Reye症候群，特発性

● NASH と NAFLD [2)〜4)]

　NAFLDは非飲酒者にみられる脂肪肝全体の総称である．NAFLDのうち肝組織に壊死炎症反応や線維化などのアルコール性肝炎に類似した所見を認めるものを非アルコール性脂肪性肝炎（non-alcoholic steato-hepatitis：NASH）という（図2）．NAFLDは臨床病名であるため，医療面接，血液検査，腹部超音波検査で診断できるが，NASHは病理診断名であるため肝生検を行わないと診断できない．NAFLDと診断する際の非飲酒者は，エタノール換算でおおよそ20g/日（ワイングラス2杯）以下とされている．ただし，非飲酒者の定義は研究者によって10〜40g/日とさまざまであり，統一されていない．

　NASH，NAFLDの好発年齢は40〜60歳で，女性にやや多い．わが国の成人のうちNAFLDは8％，NASHは1％と推定されている．NASHの発症機序は不明であるが，メタボリック症候群（糖尿病，高脂血症，内臓肥満）によるインスリン抵抗性に酸化ストレスが加わって発症するという仮説が提唱されている．NAFLDは予後良好だが，NASHは10年間で20％が肝硬変に進展する．原因不明の肝硬変，さらには肝細胞癌の一部はNASHが病因と考えられる．

診断のポイント

　肝障害があり，超音波検査で脂肪肝を認め，ウイルス肝炎，薬剤性肝障害などの他の病因を否定して診断する．肥満，糖尿病，飲酒歴があればその可能性は高まる．診断のゴールド・スタンダードは肝生検であるが，肝生検の適応は肝合成能や血小板が低下し，線維化が進展している可能性が高い例（NASHやアルコール性肝障害など）に限られる．

1 典型症候

　通常は自覚症状を欠く．NAFLDは肥満を伴い，AST＜ALT（通常は正常値上限の4倍以内），Ch-E高値，HPT高値の例が多く，アルコール性脂肪肝はAST＞ALTが多

図2　脂肪肝の分類

fatty liver 脂肪肝
- alcoholic fatty liver アルコール性脂肪肝 → アルコール性肝線維症／アルコール性肝硬変
- NAFLD non-alcoholic fatty liver disease 非アルコール性脂肪肝病
  - simple hepatic steatosis 単純脂肪肝（炎症−，線維化−）──進行──→ NASH non-alcoholic steato-hepatitis 非アルコール性脂肪性肝炎（炎症＋，線維化±）

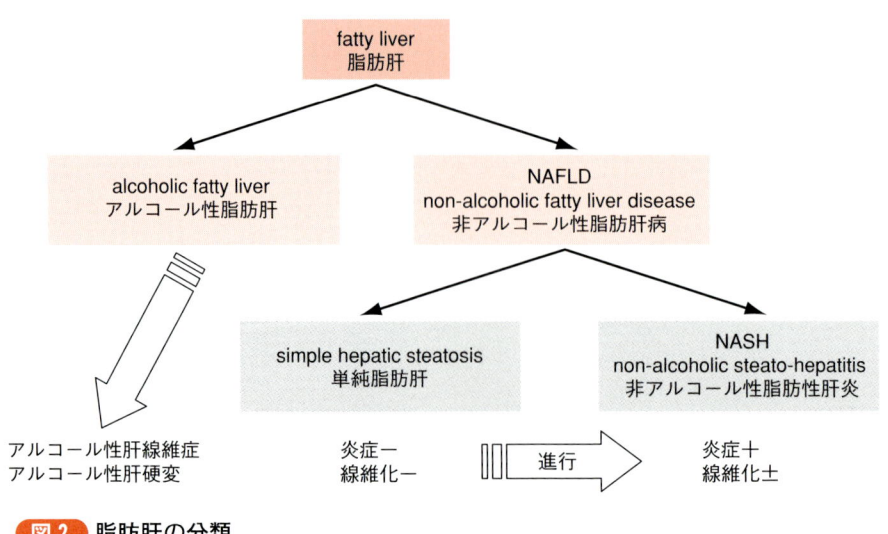

い．腹部超音波検査で肝実質のエコーレベル上昇，肝内脈管の不明瞭化，肝腎コントラストを認める．腹部CTでは肝実質のdensity（CT値）が脾臓より低い．肝組織では肝細胞に大滴性脂肪化を認める．NASHでは脂肪化に加え，アルコール硝子体，多核好中球，小葉中心帯の水腫様腫大（風船化），肝細胞周囲の線維化を認める．

2 非典型症候

急性妊娠脂肪肝，Reye症候群，重症のアルコール性肝障害などの特殊な脂肪肝は肝組織所見に小滴性脂肪肝を認める．

治療

アルコール性脂肪肝は禁酒で改善する．NASH，NAFLDは特異的な治療がなく，食事療法，運動療法で体重を減らすと肝機能検査値は改善する．臨床試験が不十分で薬物療法として推奨できるものはない．

注意点

小児の脂肪肝では，Wilson病，アミノ酸代謝異常，ガラクトース血症，フルクトース血症，糖原病などに注意する．Wilson病は初期には脂肪肝として発症し，血清銅および血清セルロプラスミンが低値を示し，進行すると肝硬変や脳神経障害（錐体外路症状）を呈する．

文献・参考図書

1）高田 昭 他：アルコール性肝障害に対する新しい診断基準試案の提案．肝臓，34：888-896, 1993
　≫≫アルコール性肝障害の診断基準．ウイルス肝炎の鑑別および特殊な検査項目が偏重されて使いにくい，そろそろ改定が必要か．

2）非アルコール性脂肪性肝炎（NASH）の現況．日消誌，101：1183-1208, 2004
　≫≫日本消化器病学会が主導で，病理組織，病態，治療についてわが国の第一人者達に執筆を依頼した総説集．

3）Neuschwander-Tetri B. A. & Caldwell S. H.：Nonalcoholic steatohepatitis：summary of an AASLD Single Topic Conference. Hepatology, 37：1202-1219, 2003
　≫≫米国肝臓学会が主催したカンファランスのまとめ．

4）American Gastroenterological Association：American Gastroenterological Association medical position statement: nonalcoholic fatty liver disease. Gastroenterology, 123：1702-1704, 2002
　≫≫米国消化器病学会が呈示したガイドライン．同雑誌1705～1725にガイドラインの根拠が紹介されている．

14）自己免疫性肝疾患
（自己免疫性肝炎と原発性胆汁性肝硬変）

柴田　実

> **ポイント**
> - 自己免疫性肝疾患には自己免疫性肝炎と原発性胆汁性肝硬変があり，ともに中年以降の女性に好発する
> - 自己免疫性肝炎はトランスアミナーゼ，γグロブリン，IgG が高値で，抗核抗体あるいは抗平滑筋抗体が陽性で，免疫抑制薬が奏効する
> - 原発性胆汁性肝硬変は ALP，γ-GTP，IgM が高値で，抗ミトコンドリア抗体が陽性で，ウルソデオキシコール酸が奏効する

A）自己免疫性肝炎

病態

自己免疫性肝炎（autoimmune hepatitis：AIH）は**自己抗体**の出現と**高γグロブリン血症**を特徴とする病因不明の肝疾患である．わが国にはおおよそ 7,000 人の患者が存在し，男女比は 1：8 と女性に多く，80％以上が 40〜60 歳代である．疾患感受性遺伝的として白人では HLA-DR3，DR4，わが国では DR4，DR2 が知られている．慢性甲状腺炎，Sjögren 症候群，関節リウマチなど種々の自己免疫疾患を 20〜40％に合併する．発症様式には急性発症と慢性発症があり，4 分の 1 が急性発症する．自然経過は多彩で，自然寛解を 13〜20％に認めるが，無治療では多くが肝硬変に進展する．治療は免疫抑制薬が奏効し，予後が改善する．

AIH は自己抗体の種類によって 3 種類に分類される．Ⅰ型は**抗核抗体（ANA）**および**抗平滑筋抗体（ASMA）**が陽性で，AIH の大多数（95％）を占める．Ⅱ型は**抗肝腎ミクロソーム-1 抗体（抗 LKM-1 抗体）**が陽性である．Ⅱ型はわが国には稀で，2〜14 歳の若年女児に好発し，発症後数年で肝硬変へ進展する予後不良な疾患である．抗 LKM-1 抗体は C 型慢性肝炎にも検出されるが，これは AIH ではなく HCV 感染に伴う免疫現象と捉えられている．Ⅲ型は**抗可溶性肝抗原抗体（抗 SLA/LP 抗体）**が陽性である．Ⅲ型 AIH の臨床像はⅠ型とほぼ同じである．

肝組織所見は活動性の慢性肝炎像，すなわち壊死炎症反応と門脈域のリンパ球および形質細胞浸潤を認める．肝炎は門脈域周囲炎（interface hepatitis）程度の軽度なものか

ら広範な実質壊死（虚脱）まで多彩である．

診断のポイント

診断は厚生省「難治性の肝炎」調査研究班の診断指針（表1）と International Autoimmune Hepatitis Group の国際診断基準（表2）を併用して行う[1,2]．診断ポイントは，臨床所見，肝機能検査，自己抗体，除外診断，肝組織所見である．国際診断基準はAIHの疾患概念に合致する例を対象に，点数で判定し，治療前16点以上，治療後18点以上を**確診**，治療前10〜15点，治療後12〜17点を**疑診**と診断する．AIHで抗ミトコンドリア抗体（AMA）陽性で肝組織所見に原発性胆汁性肝硬変（PBC）に合致する胆管障害像を認める例は **AIH と PBC の重複（overlap）** と診断される．

表1 わが国における自己免疫性肝炎の診断指針

概念

中年以降の女性に好発し，慢性に経過する肝炎であり，肝細胞障害の成立に自己免疫機序が想定される[*1]．診断にあたっては肝炎ウイルス[*2]，アルコール，薬物による肝障害，および他の自己免疫疾患にもとづく肝障害を除外する．免疫抑制薬，特にコルチコステロイドが著効を奏す[*3]．

主要所見

1. 血中自己抗体（特に抗核抗体，抗平滑筋抗体など）が陽性
2. 血清γ-グロブリン値またはIgG値の上昇（2g/dl以上）
3. 持続性または反復性の血清トランスアミナーゼ値の異常
4. 肝炎ウイルスマーカーは原則として陰性
5. 組織学的には肝細胞壊死所見およびpiecemeal necrosisを伴う慢性肝炎あるいは肝硬変であり，しばしば著明な形質細胞浸潤を認める．時に急性肝炎像を呈する．

注 [*1] 本邦ではHLA-DR4陽性症例が多い．
　[*2] 本邦ではC型肝炎ウイルス血症を伴う自己免疫性肝炎がある．
　[*3] C型肝炎ウイルス感染が明らかな症例では，インターフェロン治療が奏功する例もある．

診断

上記の主要所見1から4より，自己免疫性肝炎が疑われた場合，組織学的検査を行い，自己免疫性肝炎の国際診断基準を参考に診断する．

治療指針

1. 診断が確定した例では原則として免疫抑制療法（プレドニゾロンなど）を行う．
2. プレドニゾロン初期投与量は充分量（30mg/日以上）とし，血清トランスアミナーゼ値の改善を効果の指標に漸減する．維持量は血清トランスアミナーゼ値の正常化をみて決定する．
3. C型肝炎ウイルス血症を伴う自己免疫性肝炎の治療にあたっては
   a. 国際診断基準（Scoring system）でのスコアーが高い症例ではステロイド治療が望ましい．
   b. 国際診断基準でのスコアーが低い症例ではインターフェロン治療も考慮される．しかし，その実施にあたっては投与前のウイルス学的検索を参考に適応を決定する．投与開始後は血中ウイルス量，肝機能を測定し，明らかな改善がみられない場合には，速やかに投与を中止し免疫抑制薬の使用を考慮する．

厚生省難治性の肝疾患調査研究班，自己免疫性肝疾患分科会より引用

表2 自己免疫性肝炎の国際診断基準（改訂 scoring system）

項目/特徴	点数	脚注
性　女性	＋2	
ALP：AST（あるいはALT）比		1
＜1.5	＋2	
1.5〜3.0	0	
＜3.0	−2	
血清グロブリンあるいはIgG（正常上限値との比）		
＞2.0	＋3	
1.5〜2.0	＋2	
1.0〜1.5	＋1	
＜1.0	0	
ANA，SMAあるいはLKM-1		2
＞1：80	＋3	
1：80	＋2	
1：40	＋1	
＜1：40	0	
AMA陽性	−4	
肝炎ウイルスマーカー		3
陽性	−3	
陰性	＋3	
服薬歴		4
陽性	−4	
陰性	＋1	
平均飲酒量		
＜25g/日	＋2	
＞60g/日	−2	
肝組織所見		
Interface肝炎	＋3	
リンパ球形質細胞優位な浸潤	＋1	
肝細胞ロゼット形成	＋1	
上記をすべて欠く	−5	
胆管病変	−3	5
他の病変	−3	6
他の自己免疫疾患	＋2	7
付加的項目		8
他の限定された自己抗体陽性	＋2	9
HLA DR3あるいはDR4	＋1	10
治療に対する反応　著効	＋2	11
再燃	＋3	

総合点数の評価			
治療前	AIH確診	＞15	
	AIH疑診	10〜15	
治療後	AIH確診	＞17	12
	AIH疑診	12〜17	

1. ALP：AST（or ALT）比はこれらの測定値をそれぞれの正常上限値で除した値．
2. 抗体力価は間接蛍光抗体法で測定する．
3. A型，B型およびC型肝炎ウイルスマーカーを意味する．病因に他のウイルスが疑われれば，サイトメガロウイルス，EBウイルスなども測定する．
4. 最近の肝障害性が知られているあるいは疑われる薬剤の服薬歴．
5. 胆管病変はPBCやPSCに典型的な胆管病変および銅/銅結合タンパクの集合を伴う門脈周囲肝実質の胆管反応．
6. 他の病因を示唆する重要な所見およびその共存．
7. 患者あるいは1親等での他の自己免疫疾患．
8. 他の限定された自己抗体およびHLAの点数の加算は血清ANA，SMAおよびLKM-1が陰性の患者にのみ割り当てる．
9. 他の限定された自己抗体はpANCA抗体，LC1抗体，SLA抗体，ASGPR抗体，LP抗体，スルファチド抗体など．
10. HLA DR3とDR4は主に白色人種および日本人に関連する．他のHLAクラスでもその人種においてAIHとの関連が報告されれば1点を割り当ててよい．
11. 治療効果判定はどの時期に評価してもよい．

1 典型症候

急性発症型では**黄疸，発熱，全身倦怠感，食欲不振**などを自覚する．慢性発症型は潜行性に発症するため自覚症状は乏しい．

2 非典型症候

合併する自己免疫性疾患の種類によって種々の症候を合併する．

治療

第一選択はプレドニゾロン（**PSL**）の単剤療法，第二選択は**PSL**とアザチオプリン（**AZP**）の併用療法である．PSLの投与開始量は20～60mg/日（通常30mg/日），維持量は10mg/日である．AIHの80％はPSL単独療法で寛解（ALT正常）が得られる．AZP併用は重症例，PSL単剤無効例，難治例，PSLの副作用合併例，骨粗鬆症を伴う閉経後の女性に行われる．AZP 50mg/日を併用することによりPSL量を約1/2に減らせる．

PSLの副作用には，満月様顔貌，肥満，野牛肩，骨粗鬆症，病的骨折，糖尿病，白内障，精神障害，高血圧，易感染性，胃潰瘍，ミオパチーが，小児では成長障害が認められる．AZPの副作用は骨髄抑制，胆汁うっ滞型肝炎などであり，催奇形性を有するため妊婦には推奨されない．

トランスアミナーゼが正常値上限の5～10倍以上の活動性が強いAIHはPSL治療の絶対適応とされている．このような例は無治療だと3年生存率50％，10年生存率10％と予後不良であるが，治療を行うことで10年生存率が94％と改善する．

注意点

米国肝臓学会のAIHの診療ガイドラインは免疫抑制薬の副作用を軽減するため，著効例では治療の中断を勧告している[3]．治療を中断すると半年以内に50％，3年以内に70～86％で肝炎が再燃し，再治療が必要となることがある．薬剤の減量，中断などは，治療による便益と不利益を評価しながら慎重に進める必要がある．

B）原発性胆汁性肝硬変

病態

原発性胆汁性肝硬変（primary biliary cirrhosis：PBC）は，肝内小葉間胆管が破壊される原因不明の慢性肝内胆汁うっ滞疾患であり，中年以降（40～60歳代）の女性（男女比1：9）に好発する．臨床的には，症状がない無症候性PBC（asymptomatic PBC：a-PBC）と，皮膚掻痒感，黄疸などを伴う症候性PBC（symptomatic PBC：s-PBC）に分類され，前者が多い（70％）．s-PBCは掻痒感のみの無黄疸期（s1-PBC），T-Bil 2md/dl以上の黄疸期（s2-PBC），掻痒，黄疸はないが食道静脈瘤，腹水，肝性脳症を認めるs0-PBCに分類される．わが国のs-PBC患者数は12,000人である．PBCの

70％にSjögren症候群，慢性甲状腺炎，強皮症，CREST症候群，Raynaud症候群，関節リウマチなどの自己免疫疾患の合併を認める．

肝生検では慢性非化膿性破壊性胆管炎（CNSDC）および肉芽腫を認める．肝組織分類は**Scheuer分類**が用いられ，1期はCNSDC，2期は胆管増生，3期は架橋線維化，4期は肝硬変である．3期以降は重症と評価する．

進行すると黄疸，腹水，肝性脳症などの肝不全症状を示す．a-PBCはs-PBCへ移行しないかぎり予後良好である．肝組織分類が3期以上のs-PBCの予後は平均8年，発黄後は平均5年である．第11回PBC全国調査（5,129例）でa-PBC，s1-PBC，s2-PBCの5年生存率は97％，89％，54％，10年生存率は90％，72％，35％と報告された．予後予測式は，年齢，ビリルビン，アルブミン，プロトロンビン時間，浮腫/腹水を変数としたMayoモデルが一般的であり，インターネット上に公開されている（http://www.mayoclinic.org/gi-rst/models.html）．

診断のポイント

本症の90％以上に抗ミトコンドリア抗体（AMA）あるいは抗M2抗体が検出され，陽性なら診断的である．厚生労働省「難治性の肝疾患に関する調査研究班」の診断基準で診断する（表3）．抗核抗体のなかで抗セントロメア抗体がPBCで多く認められ，Raynaud現象やCREST症候群合併例に多い．原発性硬化性胆管炎（PSC）は胆道系酵素優位の肝障害を示し，鑑別疾患として重要である．PSCは若年男性に多く，AMA陰性，胆道造影で胆管の狭窄と拡張，肝組織で胆管周囲性線維化を認め，核周辺型抗好中球細胞質抗体（MPO-ANCA）が陽性のことが多い．

1 典型症候

頻度が高い症候は**全身倦怠感，皮膚掻痒感，眼球乾燥，口腔乾燥，Raynaud現象**である．

2 非典型症候

肝硬変に進展する前に食道静脈瘤あるいはその破裂で発見される例がある（s0-PBC）．

治療

第一選択薬はウルソデオキシコール酸（ursodeoxycholic acid：UDCA）であり，13～15mg/kg/日のUDCAを4年間投与すると有意な予後改善が認められる[4]．UDCAはT-Bil，AST，ALT，ALP，γ-GTP，IgMおよび肝組織所見を改善し，20％で肝機能の完全な正常化を認める．UDCAの利点は安全性であり，重篤な副作用は報告されていない．PBCに対して1日900mgまで保険適用を有する．無効例にはベザフィブレートやコルヒチンの併用が試みられる．PBCは肝硬変に進展すると薬物療法が無効となり，肝移植のみが予後を改善しえる唯一の治療となる．

合併症の多くは治療の対象となる．掻痒感には高分子陰イオン交換樹脂であるコレスチラミンが有効である．眼球乾燥症には人工涙液を点眼する．口内乾燥症はう歯を管理し，人工唾液を投与する．骨粗鬆症予防にはカルシウム摂取および活性型ビタミンD製剤が推奨されている．

表3 原発性胆汁性肝硬変の診断基準（平成16年度）

概念
中年女性に好発し，皮膚掻痒感で初発することが多い．黄疸は出現後消退することなく漸増することが多く，門脈圧亢進症状が高頻度に出現する．原発性胆汁性肝硬変（primary biliary cirrhosis，以下PBC）は臨床上，症候性（symptomatic）PBCと無症候性（asymptomatic）PBCに分類され，皮膚掻痒感，黄疸，食道静脈瘤，腹水，肝性脳症など肝障害に基づく自他覚症状を有する場合は，症候性PBCと呼ぶ．これらの症状を欠く場合は無症候性PBCと呼び，無症候のまま数年以上経過する場合がある．

1. 血液・生化学検査所見
症候性，無症候性を問わず，赤沈の亢進，血清中の胆道系酵素（アルカリホスファターゼ，γ-GTPなど）活性，総コレステロール濃度，IgM濃度の上昇を認める．抗ミトコンドリア抗体（蛍光抗体法，ELISA法）が高頻度に陽性を示す．

2. 組織学的所見
肝組織では中等大小葉間胆管ないし隔壁胆管に慢性非化膿性破壊性胆管炎（chronic non-suppurative destructive cholangitis：CNSDC）あるいは胆管消失を認める．連続切片による検査で診断率は向上する．

3. 合併症
高脂血症が持続する場合に皮膚黄色腫を伴う．Sjögren症候群，関節リウマチ，慢性甲状腺炎などの自己免疫疾患を合併することがある．

4. 鑑別
慢性薬剤起因性肝内胆汁うっ滞，肝内型原発性硬化性胆管炎，成人性肝内胆管減少症など．

診断
つぎのいずれか1つに該当するものをPBCと診断する．

1) 組織学的にCNSDCを認め，検査所見がPBCとして矛盾しないもの．抗ミトコンドリア抗体が陰性例もまれに存在する．
2) 抗ミトコンドリア抗体が陽性で，組織学的にはCNSDCの所見を認めないが，PBCに矛盾しない（compatible）組織像を示すもの．
3) 組織学的検索の機会はないが，抗ミトコンドリア抗体が陽性で，しかも臨床像および経過からPBCと考えられるもの．

❗ 注意点

　AMAは対応抗原に基づいて抗M1～9抗体に分類され，PBCに特異的なのは抗M2抗体である．抗M2抗体の対応抗原はミトコンドリア内膜に存在する2-オキソ酸脱水酵素複合体E2（2-OADC-E2）とprotein Xと呼ばれていたE3 binding protein（E3BP）である．2-OADC-E2はピルビン酸脱水酵素複合体E2（PDC-E2），2-オキソグルタル酸脱水酵素複合体E2（OGDC-E2），分枝鎖2-オキソ酸脱水酵素複合体E2（BCOADC-E2）よりなり，抗M2抗体の主要対応抗原はPDC-E2である．日常臨床では，AMAは間接蛍光抗体法で，抗M2抗体はELISA法で測定される．

　AMA陰性PBCは5～10％認められ，抗核抗体陽性だと自己免疫性胆管炎と呼称される．自己免疫性胆管炎はAMA陽性PBCと自然経過，治療効果に差を認めないため，治療方針は同じでよい．PBCとAIHの重複例（overlap）がまれに存在し，その病態は充分解明されていない．

文献・参考図書

1) 戸田剛太郎：自己免疫性肝炎診断指針 1996. 肝臓, 37 : 298-300, 1996
   ≫≫ わが国の厚生省「難治性の肝炎」調査研究班が報告した AIH の診療指針.

2) Alvarez F. et al,：International Autoimmune Hepatitis Group Report : review of criteria for diagnosis of autoimmune hepatitis. J. Hepatol., 31 : 929-938, 1999
   ≫≫ AIH の国際診断基準の改訂版.

3) Czaja A. J. & Freese D. K.：Diagnosis and treatment of autoimmune hepatitis. Hepatology, 36 : 479-497, 2002
   ≫≫ 米国肝臓学会が報告した AIH の診療ガイドライン.

4) Heathcote E. J.：Management of primary biliary cirrhosis. The American Association for the Study of Liver Diseases practice guidelines. Hepatology, 31 : 1005-1013, 2000
   ≫≫ 米国肝臓学会が報告した PBC の診療ガイドライン.

memo

第4章 疾患マネジメントの実際 〜診断のポイントと治療の基本

必修項目 到達目標

15）薬剤性肝障害

柴田　実

ポイント

▶ すべての薬剤で起きる可能性があり，原因不明の肝障害患者をみたらまず疑うべきである

▶ 診断はDDW-J薬剤性肝障害シンポジウム案のスコアリングで行う

▶ 最も重要なことは早期に発見し原因薬を中止することであり，肝障害は速やかに改善する

病態

薬剤性肝障害はすべての薬剤で発症する可能性がある．発症機序により**中毒性肝障害**と**特異体質**による**肝障害**に分類され，前者は予測可能，後者は予測不可能である．日常臨床では体質性が多い．中毒性は薬物の直接作用によるものであり，発病までの期間が短く，安全量を超えればすべての患者で発症しうる．テトラサイクリン，アセトアミノフェン，メトトレキセートなどが代表的薬物である．**体質性**は**アレルギー性**と**代謝性**に分類される（表1）．アレルギー性はフェニトイン，メチルドパ，ミノサイクリン，代謝性はイソニアジド，ピラジナミド，ケトコナゾール，ダントロレンなどが代表的薬剤である．服薬者中の発症頻度は，アレルギー性は1万人に1人未満，代謝性は0.01〜2％である．代謝性肝障害は，長期服用者に多く，発熱，好酸球増多などの免疫反応を欠くため診断が難しい．肝障害のパターンからは，**肝細胞障害型**，**胆汁うっ滞型**，**混合型**の3型に分類される（表2）．

診断のポイント

原因不明の急性あるいは慢性肝障害をみたらまず薬剤性肝障害を疑う必要がある．診断は薬物投与と肝障害発現の時間的関係，除外診断，その薬物が肝障害を起こしやすいかという観点で行う．診断基準としてはDDW-Jシンポジウム案が用いられる（表3）．

1 典型症候

典型例は急性肝炎に類似した症候（**黄疸**，**悪心**，**全身倦怠感**）を認める．アレルギー型では発熱，発疹，関節痛を伴い，胆汁うっ滞型は皮膚掻痒を伴う．

2 非典型症候

軽症例は症状に乏しい．ミノサイクリンによるものはSLEや自己免疫性肝炎に類似した症候や検査成績を示すことがある．

表1 特異体質による薬剤性肝障害の特徴

	アレルギー性	代謝性
発生機序	Neoantigenの生成＋免疫反応性	代謝酵素などの特異性により肝毒性の代謝物が増加
発症までの期間	1〜5週	さまざま（1週〜1年）
アレルギー反応（発疹，発熱，好酸球増多）	あり	なし
チャレンジテストへの反応	迅速（1〜2回）	遅い（数日〜数週間）

表2 薬剤性肝障害の病型分類

肝細胞障害型	ALT＞2N ＋ ALP≦N	または	ALT比/ALP比≧5
胆汁うっ滞型	ALT≦N ＋ ALP＞2N	または	ALT比/ALP比≦2
混合型	ALT＞2N ＋ ALP＞N	かつ	2＜ALT比/ALP比＜5

N：正常上限，ALT比＝ALT値/N，ALP比＝ALP値/N

治療

　最も重要なことは早期に発見して原因薬物を中止することである．薬物の中止により通常は速やかに回復する．劇症肝炎に進展した例では，血漿交換，血液濾過透析，肝移植が必要となる．特異的な治療として，アセトアミノフェンにはN-アセチルシステインが有効である．薬物療法として，強力ネオミノファーゲン®，ウルソ，副腎皮質ステロイドがあるが，有効性は証明されておらず，投与する必然性は乏しい．ウルソは掻痒感を有する胆汁うっ滞型に有効かもしれないが，エビデンスとしては症例報告程度しかない．副腎皮質ステロイドは血管炎などを合併する例，難治例，再燃例など特殊な場合以外は推奨されない．

注意点

　診断のための再投与（チャレンジテスト）は禁忌である．アレルギー性肝障害では，起因薬剤を再与薬すると，発症までの期間が短縮され，より重症な肝障害を発生する可能性がある．
　健康食品や漢方薬による肝障害が増加しており，最近では中国製痩せ薬による肝障害が社会問題となった．中国製痩せ薬による肝障害は肝細胞障害型が90％と多く，劇症肝炎に進展した例も報告されている．
　薬物リンパ球刺激試験（DLST）はアレルギー性で陽性となる検査である．全国調査では薬剤性肝障害の60％に実施されており，陽性率は46％である．陽性的中率は高いが，偽陰性が多く，保険適用になっていないのが問題点である．

表3 DDW-J 薬剤性肝障害シンポジウム案によるスコアリング（2004）

	肝細胞障害型		胆汁うっ滞または混合型		スコア
	初回投与	再投与	初回投与	再投与	
1 発症までの期間[1)]					
a 投与中の発症の場合 投与開始からの日数	5～90日	1～15日	5～90日	1～90日	＋2
	＜5日，＞90日	＞15日	＜5日，＞90日	＞90日	＋1
b 投与中止後の発症の場合 投与中止後の日数	15日以内	15日以内	30日以内	30日以内	＋1
	＞15日	＞15日	＞30日	＞30日	0
2 経過 投与中止後のデータ	ALTのピーク値と正常上限との差		ALPのピーク値と正常上限との差		
	8日以内に50％以上の減少		（該当なし）		＋3
	30日以内に50％以上の減少		180日以内に50％以上の減少		＋2
	（該当なし）		180日以内に50％未満の減少		＋1
	不明または30日以内に50％未満の減少		不変，上昇，不明		0
	30日後も50％未満の減少か再上昇		（該当なし）		－2
投与続行および不明					0
3 危険因子	飲酒あり		飲酒または妊娠あり		＋1
	飲酒なし		飲酒，妊娠なし		0
4 薬物以外の原因の有無[2)]	カテゴリー1，2がすべて除外				＋2
	カテゴリー1で6項目すべて除外				＋1
	カテゴリー1で4つか5つが除外				0
	カテゴリー1の除外が3つ以下				－2
	薬物以外の原因が濃厚				－3
5 過去の肝障害の報告	過去の報告あり，もしくは添付文書に記載あり				＋1
	なし				0
6 好酸球増多（6％以上）	あり				＋1
	なし				0
7 DLST	陽性				＋2
	擬陽性				＋1
	陰性および未施行				0
8 偶然の再投与が行われた時の反応					
単独再投与	ALT倍増		ALP（T. Bil）倍増		＋3
初回肝障害時の併用薬と共に再投与	ALT倍増		ALP（T. Bil）倍増		＋1
初回肝障害時と同じ条件で再投与	ALT増加するも正常域		ALP（T. Bil）増加するも正常域		－2
偶然の再投与なし，または判断不能					0

総スコア（　　）

1) 薬物投与前に発症した場合は「関係なし」，発症までの経過が不明の場合は「記載不十分」と判断して，スコアリングの対象としない．投与中の発症か，投与中止後の発症かにより，aまたはbどちらかのスコアを使用する．

2) カテゴリー1：HAV, HBV, HCV, 胆道疾患（US），アルコール，ショック肝．
カテゴリー2：CMV, EBV．ウイルスはIgM HA抗体，HBs抗原，HCV抗体，IgM CMV抗体，IgM EB VCA抗体で判断する．

判定基準　総スコア2点以下：可能性が低い．3，4点：可能性あり，5点以上：可能性が高い．

文献・参考図書

◇ 滝川 一, 高森頼雪:薬剤性肝障害の診断. 日消誌, 100:653-658, 2003
　≫≫特異体質性肝障害の分類, 薬剤性肝障害の病型分類が解説されている.

◇ 滝川 一, 恩地森一, 高森頼雪, 他:DDW-J 2004 ワークショップ薬剤性肝障害診断基準の提案. 肝臓, 46:85-90, 2005
　≫≫DDW-J 2002 で提案された薬剤性肝障害診断のためのスコアリングの改定版が紹介されている.

memo

16）急性膵炎

小林健二

> **ポイント**
> - 急性膵炎の初期治療として重要なのは充分な輸液である．同時に重症度を判定し，集中治療室での治療が望ましい場合は高次医療施設への転院も考慮する
> - 急性膵炎における抗菌薬の予防的投与は重症例に限るべきである

病因

　急性膵炎の原因として多いのはアルコールと胆石である．1999年に行われた全国調査における急性膵炎の成因は男性ではアルコールが4割を占め，女性では特発性，胆石がそれぞれ約3割を占めていた．その他の原因としては，薬剤，内視鏡的逆行性胆道膵管造影（ERCP：endoscopic retrograde cholangiopancreatography）後，術後，高脂血症，高カルシウム血症，膵管癒合不全などがあげられる．

1 胆石

　胆石患者は胆石がない患者と比較して，急性膵炎発症の相対危険度は男性が14〜35倍，女性が12〜25倍に及ぶ．また，小さい結石のほうが胆嚢管を通じて総胆管内へ落ちやすく，主乳頭を閉塞することにより急性膵炎を起こしやすいと報告されている（オッズ比4.51）．当初，原因が特定できない特発性膵炎と診断された症例でも，超音波検査や胆汁検査にて胆砂を認めた症例ではその後の膵炎の再発率が高いと報告される．

2 アルコール

　アルコール性膵炎をきたす患者の多くは，長期間にわたる飲酒に伴う慢性膵炎の変化を伴うが，慢性膵炎を背景にもたずに急性膵炎をきたし，その後も慢性膵炎を合併しない例もある．

3 薬剤

　ドイツとスイスにおける調査では，1.4％と0.3％がそれぞれ薬剤による膵炎であったと報告されている．原因となる薬剤については，ほとんどが症例報告によるものであるが，代表的なものを表1に示す．

4 ERCP後

　無症候性の高アミラーゼ血症は35％〜70％で認められるが，血清アミラーゼの上昇に加えて，典型的な上腹部痛，嘔気・嘔吐などの症状を伴うもののみをERCP後の急性膵炎と診断すべきである．その定義を用いると，診断のみのERCPでは約3％，乳頭切開，採石などの治療を伴うものでは約5％のERCP後膵炎が報告されている．

表1 急性膵炎をきたす薬剤（文献1より．一部改変）

分類	薬剤名
AIDS治療薬	ジダノシン，ペンタミジン
抗炎症薬	スリンダク，サリチル酸
抗生物質	メトロニダゾール，スチボグルコン酸（寄生虫用薬），スルフォンアミド，テトラサイクリン，ニトロフラントイン
利尿薬	フロセミド，サイアザイド
炎症性腸疾患に用いる薬剤	サルファサラジン，5-ASA
免疫抑制薬	アザチオプリン，6-メルカプトプリン
抗痙攣薬	バルプロ酸
抗癌薬	L-アスパラギナーゼ，ビンクリスチン，ビンブラスチン
その他	カルシウム，エストロゲン，タモキシフェン，ACE阻害薬

5 高脂血症

急性膵炎をきたす高脂血症は，一般に血清トリグリセリドが1,000mg/dlを超える．先にあげた薬剤性膵炎のうち，エストロゲン，タモキシフェンによるものは，これら薬剤により高脂血症をきたし，それが原因で急性膵炎を起こすと推測されている．高脂血症により膵炎がおこる機序はまだ充分に理解されていない．

6 高カルシウム血症

副甲状腺機能亢進症に合併した急性膵炎は，今までの報告によると0.23〜1.5％の頻度で認められる．慢性的に高カルシウム血症をきたしている患者では急性膵炎の頻度が高くないことから，急激な血清カルシウムの上昇など他の要因の関与が推測されている．

7 膵管癒合不全（pancreas divisum）

胎生期に何らかの原因で膵管の癒合が障害されたために背側膵管と腹側膵管が癒合せず，それぞれが個別に十二指腸に開口するものを膵管癒合不全という．本邦における頻度は3％と報告されており，欧米での報告の8％よりも少ない．膵管癒合不全をもつすべての患者が急性膵炎を発症するわけではなく，背側膵管が開口する副乳頭が比較的小さく，膵液の流出が不良であるために膵管内圧が上昇して膵炎をきたすことが推測されている．しかし，膵管癒合不全は急性膵炎の原因ではないとする意見もある．

8 膵癌

膵癌が急性膵炎の原因であることもあるため，特に膵癌の発症率が増加する50歳以上では，画像診断で必ず否定する．

診断のポイント

1 症状

上腹部痛（時に背部への放散）はほぼすべての患者に認められ，そのほかに頻度の高い症状としては**嘔気・嘔吐，発熱，食欲不振**などがある．いずれも急性膵炎に特異的な

症状ではないので，他疾患，特に急性に腹痛をきたす疾患との鑑別を要する．アルコール性急性膵炎では，しばしば大量飲酒や飲酒をやめた後1～3日してから発症することが多い．

2 身体所見

バイタルサインでは，約8割に**発熱**を認め，重症例ではショックとなる．腹部所見では，上腹部に圧痛，筋性防御を認めることが多く，多くの場合腸蠕動音が減弱している．特に胆石による膵炎では黄疸を認めることもある．側腹壁（Grey-Turner徴候）や臍周囲（Cullen徴候）に皮膚着色斑を認めることがあるが，急性膵炎に特異的な所見ではなく，また出現頻度も低い．

3 検査所見

A）血液・尿検査

一般的な血液検査では，白血球増多，血糖値上昇に加え，しばしばAST，ALT，アルカリホスファターゼ，ビリルビンの上昇を認める．トランスアミナーゼや胆道系酵素の上昇はとくに胆石膵炎でよく見られる．胆石膵炎では，胆道系酵素の上昇よりもトランスアミナーゼの上昇のほうが初期から認められる．また，重症度によるが，そのほかに尿素窒素，血清クレアチニンの上昇，カルシウムの低下，CRPの上昇などを認める．

●膵酵素

最も頻回に測定されるのが血中アミラーゼである．急性膵炎の診断における血中アミラーゼの感度，特異度はcut-off値をいくつに設定するかで変わってくるが，cut-off値を正常上限とすると感度は91.7～100％，特異度は71.6～97.6％となる．また，cut-off値を高く設定すると特異度は改善するが感度は低下し，cut-off値が1,000IU/lのとき，特異度は100％となるが，感度は60.9％と報告されている．

血中総アミラーゼは多くの施設で普及し，迅速に測定することができる利点がある一方，測定値の判断に注意を要する場合があることを忘れてはならない．以下に，測定値の判断に注意を要する場合を列挙する．

- 血中アミラーゼ高値は急性膵炎以外の疾患でも見られる．
  急性膵炎以外の膵疾患（膵腫瘍など）に加え，急性胆嚢炎，総胆管結石，消化管穿孔，腸閉塞，腸間膜動脈閉塞などの消化管疾患，子宮外妊娠，卵巣嚢胞，急性卵管炎などの産婦人科疾患，肺癌，唾液腺疾患，腎不全，マクロアミラーゼ血症など，さまざまな疾患で血中アミラーゼの上昇を認める．
- 慢性膵炎を背景とするアルコール性急性膵炎ではアミラーゼの上昇を認めないか，上昇は軽度であることがある．
- 高トリグリセリド血症による急性膵炎では，血中アミラーゼ値は正常またはごく軽度の上昇にとどまることが多い（理由は明らかでない）．
- 血中アミラーゼは，発症後6～12時間から上昇を認め，比較的短い期間で正常化する．半減期は約10時間のため，合併症のない急性膵炎では血中アミラーゼの上昇を3日から5日間認める．

> ・血中アミラーゼ値は，急性膵炎の重症度と相関しない．

尿中アミラーゼもしばしば測定されるが，その診断的価値はあまりない．Amylase-to-creatinine clearance ratio（ACCR）の増加は，急性膵炎の診断において特異度が高いとされたが，追試ではACCRの特異度はそれほど高いとはいえず，尿中アミラーゼやACCRの測定は，マクロアミラーゼ血症の診断以外に有用ではない．

その他の膵酵素として，血中リパーゼ，血中トリプシン，血中エラスターゼ1などが測定される．血中リパーゼは血中アミラーゼと同等の感度で，より高い特異度をもつとされる．特に，他疾患との鑑別が必要なときに有用である．また，アミラーゼよりも正常化するのが遅いため，発症から時間が経過してから受診した場合，血中アミラーゼは正常であっても，血中リパーゼが異常値を認めることがある．

血中エラスターゼ1は，他の膵酵素に比べ異常高値が最も長期に持続する特徴がある．しかしながら，血中エラスターゼ1の測定を加えても，急性膵炎の診断や重症度判定に有益な情報はもたらされなかったという報告もあり，その意義はまだ明らかでない．

B）画像診断

●単純X線検査

単純X線検査において急性膵炎に特異的な所見はないが，急性膵炎の臨床経過の評価や急性腹症の鑑別診断に胸部および腹部の単純X線検査はしばしば有用である．急性膵炎で認められる所見として，小腸の限局的なイレウスを示唆する"sentinel loop sign"や，炎症が下行結腸に波及したためにこの部位のspasmをきたし，大腸ガスを脾弯局部より遠位に認めない"colon cut-off sign"が有名であるが，これらを認める頻度は決して高くなく，また急性膵炎に特異的でもない．

胸部X線で認められる異常としては，横隔膜の挙上，胸水貯留（左側に多い），肺炎像，ARDSを示唆する所見などがある．

●腹部超音波検査

超音波検査は非侵襲的であり，かつベッドサイドで行うことができる利点があるが，重症例ではイレウスによる腸管ガスの貯留のため，膵およびその周辺を詳細に観察することは困難である．特に急性期における超音波検査の役割は，胆嚢，胆管の精査を行い，急性膵炎の原因が胆石であるかどうかを評価する点にある．

●腹部CT検査

腹部CTは急性膵炎の診断に加えて，腹部内の合併症および重症度の評価にも欠かせない検査である（表2）．単純CTで膵周囲の炎症性変化については評価可能であるが，膵壊死の有無は造影CTを行わないとわからない．特に壊死をきたす重症膵炎では腎障害を合併することも少なくなく，造影CTの施行にあたっては，それにより得られる情報の有用性が腎機能の悪化やアレルギー反応などの欠点を上回るときにのみ行うようにする．

表2 CT severity index （文献2より引用．一部改変）

■ 単純CTによるグレード

CTグレード	所見	スコア
A	正常な膵	0
B	膵は部分的あるいは全体的に腫大．辺縁は不整のこともあるが，膵周囲には炎症の波及なし．	1
C	膵周囲組織に炎症が波及．膵実質にも異常を認める．	2
D	グレードCの所見に加え，一領域に浸出液貯留を認める．	3
E	グレードCの所見に加え，膵または後腹膜の2領域以上で浸出液貯留またはガスを認める．	4

■ 造影CTによる壊死のスコア

膵壊死（%）	スコア
0	0
<33	2
33〜50	4
≥50	6

CT severity score ＝（単純CTのスコア）＋（造影CTのスコア）
6以上を重症とする．

重症度の判定

　急性膵炎の重症例は多臓器にわたる合併症をきたし死亡率も高い．そのため，早期のうちに重症度判定を行い，特に重症例に対して適切な初期治療を行うと同時に，必要であれば高次医療施設への搬送を行うことが重要である．重症度スコアとしてRansonスコア，Glasgowスコア，APACHE Ⅱスコアなどが欧米で用いられているが，本邦では厚生労働省特定疾患難治性膵疾患調査研究班による重症度判定基準が用いられることが多い（表3）．厚生労働省研究班によるスコアはAPACHE ⅡスコアやRansonスコアとほぼ同等の判定能を有するとされている．

治療

1 原因の除去

　原因となる薬剤の中止，高カルシウム血症の補正，胆管炎または閉塞性黄疸を伴う胆石性膵炎におけるERCP／EST（endoscopic sphincterotomy）などが含まれる．

2 輸液

　急性膵炎，特に重症例では血管透過性亢進や膠質浸透圧の低下により，細胞外液が膵

表3 厚生労働省急性膵炎の重症度判定基準と重症度スコア（文献3より）

予後因子①	ショック，呼吸困難，神経症状，重症感染症，出血傾向， Ht ≦ 30%，BE ≦ −3mEq/l，BUN ≧ 40mg/dl （またはCr ≧ 2.0mg/dl）	各2点
予後因子②	Ca ≦ 7.5mg/dl，FBS ≧ 200mg/dl，PaO_2 ≦ 60 mmHg， LDH ≧ 700 IU/l，総タンパク ≦ 6.0 g/dl，プロトロンビン時間 ≧15秒， 血小板 ≦ 10万/mm³，CT grade Ⅳ/Ⅴ	各1点
予後因子③	SIRS診断基準における陽性項目数 ≧ 3	2点
	年齢 ≧ 70歳	1点

1. 原則として入院48時間以内に判定し，以後，経時的に検索する．
2. 臨床徴候，およびCTグレードの診断は以下の基準とする．
   - ショック：収縮期血圧が80mmHg以下，および80mmHg以上でもショック症状を認めるもの．
   - 呼吸困難：人工呼吸器を必要とするもの．
   - 神経症状：中枢神経症状で意識障害（痛みにのみ反応）を伴うもの．
   - 重症感染症：白血球増多を伴う38℃以上の発熱に，血液細菌培養陽性やエンドトキシンの証明，あるいは腹腔内膿瘍を認めるもの．
   - 出血傾向：消化管出血，腹腔内出血，あるいはDICを認めるもの．
   - SIRS診断基準項目：
     a．体温＞38℃あるいは＜36℃
     b．脈拍＞90回/分
     c．呼吸数＞20回/分，あるいは$PaCO_2$＜32torr
     d．白血球数＞12,000/mm³か＜4,000/mm³または＞10%幼若球出現
   - CT gradeⅣ/Ⅴ：GradeⅣは膵内部不均一像が膵全体にみられるか，あるいは炎症の波及が膵周囲を越えるもの．GradeⅤは膵内部不均一像が膵全体にみられ，かつ炎症の波及が膵周囲を越えるもの．
3. 全身状態が良好で，予後因子①および予後因子②をいずれも認めず，血液検査成績も正常に近いものを軽症と判定する．
4. 予後因子①を認めず，予後因子②が1項目のみ陽性のものを中等症と判定する．
5. 予後因子①が1項目以上，あるいは予後因子②が2項目以上陽性のものを重症と判定する．
6. 重症急性膵炎症例では，予後因子③を含めた各予後因子の陽性項目の点数を計算し，それを重症度スコアとする．

周辺や後腹膜腔，ときには腹腔や胸腔内まで漏出するため，大量の循環血漿が失われる．したがって，発症早期より充分な輸液を行うことが重要である．通常1日に4〜6 lの輸液が必要となる．輸液量が不十分な場合，低血圧や急性尿細管壊死をきたしうる．血圧や尿量をモニターしながら輸液を行うが，初期の輸液量が不足して既に急性尿細管壊死をきたしている症例では，過剰な輸液により肺水腫をきたすこともある．このような場合，酸素濃度や中心静脈圧のモニターは欠かせず，ときにスワン・ガンツカテーテルの挿入が必要になる．

3 鎮痛薬

発症早期から充分な除痛が必要である．ブプレノルフィン（レペタン®）やペチジン（オピスタン®）などが有効である．

4 予防的抗菌薬の投与

重症例では合併症発生頻度が高いため，膵移行性の高い広域スペクトラムをもつ抗菌薬の予防的投与が推奨される．膵への移行性が高い抗菌薬としてはシプロフロキサシン，オフロキサシン，イミペネムが知られている．しかしながら，最近発表されたランダム化比較試験では重症急性膵炎に対する予防的抗菌薬（シプロフロキサシン＋メトロニダゾールの静注 vs. プラセボ）の使用は死亡率や感染合併症を減少させなかったことが示されている[4]．また，予防的抗菌薬の投与により，真菌感染症や多剤耐性菌感染の合併を増加させる危険性を指摘する報告もある．したがって，予防的抗菌薬の投与は重症例に限るべきであり，安易に投与してはならない．

5 タンパク分解酵素阻害薬

急性膵炎に対するメシル酸ガベキサート（エフオーワイ®）の効果について検討した5つの臨床試験のメタ分析では，同薬は合併症の発症を減らしたものの90日の死亡率に有意差を認めなかった．また，重症急性膵炎に対してメシル酸ガベキサート（エフオーワイ®）を2,400mg／日を7日間投与するランダム化比較試験では合併症発生率および死亡率が有意に低下したと報告している．しかし，この用量は現在保険診療上認められている投与量を越えていることに留意すべきである．

6 その他

ランダム化比較試験で有効性が示されていない治療は経鼻胃管挿入，H2受容体拮抗薬投与，抗コリン剤投与，グルカゴン投与，新鮮凍結血漿の投与，腹膜灌流などがある．

重要例に対して有効性が期待されるものの，さらに検討が必要な治療として血液浄化療法，タンパク分解酵素阻害薬および抗菌薬の持続動注療法があげられる．

症例（急性膵炎）

症　例：	40歳　男性
主　訴：	腹痛
既往歴：	特になし
嗜　好：	飲酒　ビール　1〜1.5*l*/日，　喫煙　20本/日
現病歴：	朝より心窩部痛が出現した．自宅で様子を見ていたが，腹痛は徐々に増悪し，昼過ぎから嘔気・嘔吐も出現したため受診．
身体所見：	体温　38.2℃，　血圧　78／56 mmHg，　脈拍　124/分，　呼吸数　26／分，意識清明，黄疸・貧血なし 肺：呼吸音正常 心　臓：頻脈，心音清，心雑音なし 腹　部：平坦，腹部に手術痕や出血斑なし，腸蠕動音聴取せず， 　　　　心窩部を中心とする上腹部に圧痛および反跳痛を認める，腫瘤は触知せず 四　肢：浮腫なし
検査所見：	WBC 15,700/μ*l*, Hb 16.7 g/d*l*, Ht 46.0%, Plt 97,000/μ*l* Na 132 mEq/*l*, K 4.6 mEq/*l*, Cl 98 mEq/*l*, BUN 15 mg/d*l*, Cr 0.9 mg/d*l*, TP 6.7 g/d*l*, Alb 3.4 g/d*l*, AST 82 U/*l*, ALT 68 U/*l*, ALP 75 U/*l*, LDH 723 U/*l*, T-Bil 1.4mg/d*l*, Amy 572U/*l*, Ca 6.0mg/d*l*, CRP 15.7mg/d*l*

血液ガス（room air）pH 7.474，PCO$_2$ 26 torr，PO$_2$ 98 torr，BE －3.9 mEq/l，HCO$_3$ 18.2 mEq/l

腹部CT　膵はびまん性に腫脹．造影CTでは膵は均一に造影され，壊死を疑わせる所見はない．膵周辺には液体貯留を認める．また，両側胸水の貯留を認める．

経　過： 来院時，発症より既に約7時間経過していたが，この時点での重症度は厚労省の重症度判定基準で重症（重症度スコア9点；stage 3　重症Ⅱ）であった．直ちに細胞外液補充液の輸液とタンパク分解酵素阻害薬の投与を開始した．輸液に関しては，来院時ショック状態にあったため，酢酸リンゲルを来院後6時間で約3,000ml投与した．来院6時間後の収縮期血圧は110〜120mmHgへと回復した．しかし，この時点での時間尿量は30mlであり，酸素飽和度の低下を認めなかったため，さらに細胞外液補充液を160ml/時で投与し，血圧，脈拍，酸素飽和度，尿量などをモニタリングしていくこととした．また，造影CTで膵に壊死を認めなかったため，抗菌薬の予防的投与は行わなかった．

コメント： 急性膵炎に対しては，早期から充分量の輸液を行うことが重要であるが，この際には血行動態，尿量をモニターしながら行う．

文献・参考図書

1）Gastrointestinal and Liver Disease（7th Ed.），〔DiMagno EP, Chari S. Acute Pancreatitis. Feldman M, Friedman LS, Sleisenger MH（ed）〕：pp.914-942. Saunders, Philadelphia. 2002
2）Balthazar EJ, et al.：Acute pancreatitis: value of CT in establishing prognosis. Radiology, 174：331-336, 1990
3）小川道雄 他．急性膵炎のStage 分類．厚生省特定疾患消化器系疾患調査研究班．難治性水疾患分科会　平成10年度報告書，19-22，1999
4）Isenmann R, et al.：Prophylactic antibiotic treatment in patients with predicted severe acute pancreatitis：A placebo-controlled, double-blind trial. Gastroenterology，126：997, 2004
◇　「エビデンスに基づいた急性膵炎の診療ガイドライン（第1版）」（急性膵炎の診療ガイドライン作成委員会　編），金原出版，2003
　　≫≫急性膵炎の診断，治療につき，根拠となるエビデンスのレベルを示しながら述べられており，興味のある方は参照されたい

memo

第4章　疾患マネジメントの実際 〜診断のポイントと治療の基本

17) 慢性膵炎

小林健二

> **ポイント**
> ▶ 慢性膵炎は長期間にわたる飲酒が原因のことが多いが，非代償期となる前に禁酒させることが重要である

病因

我が国で最も多い原因はアルコールによるものである．その他の原因としては，遺伝性，自己免疫性，外傷などによる膵管狭窄に伴い二次的に発生したもの，cystic fibrosis，特発性などがある．

診断のポイント

1 症状・身体所見

症状として最も多いのが**上腹部痛**である．ときに，**悪心・嘔吐**を伴い，食後15〜30分して**痛み**をきたすことが多い．しかしながら，膵の外分泌および内分泌機能が障害されているにもかかわらず，2割の患者は腹痛を訴えなかったという報告もある．病状が進行し膵機能が廃絶すると疼痛が軽減または消失することも多い．

膵外分泌機能の障害により，脂肪およびタンパクの吸収障害をきたす．膵は大きな予備能をもつため，これらの吸収障害が認められるのは通常90％以上の外分泌機能が障害された場合である．脂肪の吸収障害では脂肪便を認めるが，日本人の脂肪摂取量は欧米に比べて少ないため，典型的な脂肪便を認めることは少ない．

その他の症状として，食欲低下，体重減少，背部痛などがある．急性増悪時には急性膵炎と同様の症状を呈する．

2 検査所見

A) 血液検査

慢性膵炎の診断にあたって，特異的な血液検査はないため，しばしば他疾患との鑑別が必要になる．血中アミラーゼ，リパーゼは軽度の上昇を認めることもあるが，正常のことも少なくない．電解質，肝機能検査も正常のことが多い．膵内分泌能の障害のために糖尿病をきたすことがあり，その場合空腹時血糖の上昇，ヘモグロビンA1Cの上昇などを認める．

B) 画像所見

単純腹部X線検査で膵の石灰化を認めれば慢性膵炎が疑われる．特にアルコール性慢性膵炎で多いが，単純X線検査のみで診断できる頻度は少ない．

腹部超音波検査，CTでは主膵管の拡張，膵内の石灰化，ときに膵仮性囊胞や仮性動脈瘤を認める．慢性膵炎の診断における腹部超音波検査の感度および特異度はそれぞれ60〜70％，80〜90％であり，CTではそれぞれ75〜90％，85％と報告されている．MRCP（magnetic resonance cholangiopancreatography）は後述するERCP（endoscopic retrograde cholangiopancreatography）ほどの精度はないものの，非侵襲的に膵管の状態を評価できる利点がある．慢性膵炎では，主膵管の狭窄・拡張，閉塞，膵石およびときに二次分枝の囊状変化を認める．膵管の評価ではERCPがMRCPに勝るが，早期の慢性膵炎では膵管に形態学的な異常を認めないため，ERCPが正常であることがある．臨床的に慢性膵炎を強く疑う場合には，超音波内視鏡による評価や膵外分泌能の評価を行う必要がある．

c）膵外分泌機能検査

膵外分泌機能検査としてはセクレチン試験，PFD試験（bentiromide試験）があるが，セクレチン試験が最も信頼性の高い膵外分泌機能検査である．セクレチン試験では十二指腸に十二指腸液を採取するチューブを留置し，セクレチン（$0.2\mu g/kg$）を静脈投与した後，十二指腸液量，重炭酸塩濃度，アミラーゼ量の3因子で判定する．重炭酸塩濃度の低下に加えてアミラーゼ量または液量の低下があれば慢性膵炎の確診例である．ただし現在国内でセクレチンが入手できないためこの試験を行うことができない．一方，PFD試験はセクレチン試験よりもやや感度は劣るものの，低侵襲で反復が可能であるという利点がある．

日本膵臓学会が膵炎の分類と慢性膵炎の診断基準を公表している．成書を参照されたい．

治療

アルコール性慢性膵炎では禁酒が最も重要である．急性増悪期には急性膵炎に準じた治療を行う．代償期の間欠期の治療は，脂肪制限食（1日40〜70g）と消化酵素による補充療法が中心となる．疼痛に対しては，プロテアーゼを含む膵酵素薬（本邦ではパンクレアチンなど）の大量投与が有効であるとの報告がある一方，その反対の結果の報告もあり結果は一様ではない．膵石により膵管が閉塞しているために疼痛をきたしている場合には，内視鏡的除去や体外衝撃波による結石破砕なども有効であるが，専門的技術，判断を要するためしかるべき機関への紹介が望ましい．膵酵素薬が無効の場合，鎮痛薬を用いることになるが非ステロイド系抗炎症薬（NSAID）や三環系抗うつ薬，ときに麻薬が必要となる．

膵機能が廃絶した非代償期の治療の中心は糖尿病のコントロールと消化吸収障害に対する治療である．慢性膵炎の進行に伴う糖尿病ではグルカゴンの分泌も低下しているため，血糖値が不安定で低血糖もきたしやすい．そのため血糖値はやや高めにコントロールするほうが良い．また，脂肪制限食や膵酵素の補充が有効でなく，体重減少が続くときには中鎖脂肪酸を含む経腸栄養剤が有効である場合もある．

⚠️ 注意点

- 急性膵炎・慢性膵炎の合併症として，脾静脈閉塞が原因で生じる胃静脈瘤からの出血，仮性動脈瘤からの出血がある．後者は原因不明の消化管出血あるいは腹痛・ショックとして発症することが多い．いずれも診断，治療が遅れると致命的になりうるので，忘れてはならない合併症である．
- 急性膵炎，慢性膵炎の合併症の1つに膵仮性囊胞がある．中心静脈栄養による保存的な治療で軽快することもあるが，改善しない場合にはドレナージなどを考慮する必要がある．この様な症例は，非常に専門的な知識および技術を要するため，かならず消化器専門家と相談し，場合によってはしかるべき医療機関への紹介も検討すべきである．

📖 文献・参考図書

◇ Forsmark CE. Chronic Pancreatitis. Feldman M, Friedman LS, Sleisenger MH (ed): Gastrointestinal and Liver Disease, 7th Ed, pp.943-969. Saunders, Philadelphia. 2002

◇ Freeman SD Clinical manifestation and diagnosis of chronic pancreatitis. UpToDate Ver. 13.1.

◇ Freeman SD Complications of chronic pancreatitis. UpToDate Ver. 13.1.

memo

第4章 疾患マネジメントの実際 〜診断のポイントと治療の基本

18）胆石症・急性胆嚢炎・胆管炎

小林健二

> **ポイント**
> ▶ 胆石発作は，通常1〜4時間程度持続する右上腹部痛である．疼痛がこれ以上持続し，発熱，白血球増多を伴うときには急性胆嚢炎を疑う．
> ▶ 胆管炎は，閉塞機序を解除しないと急速に全身状態の悪化を認めることがある．この疾患を疑ったら，ERCPのタイミングについて早めに消化器専門医にコンサルトする．

A）胆石症

病因

コレステロール胆石の形成において，コレステロール過飽和胆汁，コレステロール結晶析出亢進，胆嚢収縮能の低下の三要素が主要な役割を果たす．一方，色素胆石の一種である黒色石は溶血性貧血，肝硬変，心臓弁置換後の患者でよく認められる．色素胆石のうち，もう一種類のビリルビンカルシウム石（褐色胆石）は胆汁の嫌気性菌による感染が原因と考えられている．

診断のポイント

1 症状

胆嚢結石は，腹部超音波検査やCTにて偶然発見される無症候性のものも少なくない．典型的な胆石発作は，食後（とくに脂質に富む食事の後）にみられ，胆嚢が収縮した際に胆嚢結石が胆嚢頸部や胆嚢管に嵌頓し，胆嚢内の圧が高くなり**疼痛**をきたす．胆嚢が弛緩し胆石が胆嚢内に落ち閉塞が解除されることが多い．胆石発作は，しばしば疝痛発作（biliary colic）と呼ばれるが，痛みの性状は1〜数時間持続する疼痛であり，いわゆる疝痛とは異なる．

2 身体所見

ほとんどの場合，身体所見には異常を認めない．胆石発作時に受診した場合，右上腹部にvoluntary guardingを認めることがあるが，急性胆嚢炎を併発しない限り，疼痛は内臓痛であり痛みの部位は限局せず，またMurphy徴候も認められない．さらに，後述する急性胆嚢炎で認められるような発熱も見られない．

3 検査所見

血液検査でも異常を認めない．白血球増多を伴うときには急性胆嚢炎を疑う．また，

右上腹部痛あるいは心窩部痛をきたす他の疾患の鑑別には血液検査，尿検査，時に心電図が有用である．

胆囊結石の診断にあたって最も有用な画像診断は腹部超音波検査である．典型的には，胆囊内にechogenicな陰影をみとめ後方には音響陰影を伴う．

治療

無症候性の胆石症は治療を要さない．無症候性の胆囊結石が有症状となる確率は年1％程度である．典型的な胆石発作を認めた患者，あるいは胆石に伴う合併症（急性胆囊炎，胆石による急性膵炎，総胆管結石症など）をきたした患者では胆囊摘出術の適応がある．このような患者を治療せずに放置した場合，同様またはより重症の症状・合併症を2年以内にきたす確率は70％に及ぶ[1]．

B）急性胆囊炎

病因

ほとんどの急性胆囊炎は胆囊結石に合併する．通常，胆石が胆囊管を長時間閉塞することにより急性胆囊炎が起きるが，動物による実験では，胆囊管を結紮しても胆囊内の胆汁は徐々に吸収されるのみで胆囊炎は認められない．しかし，胆囊管を結紮した後，留置カテーテルにより胆囊粘膜を傷つける，あるいは粘膜傷害をきたす物質（リソレシチン：lysolecithinなど）を胆囊内に注入すると，急性胆囊炎を起こすことが示されている．リソレシチンは正常の胆汁内に存在しないが，胆汁内に存在するレシチンが胆囊粘膜細胞内にあるホスホリパーゼAによりリソレシチンへ変換される．胆囊粘膜が胆石により傷害されるとホスホリパーゼAが放出されると考えられている．胆囊内で一旦炎症が惹起されると，プロスタグランジンなどが関与しさらに炎症が進行する．

一方，細菌感染も胆囊炎の発症に関与していると考えられているが，すべての急性胆囊炎で胆囊内の胆汁の細菌感染を認めるわけではない．感染した胆汁から検出される細菌は，大腸菌，腸球菌，クレブシエラ，エンテロバクターなどが多い．

● 無石胆囊炎

無石胆囊炎は胆囊結石を伴う急性胆囊炎と同様の臨床所見を示すものの，胆囊内には結石を認めない．外傷や熱傷の患者をはじめ，ICUに収容されるような重症患者，血管

---

memo **Murphy徴候**

急性胆囊炎で見られる身体所見．右肋弓下の触診を行う際に，被検者に深吸気を指示すると，炎症を起こした胆囊が検者の手に触れるため，被検者が疼痛を訴えかつ吸気を止める．急性胆囊炎を疑う病歴があり，この所見を認めた場合には急性胆囊炎の可能性が高くなる．超音波検査などで胆囊結石の存在を確認することは忘れてはならない．

病変をもつ高齢者，骨髄移植後の患者，AIDS患者などでみられる．胆石を伴う急性胆嚢炎と同様に右上腹部痛，発熱，白血球増多を認めることが多いが，高齢者やICUに収容された患者などの場合，発熱や炎症反応のみを認め，胆嚢炎の診断が遅れることがある．診断が遅れると胆嚢の壊疽，穿孔にいたるので注意を要する．治療は可能であれば胆嚢摘出術であるが，全身状態が悪く手術に耐えられないと考えられる場合は，経皮経肝的胆嚢ドレナージの適応となる．

診断のポイント

1 症状

急性胆嚢炎の典型的な症状は，食後（特に脂質に富んだ食事）1時間ほど経過してはじまる**右季肋部または心窩部の痛み**で，時に右肩または右肩甲骨への放散痛を伴う．その他の症状として**悪心，嘔吐**などがある．胆石発作のみの場合，腹痛は3～4時間以内におさまるが，胆嚢管が完全に閉塞し胆嚢の炎症を伴うと，痛みは4～6時間以上持続し，発熱をきたす．このような場合急性胆嚢炎を疑う．胆嚢炎の痛みは通常持続する強い痛みであり，疝痛とは異なる．

2 身体所見

胆石発作では発熱を認めないが，急性胆嚢炎では発熱を認める．軽度の黄疸を認めることもあるが，通常総ビリルビンは4mg/dl以下である．総ビリルビン値がこれよりも高い場合，総胆管結石の存在を疑わなければならない．腹部所見では，右季肋部に圧痛を認め，時に腫大した胆嚢を触知する．Murphy徴候は比較的特異的な所見であり，病歴その他から急性胆嚢炎が疑われる状況下でMurphy徴候を認めれば，急性胆嚢炎の可能性はさらに高くなる．

3 検査

血液検査では，左方移動を伴う白血球増多，軽度のトランスアミナーゼ，アルカリホスファターゼ，ビリルビンの上昇を認める．トランスアミナーゼ，アルカリホスファターゼ，ビリルビンの上昇の程度が強く，アミラーゼの上昇を伴うときには，総胆管結石の合併，胆管炎，あるいはMirizzi症候群を疑う．

画像診断の第一選択は腹部超音波検査である．急性胆嚢炎では胆石を胆嚢内に認めるだけでなく，胆嚢壁の肥厚や胆嚢周囲の液体貯留などが見られる．しかし，低アルブミン血症や腹水が存在するときには，これらの所見の特異度は低下する．また，超音波検査時にMurphy徴候を認めれば，急性胆嚢炎の存在が強く疑われる．

総胆管結石や急性膵炎などの他疾患との鑑別が必要な時や，壊疽性胆嚢炎や胆嚢の穿孔などの合併症が疑われる場合はCTが有用である．

治療

来院前に嘔吐したり，経口摂取不良であった場合は輸液を行い，脱水，電解質異常を補正する．疼痛に対しては鎮痛薬を用いるが，病因の項でも述べたように，胆嚢での炎症の進展にはプロスタグランジンが関与し，NSAIDが鎮痛および炎症の進展を阻止す

ることが示されている．すべての急性胆嚢炎で胆嚢内の胆汁の細菌感染が示されるわけではないが，通常抗菌薬が投与される．血液培養を採取した後，起炎菌を想定して抗菌薬をエンピリカルに投与する．グラム陰性菌をねらって第三世代セファロスポリンが投与されることが多いが，セファロスポリンは腸球菌をカバーしない．したがって，エンピリカルな治療としてはアンピシリンとゲンタマイシンの組み合わせやアンピシリン／スルバクタム（ユナシン－S®）が望ましい．壊疽性胆嚢炎や胆嚢穿孔の可能性があり，患者の状態が不良の時にはカルバペネム系の抗菌薬を投与し，緊急手術が必要となる場合が多い．

根本的治療は胆嚢摘出術であり，手術のリスクが高くない限り早期（入院直後から発症後7日以内）の手術が望ましいことがメタ分析でも示されている[2]．重篤な基礎疾患があり手術のリスクが高いと判断される場合は経皮経肝的な胆嚢ドレナージと抗菌薬投与で対処することもある．

C）胆管炎

病因

胆石に伴う合併症で最も重篤なのが胆管炎である．大半は総胆管結石症に合併して起きるが，その他の原因としては悪性腫瘍による閉塞，原発性硬化性胆管炎などの胆管狭窄をきたす疾患などがあげられる．閉塞した胆管内の胆汁が細菌感染を起こし，圧の高まった胆管内から，肝臓を介して細菌は血液中へと入り敗血症をきたす．原因菌は大腸菌，腸球菌，クレブシエラ，緑膿菌，プロテウスなどである．

診断のポイント

1 症状

右上腹部痛，**黄疸**，**発熱**が古典的なCharcotの三徴であるが，これらをすべて認めるのは胆管炎の約70％に過ぎない．Charcotの三徴に**ショック**，**意識障害**を加えたものをRaynoldsの五徴という．胆管炎では菌血症を伴うため，通常悪寒，戦慄を認める．しかし，高齢者では，腹痛が軽微で意識障害が前面に出ることもある．

2 身体所見

ほぼ全例で発熱を認める．また，大半の症例で右上腹部に圧痛が見られる．重症例では血圧低下，意識障害を伴う．

3 検査所見

血液検査では左方移動を伴う白血球増多，トランスアミナーゼ，アルカリホスファターゼ，ビリルビンの上昇を認める．

胆嚢結石，急性胆嚢炎と異なり，腹部超音波検査で総胆管結石が認められるのは約50％に過ぎないが，間接的所見である総胆管および肝内胆管の拡張は4分の3で認められる．しかし，腹部超音波検査で総胆管結石の所見がなくても，総胆管結石および胆管

炎を否定することはできない．総胆管結石の診断ではCTまたはMRCP（magnetic resonance cholangiopancreatography）がより優れる．ERCP（endoscopic retrograde cholangiopancreatography）はより侵襲的であるが，診断と同時に治療，すなわち胆管の減圧または結石の除去を行うことができる利点をもつ．

治療

　総胆管結石に伴う胆管炎の場合，総胆管結石の除去が根本的治療であるが，胆管の減圧目的にまずドレナージのみ行われることもある．患者の状態が比較的安定していれば，まず血液培養を採取し，抗菌薬投与を行う．通常臨床症状の改善が6〜12時間以内に認められ，その場合はERCPを待期的に行ってよい．抗菌薬投与で患者の状態に改善が認められないときや，来院時から低血圧，意識障害などがあり，状態が悪いときには緊急でERCPを行う必要がある．ERCPで胆管のドレナージができないときには経皮経肝的なドレナージ（PTBD）が必要になる．

注意点

　胆管炎の根本的治療は原因となる閉塞機序を解除することである．とくに，抗菌薬投与のみで臨床所見の改善を認めないときには，早期にERCPを行い，閉塞機序を解除する必要がある．タイミングを誤ると死に至る場合もあるので，早めに専門医に連絡すべき疾患である．

> **memo** PTBD（経皮経肝胆管ドレナージ：percutaneous transhepatic biliary drainage）
> 経皮経肝的に肝内胆管を穿刺した後，ドレナージチューブを留置し胆汁のドレナージを図る方法．結石や腫瘍などで閉塞性黄疸をきたしている症例で，内視鏡を用いて経乳頭的なドレナージができないときに適応となる．

症例（胆石症・急性胆嚢炎・胆管炎）

症　例：	71歳　男性
主　訴：	発熱
既往歴：	64歳時　心筋梗塞，67歳時　肺炎，慢性膿胸
現病歴：	半日前より39℃に及ぶ発熱が出現し，さらに家族の問いかけに応答できなくなり来院．来院時，意識レベルが低下しており，それ以上詳細な病歴聴取は困難であった．
身体所見：	体温　39.0℃，血圧　106/58 mmHg，脈拍　110/分，SpO$_2$ 91％ 意識レベル　傾眠傾向 黄疸あり．右下肺野で呼吸音低下，心音に異常なし，腹部平坦，軟，腸蠕動音の低下，右上腹部に軽度の圧痛あり，四肢に浮腫なし
検査所見：	WBC 7,200/μl，Hb 13.8 g/dl，Ht 39.4％，Plt 9.0万/μl AST 610U/l，ALT 384U/l，ALP 685U/l，アミラーゼ　57U/l，総ビリルビン　6.3 mg/dl，直接ビリルビン　4.5mg/dl，CRP 10.30 mg/dl

胸部X線では右肺に以前からの慢性膿胸にともなう変化を認めるが新たな所見はなかった．
腹部CTで胆嚢内および総胆管内に結石影を認めた．総胆管径は約12mmであったが肝内胆管の拡張はなかった．

経　過：入院後，収縮期血圧は60mmHgにまで低下し，同時にマスクによる酸素投与でSpO$_2$を90％以上に維持できなくなったため，昇圧剤を開始し気管挿管を行った．総胆管結石に伴う胆管炎，敗血症性ショックと判断し抗菌薬，輸液，昇圧剤の投与を開始し，バイタルサインの安定化を図った後，緊急ERCPを行った．総胆管内に12mm大の陰影欠損を認めたが，全身状態不良のためENBDチューブを留置し終了とした．その後，徐々に解熱し，全身状態も改善し抜管できたため，再度ERCPを行い，ESTの後採石した．入院時の血液培養からは *Klebsiella pneumoniae* が検出された．

コメント：上記の症例は，総胆管結石にともなう化膿性胆管炎から敗血症性ショックへと進展した症例である．特に高齢者では発熱や意識障害が前面に出て，腹部症状の訴えがはっきりしないことがある．診断が遅れたり治療が適切でないと死に至ることもある．また，本症例のような重症例では，可及的速やかに胆管のドレナージを行わない限り状態は改善しないため，抗菌薬の投与のみで経過を見てはならない．したがって，この疾患を疑ったらできるだけ早く消化器専門医へのコンサルトを行わなければならない．

文献・参考図書

1) Thistle JL. et al.：The natural history of chelecystitis：The national cooperative gallstone study. Ann. Intern. Med., 101：171-175, 1984
2) Papi C. et al.：Timing of cholecystectomy for acute calculous cholecystitis：a meta-analysis. Am. J. Gastroenterology, 99：147-55, 2004

memo

INDEX 索引

数字

5-FU/l-LV ················· 188
5-アミノサリチル酸製剤 ··· 168
24時間食道pHモニタリング
 ························· 148

欧文

A

AAA ······················ 108
ACCR ····················· 232
Alb ······················ 107
ALP ······················ 105
ALT ······················ 105
Amylase-to-creatinine clearance
 ratio ·················· 232
APACHE II ················ 233
AST ······················ 105
A型肝炎ウイルス ·········· 110

B

BCAA ····················· 108
B型肝炎ウイルス ·········· 110
B型慢性肝炎 ········ 194, 198

C

CD ······················· 166
Charcotの3徴 ········ 56, 243
Ch-E ····················· 107
chemoreceptor trigger zone
 ························· 41
closed-ended question ···· 68
colon cut-off sign ······· 232

core promoter遺伝子 ······ 194
cough test ··············· 79
Courvoisier徴候 ··········· 56
CPT-11 ··················· 188
CPT-11/5-FU/l-LV併用療法
 ························ 188
Crohn病 ·················· 166
CTZ ······················· 41
CT検査 ··················· 116
Cullen徴候 ··············· 231
CY1 ······················ 159
C型肝炎ウイルス ·········· 111
C型慢性肝炎 ········ 196, 199

D・E

D型肝炎ウイルス ·········· 112
EBM ··················· 22, 85
EMR ················· 157, 187
endoscopic retrograde cholan-
 giopancreatography ····· 134
ERCP ················ 134, 137
ERCP後 ·················· 229
E型肝炎ウイルス ·········· 112

F

first line ··············· 188
Fisher比 ················· 108

G

GERD ····················· 146
Gilbert症候群 ············· 56
Glasgowスコア ············ 233
GOT ······················ 105
GPT ······················ 105
Grey-Turner徴候 ·········· 231

H

H1 ······················· 159
H1受容体拮抗薬 ············ 43
HAV ······················ 110
HBV ······················ 110
HCC ······················ 116
HCV ······················ 111
HDV ······················ 112
HEV ······················ 112
*H. pylori*の除菌療法 ···· 154

I

IFN ······················ 198
IFN単独療法 ·············· 199
IFN＋リバビリン併用療法
 ························ 200
Interventional Radiology ··· 122
IVR ······················ 122

L

LAP ······················ 108
LDH ······················ 108
LES ······················ 146
lower esophageal sphincter
 ························ 146

M

M1 ······················· 159
Morison窩 ················· 61
MRCP ····················· 120
MRI検査 ·················· 120
Murphy徴候 ·········· 240, 241
muscle guarding ·········· 78
muscle rigidity ·········· 78

246　消化器内科 必修マニュアル

N

N3 ················· 159
NAFLD ················· 216
NASH ················· 216
nausea ················· 41
NERD ················· 146
non-erosive reflux disease
　················· 146
NSAID潰瘍 ················· 154

O

obscure bleeding ················· 140
occult bleeding ················· 140
open-ended question ········ 69
overt bleeding ················· 140

P

P1 ················· 159
pancreas divisum ················· 230
P-drug ················· 85
Pegylated (PEG)-IFN+リバビリン併用療法 ················· 201
percutaneous transhepatic biliary drainage ················· 244
pertinent negative ················· 25
PET検査 ················· 123
PIVKA ················· 104
pre-core遺伝子 ················· 194
PTBD ················· 244

R

Ransonスコア ················· 233
rebound tenderness ········· 78
referred pain ················· 36
Remicade® ················· 172
Reynoldsの5徴 ········· 56, 243

S

Schatzki輪 ················· 32
second line ················· 188

sentinel loop sign ················· 232
seroconversion ················· 194
shifting dullness ················· 77
somatoparietal pain ········· 36
SPIO ················· 121
spleen percussion sign ········· 77
Stage ⅠA ················· 157
Stage ⅠB ················· 158
Stage Ⅱ ················· 158
Stage ⅢA ················· 158
Stage ⅢB ················· 159
Stage Ⅳ ················· 159
succussion splash ················· 43

T

T1N0 ················· 157
T1N1 ················· 158
T1N2 ················· 158
T2N0 ················· 158
T2N1 ················· 158
T2N2 ················· 158
T3N0 ················· 158
T3N1 ················· 158
T3N2 ················· 159
T4N0 ················· 158
T4N1 ················· 159
T-Bil ················· 107
TIPS ················· 63
TLESR ········· 32, 146
TP ················· 107
transient LES relaxation
　················· 146
transient lower esophageal sphincter relaxation ········· 32
TTT ················· 107

U〜Z

UC ················· 166
visceral pain ················· 36
vomiting ················· 41
ZTT ················· 107

和文

あ

アカラシア ················· 34
悪性リンパ腫 ················· 123
アジェンダ ················· 69
アデフォビル ················· 199
アルコール ········· 152, 229
アルコール性肝障害 ········ 212
アルブミン ················· 107
安静 ················· 81

い

胃癌 ················· 156
胃管チューブ ················· 88
異常ガス像 ················· 115
胃食道逆流性疾患 ········· 146
胃振とう音 ················· 43
一過性下部食道括約筋弛緩
　················· 32, 146
一酸化窒素 ················· 60
医療過誤 ················· 18
医療訴訟 ················· 18
医療面接 ········· 14, 68
イレウス ················· 162
イレウス管挿入 ················· 87
陰影欠損 ················· 133
飲酒 ················· 83
インドシアニングリーン (ICG) 試験 ················· 107
インフォームドコンセント
　········· 18, 20, 85, 135
インフリキシマブ ········· 172

う・え

運動 ················· 81
エビデンス ········· 81, 82
嚥下困難 ········· 32, 34, 72
炎症性疾患 ················· 175
炎症性腸疾患 ················· 166

お

嘔気	41
黄疸	55, 72
嘔吐	41
嘔吐中枢	41

か

回診	25
潰瘍性大腸炎	166, 173
蛙腹	61
化学療法	188
核医学検査	123
画像検査	114, 116, 118, 120, 122, 123, 125
画像所見	27
家族歴	26
ガドリニウム造影剤	121
下部消化管内視鏡検査	134, 136
下部食道括約筋	146
カプセル内視鏡	53
肝移植	63
肝炎ウイルス検査	110
肝癌	203
肝機能検査	72, 105
肝後性黄疸	56
肝硬変	203
肝細胞癌	116, 206
肝細胞性黄疸	56
患者-医師関係	18
患者層	16
患者データ	28
患者との対話	18
患者の状態	26
肝腎症候群	62
肝生検	95
間接	55
肝線維化マーカー	108
肝前性黄疸	55
感染性腸炎	175
感染対策	83
肝臓	76, 79
肝濁音界	76
肝転移	188
肝動注化学療法	189
肝内門脈内ガス	115
肝庇護薬	201
柑皮症	59
カンファレンス	25
γ-GTP	105
関連痛	36

き

既往歴	26
偽性血小板減少症	104
喫煙	83, 152
基本薬	85
逆流性食道炎	33
急性肝炎	191
急性肝炎重症型	193
急性上腸間膜動脈閉塞症	39
急性膵炎	229
急性胆嚢炎	240, 241
急性虫垂炎	180, 183
急性腹症	180
凝固機能検査	102, 104
胸部	26
局所麻酔	88
筋硬直	78
筋性防御	78

け

経過記録	30
経頸静脈的肝内門脈肝静脈短絡術	63
経肛門的イレウスチューブ	89, 90
憩室症	175
経鼻胃管	87
経皮経肝胆管ドレナージ	244
経鼻的イレウスチューブ	88, 89
外科的手術	188
劇症肝炎	193
下血	51, 73
血管雑音	76
血管造影検査	122
血行性転移	188
血清-腹水アルブミン較差	93
血清銅	108
血中アンモニア	108
血便	73
下痢	46, 72
検査データ	27
顕性出血	140
検体採取	99
原発性胆汁性肝硬変	218, 221
現病歴	26

こ

抗TNFα抗体	172
高カルシウム血症	230
高脂血症	230
膠質反応	107
抗ヒスタミン薬	43
コミュニケーション	18
コリンエステラーゼ	107
コレステロール胆石	240

さ

サマリー	27
サラゾスルファピリジン	168
サラゾピリン®	168

し

色素胆石	240
試験紙	99
嗜好品	83
自己免疫性肝炎	218
自己免疫性肝疾患	218
四肢	26
視診	75
システムレビュー	26, 37, 42
脂肪肝	212, 215
社会歴	26
重要な陰性所見	25
主訴	69
術後補助化学療法	188

腫瘍生検 ……………………… 95
腫瘤 ……………………………… 79
消化管出血 ……………… 123, 140
消化管造影X線検査 ………… 126
消化器薬 …………………… 84, 85
消化性潰瘍 …………………… 151
上腸間膜動脈閉塞症 ………… 115
上部消化管検査 ……………… 126
上部消化管内視鏡検査
……………………… 134, 136, 147
症例レポート …………………… 28
初期計画 ………………………… 29
食事 …………………………… 82, 153
食事療法 ………………………… 82
触診 ……………………………… 77
処方箋 …………………………… 84
浸出性腹水 ……………………… 91
腎臓 ……………………………… 79
身体所見 ………………………… 26
身体診察 ………………………… 14
診療計画 ………………………… 22

す

膵外分泌機能検査 …………… 238
膵癌 …………………………… 230
膵管癒合不全 …………… 229, 230
膵酵素 ………………………… 231
膵腺癌 ………………………… 116
スクリーニング ……………… 207

せ

精神的ストレス ……………… 153
切除治療 ……………………… 157
セルロプラスミン …………… 108
セロトニン（5-HT3）受容体
　拮抗薬 ……………………… 43
先天性高シトルリン血症 …… 108

そ

総コレステロール …………… 107
総胆汁酸 ……………………… 108
総タンパク …………………… 107

総鉄結合能 …………………… 108
総ビリルビン ………………… 107
即時型反応 …………………… 118
塞栓術 ………………………… 122

た

体質性黄疸 ……………………… 56
代償期 ………………………… 205
体性痛 …………………………… 36
大腸癌 ………………………… 186
多剤併用療法 …………………… 86
打診 ……………………………… 76
ダブルバルーン ………………… 53
胆管炎 …………………… 240, 243
単純写真 ……………………… 114
胆石 …………………………… 229
胆石症 ………………………… 240
タンパク分画 ………………… 108
タンパク分解酵素阻害薬 … 235

ち

チーム診療 ……………………… 16
遅発性反応 …………………… 118
超音波検査 …………………… 125
腸蠕動音 ………………………… 76
腸閉塞 ………………………… 126
聴診 ……………………………… 76
直接 ……………………………… 55
直接ビリルビン／総ビリルビン
　（D/T）比 …………………… 57
直腸診 …………………………… 79
治療的腹水穿刺 ………………… 91

て

鉄 ……………………………… 108
デンバーシャント ……………… 63

と

頭頸部 …………………………… 26
特発性細菌性腹膜炎 …………… 93
吐血 ……………………………… 51

吐物の性状 ……………………… 42
ドパミン拮抗薬 ………………… 43

な

内視鏡検査 …………………… 134
内視鏡的逆行性胆道膵管造影
………………………………… 134
内視鏡的粘膜切除術 … 157, 187
内臓痛 …………………………… 36
難治性腹水 …………………… 62, 63

に

尿検査 ………………………… 99
尿・便検査 …………………… 99

は

肺塞栓 ………………………… 122
バイタルサイン ………………… 26
肺転移 ………………………… 188
白血球除去療法 ……………… 172
バレット食道 ………………… 33
反跳痛 …………………………… 78

ひ

比 ……………………………… 108
非切除治療 …………………… 157
脾臓 ………………………… 76, 79
非代償期 ……………………… 205
ビタミンK依存凝固因子前駆物質
………………………………… 104
ビタミンK依存性凝固因子
………………………………… 104
病歴聴取 ………………………… 71
ビリルビン ……………………… 55

ふ

フェノチアジン系薬剤 ………… 43
副腎皮質ステロイド ………… 170
副腎皮質ホルモン …………… 152
腹水 ………………… 60, 77, 114

索引　249

腹水穿刺	63
腹水試験穿刺	91
腹痛	36, 71
腹部	26
腹部診察	74
腹部膨隆	60
腹膜刺激症状	78
服薬コンプライアンス	86
不顕性出血	140
腹腔穿刺	91
腹腔静脈短絡術	63
腹腔内 free air	115
腹腔内遊離ガス	126
プレゼンテーション	25
プロブレムリスト	29
分枝鎖アミノ酸	108

へ・ほ

便検査	100
便潜血検査	100
ペンタサ®	168
便通異常	46
便秘	46, 71

芳香族アミノ酸	108

ま

マクロアミラーゼ血症	232
末梢血検査	102
慢性肝炎	194
慢性膵炎	237

む

無症候性キャリア	194
無石胆嚢炎	241
胸やけ	32

め

メサラジン	168
メッケル憩室	123
免疫抑制薬	172

も

モニタリング	137
門脈圧亢進	60

や

薬剤	229
薬剤性肝障害	225
薬物治療	84
薬物治療技術	84

ゆ・よ

有棘赤血球貧血	103
ヨード造影剤	118
溶血性黄疸	58
予防的抗菌薬	235

ら〜ろ

ラミブジン	198
リスクマネジメント	18
漏出性腹水	91

■編者プロフィール■

□上野文昭（Ueno Fumiaki）□
　大船中央病院特別顧問
　東海大学内科非常勤教授
1973年慶應義塾大学医学部卒業．
専門：内科・消化器内科．
抱負：EBM的アプローチを基盤に患者側に立った診療を目指しています．それに賛同する若手医師と知識・技術を共有したいと願っております．

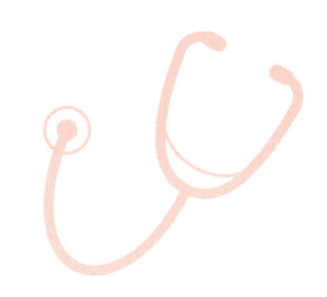

■執筆者プロフィール■ （執筆順）

□小林健二（Kobayashi Kenji）□
　東海大学医学部内科学系総合内科助手
1988年信州大学医学部卒業．
専門：消化器内科学一般，とくに消化器内視鏡
興味あること：臨床疫学
抱負：本来，内視鏡1件行うにも適応の有無を考えなければなりません．病歴聴取，診察の技能を充分に身につけ，思慮深く検査を行う医師が増えるような教育をしたいと常日頃考えています．

□船越信介（Funakoshi Shinsuke）□
　北里研究所病院内科
1995年慶応義塾大学医学部卒業．
専門：下部消化管疾患の臨床全般．炎症性腸疾患，大腸癌など．
抱負：患者にやさしい内視鏡検査・治療を日々めざしています．今の自分に満足することなく，常に知識を吸収していきたいと思います．

□柴田　実（Shibata Minoru）□
　NTT東日本関東病院消化器内科主任医長
昭和大学医学部1984年卒業，昭和大学第二内科および川崎社会保険病院で研修を受けた．
専門：肝疾患の臨床全般．
抱負：内科の研修とは先輩を真似ることだと思っていましたが，研修を始めて数年で先輩にも優劣があることが判ってきました．いい先輩を見抜く力をつけて，いい先輩の技術や考え方を自分のものにすることが大切だと思います．医学の世界では，いい論文，いい教科書もいい先輩の1種であり，身近にいなくても重要な手本になります．今はインターネットで，いい論文に簡単にアクセスできる時代ですので，教室，医局の色に染まらず，広く世界から意見を拾えるようになりたいものです．

□那須政司（Nasu Seiji）□
　東海大学医学部基盤診療学系画像診断学助手
帝京大学医学部卒．東海大学にて臨床研修後，放射線科（現画像診断学）に入局．1996年より助手．
専門：放射線診断学一般．現在は核医学，消化管，神経領域の放射線診断をメインの領域としています．
抱負：患者に優しい検査をし，依頼医やほかの医療スタッフにも優しいレポート作成をめざしています．技術の進歩に振り回されず，いい意味でがんこな放射線科医でありたいと思っています．

□今井　裕（Imai Yutaka）□
　東海大学医学部基盤診療学系画像診断学教授
専門は，腹部放射線診断学．本邦にて消化管二重造影像を開発した熊倉賢二先生および慶應義塾大学医学部放射線科学教室助教授 杉野吉則先生らとX線透視撮影装置および造影剤の改良を行う．1988～89年に米国ペンシルバニア大学に留学，Kressel教授のもとで腹部MRIを学び，体腔内コイルの開発と前立腺癌および直腸癌のMRI診断に従事した．

スーパーローテート各科研修シリーズ
消化器内科必修マニュアル
診察・診断から治療まで，ローテート中にマスターすべき診療の基本が確実に身につく

2005年11月10日　第1刷発行	編　集	上野　文昭
	発行人	葛西　文明
	発行所	株式会社　羊　土　社
		〒101-0052
		東京都千代田区神田小川町2-5-1
		神田三和ビル
		TEL　03（5282）1211
		FAX　03（5282）1212
		E-mail　eigyo@yodosha.co.jp
		URL　http://www.yodosha.co.jp/
	装　幀	若林　繁裕
ISBN4-89706-341-8	印刷所	株式会社　平河工業社

本書の複写権・複製権・転載権・翻訳権・データベースへの取り込みおよび送信（送信可能化権を含む）・上映権・譲渡権は，（株）羊土社が保有します．

JCLS　＜（株）日本著作出版管理システム委託出版物＞　本書の無断複写は著作権法上での例外を除き禁じられています．複写される場合は，そのつど事前に（株）日本著作出版管理システム（TEL 03-3817-5670, FAX 03-3815-8199）の許諾を得てください．

スーパーローテート各科研修シリーズ

★シリーズの特徴★
① **各科のエッセンスを凝縮した診療科別の研修マニュアル!** ② 診察・診断・治療の進め方や主な症候・疾患の初期対応がすぐわかる! ③ **指導医の指針**としても役立つ!
④ 他科の基本を手早く確認したいという方々にもオススメ!

呼吸器内科 必修マニュアル

診察・診断から治療まで,ローテート中に
マスターすべき診療の基本が確実に身につく

編集/樫山鉄矢(東京都立府中病院救急診療科・呼吸器科)

■ 定価3,990円(本体3,800円+税5%) ■ B5判 ■ 238ページ ■ ISBN4-89706-340-X

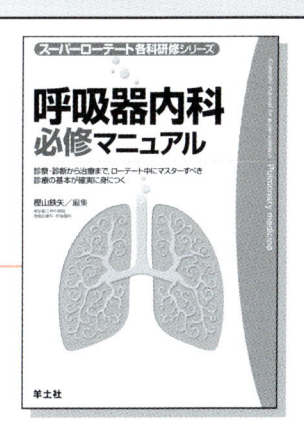

すべての診療科で役立つ 精神科 必修ハンドブック

外来や病棟でよく出合う精神症状・疾患への対応

編集/堀川直史(埼玉医科大学総合医療センター神経精神科)
　　　野村総一郎(防衛医科大学校精神科学)

■ 定価3,780円(本体3,600円+税5%) ■ B5判 ■ 206ページ ■ ISBN4-89706-342-6

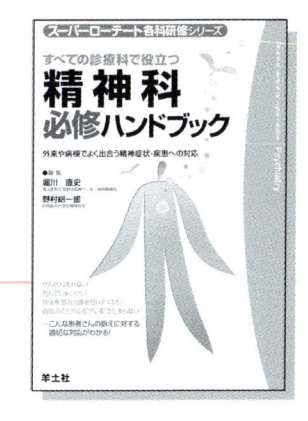

シリーズ続刊 ▶▶▶
入院から退院までの 外科 必修マニュアル

外科や整形外科の周術期管理の流れがステップでわかる
編集/森田孝夫(奈良県立医科大学教育開発センター) ■ B5判

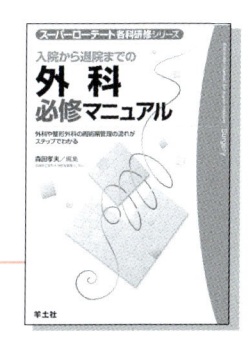

発行 羊土社

〒101-0052
東京都千代田区神田小川町2-5-1 神田三和ビル
TEL 03(5282)1211　　FAX 03(5282)1212
E-mail:eigyo@yodosha.co.jp　　URL:http://www.yodosha.co.jp/

ご注文は最寄りの書店,または小社営業部まで
郵便振替00130-3-38674

「こんな本が欲しかった」と大好評！正常画像と病変画像を並べた画期的アトラス！

正常画像と並べてわかる 腹部・骨盤部 CT

大好評発売中！

扇 和之，山下晶祥／編

■定価2,940円（本体2,800円＋税5%）
□A6判　□199頁　□ISBN4-89706-696-4

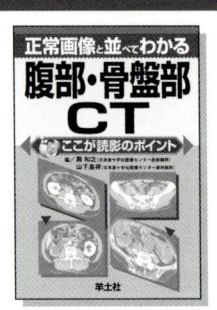

シリーズ既刊大好評発売中！

頭部CT
藤原卓哉／著
■定価2,835円（本体2,700円＋税5%）
□A6判　□203頁　□ISBN4-89706-684-0

頭部MRI
土屋一洋，大久保敏之／編
■定価2,730円（本体2,600円＋税5%）
□A6判　□231頁　□ISBN4-89706-683-2

ハーバードの大人気教科書「Squire」がついに翻訳！

優れた症例写真と親しみやすい解説が大好評！

SQUIRE'S FUNDAMENTALS OF RADIOLOGY　SIXTH EDITION

スクワイヤ 放射線診断学

症例画像が約1,500点！

著：Robert A. Novelline, M.D. ／ 訳：藤原卓哉

■定価 8,400円（本体8,000円＋税5%）
□A4変型判　□643頁
□ISBN 4-89706-699-9

★写真が大きい，多い，見やすい！
★原文の親しみやすさそのままに翻訳！

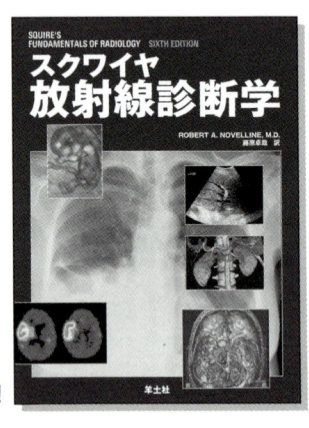

月刊誌『レジデントノート』大好評連載 **Step Beyond Resident** の林 寛之先生が，研修医の「困った」を解決！

日常診療のよろずお助け Q&A 100

付録 白衣のポケットに入るカード『医療過誤を避けるTips』付き！

救急・外来・当直で
誰もが出会う「困った」に
経験とエビデンスで答えます！

林 寛之／編著　菅野圭一，岩田充永／著

■定価3,465円（本体3,300円＋税5%）
□A5判　□206頁
□ISBN4-89706-695-6

発行 **羊土社**

〒101-0052
東京都千代田区神田小川町2-5-1 神田三和ビル
TEL 03(5282)1211　FAX 03(5282)1212
E-mail：eigyo@yodosha.co.jp　URL：http://www.yodosha.co.jp/

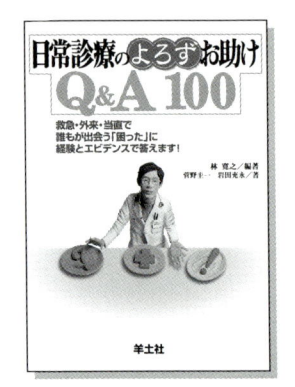

ご注文は最寄りの書店，または小社営業部まで
郵便振替00130-3-38674

大好評のビジュアル基本手技シリーズ

3 カラー写真で必ずわかる！
消化器内視鏡
適切な検査・治療のための手技とコツ

中島寛隆・長浜隆司・幸田隆彦・浅原新吾／著

- 定価 6,300円（本体6,000円+税5％）
- A4判 オールカラー 190頁 ISBN4-89706-331-0

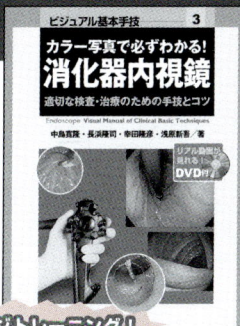

豊富なカラー写真とイラスト満載！

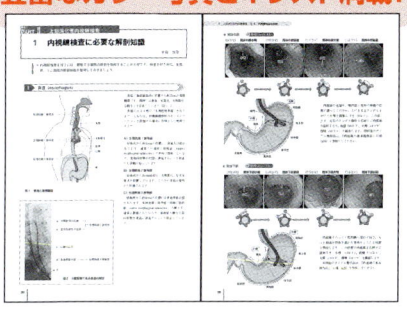

DVDでイメージトレーニング！

大好評既刊

1 必ずうまくいく！気管挿管
カラー写真とイラストでわかる手技とコツ
青山和義 定価 3,990円（本体3,800円+税5％）
A4判 167頁 ISBN4-89706-330-2

2 カラー写真でみる！骨折・脱臼・捻挫
画像診断の進め方と整復・固定のコツ
内田 淳正・加藤 公／編
定価 4,725円（本体4,500円+税5％）
A4判 159頁 ISBN4-89706-332-9

知っているようで知らない手技のコツを解説した手技マニュアルのベストセラー！

臨床研修イラストレイテッド 全6巻

>> 研修医になったら…

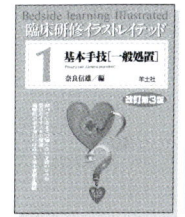

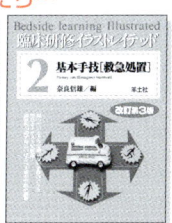

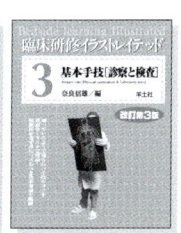

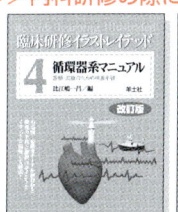

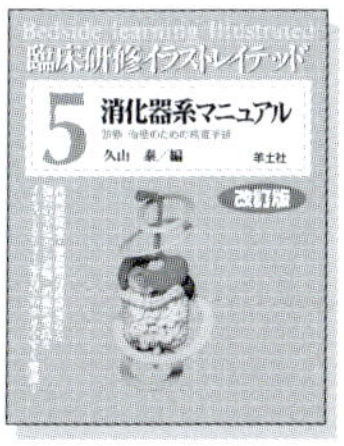

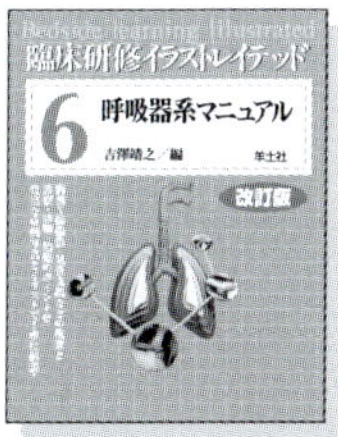

1 基本手技［一般処置］ 改訂第3版
奈良信雄／編 定価4,515円（本体4,300円+税5％）
ISBN4-89706-441-4

2 基本手技［救急処置］ 改訂第3版
奈良信雄／編 定価4,410円（本体4,200円+税5％）
ISBN4-89706-442-2

3 基本手技［診察と検査］ 改訂第3版
奈良信雄／編 定価4,935円（本体4,700円+税5％）
ISBN4-89706-443-0

見えないところまで見せるイラストで
とことんわかりやすい！

>> 内科研修の際には…

4 循環器系マニュアル 改訂版
診断・治療のための検査手技
比江嶋一昌／編 定価5,670円（本体5,400円+税5％）
ISBN4-89706-444-9

5 消化器系マニュアル 改訂版
久山 泰／編 定価5,670円（本体5,400円+税5％）
ISBN4-89706-445-7

6 呼吸器系マニュアル 改訂版
吉澤靖之／編 定価5,670円（本体5,400円+税5％）
ISBN4-89706-446-5

発行 **羊土社**
〒101-0052 東京都千代田区神田小川町2-5-1 神田三和ビル
TEL 03(5282)1211 FAX 03(5282)1212
E-mail: eigyo@yodosha.co.jp URL: http://www.yodosha.co.jp/

ご注文は最寄りの書店、または小社営業部まで
郵便振替00130-3-38674

プライマリケアと救急を中心とした総合誌

レジデントノート
MONTHLY 月刊

月刊誌：毎月1日発行
B5判 定価2,100円（本体2,000円+税5%）

年間購読料 年間12冊
年間購読は随時受付
定価25,200円（本体24,000円+税5%）

先輩医師たちも読んできた，研修医の必読誌！

本誌の特徴
- 医療現場での実践にすぐに役立つ研修医のための雑誌です！
- 臨床研修で最初に必要となるテーマを具体的に丁寧に解説します！

ますます大好評！ 連載

- 実践！画像診断Q&A
- よく使う 日常治療薬の正しい使い方
- なるほどわかった！
  日常診療のズバリ基本講座
- Step Beyond Resident
- 研修医の救急外来よもやま日記
- チーフレジデントの誌上カンファレンス
  他

研修医指導にもお役立てください

2005年

1月号（6-10） ISBN 4-89706-240-3
薬物療法のnot to do！
具体的な症例を用いて，安全で効果的な
薬物治療のしかたを解説
伊藤澄信／編

2月号（6-11） ISBN 4-89706-241-1
急変に対応できる 呼吸管理と循環管理
急変の予兆の見分け方から，人工呼吸器や薬剤を
用いた対応法，患者・家族への説明まで
三宅修司／編

3月号（6-12） ISBN 4-89706-242-X
研修医のための
外来診療入門
川本龍一／編

4月号（7-1） ISBN 4-7581-0434-4
緊急病態 − これだけは見逃すな！
症例で学ぶ，迅速で適切な初期対応のための
注意点とポイント
浅井康文／編

5月号（7-2） ISBN 4-7581-0435-2
呼吸器疾患の初期診療に欠かせない
胸部画像の正しい読み方
山口哲生／編

6月号（7-3） ISBN 4-7581-0436-0
よくある頭痛 緊急の頭痛！
注意すべき患者の訴え・症状と，具体的な対応のしかた
坂井信幸／編

7月号（7-4） ISBN 4-7581-0437-9
救急外来で必ず役立つ
小外科の基本手技
葛西 猛／編

8月号（7-5） ISBN 4-7581-0438-7
できる！輸液の基本
各製剤の性質と病態に応じた使い方を身につけよう
内田俊也／編

9月号（7-6） ISBN 4-7581-0439-5
AIUEO TIPSで鑑別する
意識障害への初期対応
林 寛之／編

10月号（7-7） ISBN 4-7581-0440-9
よく出合う症候別 消化器疾患を診る
重大な疾患を見逃さないために知っておきたい
診療のポイント
畠 二郎／編

11月号（7-8） ISBN 4-7581-0441-7
高血圧診療 はじめの一歩
ガイドラインに沿った正しい診断のしかた，生活指導，
薬物療法，スムーズに治療を進めるための工夫など
島田和幸／編

12月号（7-9）
冬の救急（仮）
正しい鑑別から適切な治療・予防まで
三宅康史／編

・・・・・以下，役立つテーマが目白押しです

ご注文は最寄りの書店，または小社営業部まで

発行 **羊土社**
〒101-0052
東京都千代田区神田小川町2-5-1 神田三和ビル
TEL 03(5282)1211　　FAX 03(5282)1212　　郵便振替00130-3-38674
E-mail：eigyo@yodosha.co.jp　　URL：http://www.yodosha.co.jp/